分子腫瘍マーカー 診療ガイドライン 第2版

Clinical Practice Guidelines for Molecular Tumor Marker, 2nd Edition

日本分子腫瘍マーカー研究会 | 編
Japan Society for Molecular Tumor Marker Research

金原出版株式会社

緒　言

　日本分子腫瘍マーカー研究会は「腫瘍マーカーに関連する基礎的・臨床的研究」を通じて「臨床で役に立つ分子の発見」を目的として，1981 年当時石川七郎・国立がんセンター総長が主宰していた「Functioning Tumor 研究会」を発展的に名称変更して「腫瘍マーカー研究会」として発足した。発足当時は，阿部令彦（慶應大），服部信（金沢大），木幡陽（東大医科研），石井勝（埼玉県立がんセンター）らが中心メンバーであった。当時における「腫瘍マーカー」の定義は「がんの早期発見を可能にする，体液中にあるがん細胞が産生する物質」とされ，主に血液や尿に含まれる蛋白や糖鎖の研究が主流であった。その後，1990 年代の遺伝子に関連する研究の著しい進歩にともない，2000 年に研究会の名称を「日本分子腫瘍マーカー研究会」と改め，腫瘍に関連するあらゆる研究を網羅しながら当初の目的を達成すべく今日まで発展を続けている。歴代の代表幹事には，石井勝，大倉久直（国立がんセンター，茨城県立がんセンター），今井浩三（東大医科研），渡邊昌彦（北里大学），伊東文生（聖マリアンナ医科大学）が就任している。

　研究会の定期学術集会は，日本癌学会の前日に開催し，ひとつの会場に全員が参集して，研究発表や講演，シンポジウム等を通じて熱心な討論を行ってきた（表 1）。本会では大学，研究所，企業の研究者が一同に会することが特長であり，基礎から臨床まであらゆる研究成果が報告されている。そして診断，治療，予後に関わる分子から，増殖や浸潤・転移に関与する分子まで関連する広い研究領域について活発に討論されている。

　この「分子腫瘍マーカー診療ガイドライン第 2 版」は，実臨床に有用な最新情報が満載されている。編集の労をとってくださったガイドライン委員長の島田英昭教授ならびに力作を寄稿いただいた研究会の会員の皆様に，代表幹事として深甚なる謝意を申し上げる。

日本分子腫瘍マーカー研究会
　前代表幹事　北里大学北里研究所病院 病院長　　　**渡邊　昌彦**
　現代表幹事　聖マリアンナ医科大学消化器・肝臓内科 教授　**伊東　文生**

表 1　日本分子腫瘍マーカー研究会開催記録

研究会名	会期	開催地	当番世話人	所属
第 1 回腫瘍マーカー研究会	1981.09.11	東京	阿部　令彦	慶應義塾大学医学部外科
第 2 回腫瘍マーカー研究会	1982.09.27	東京	服部　信	金沢大学医学部第 1 内科
第 3 回腫瘍マーカー研究会	1983.10.24	名古屋	漆崎　一朗	札幌医科大学第 4 内科
第 4 回腫瘍マーカー研究会	1984.10.02	福岡	松岡　雄治	福岡大学医学部第 1 生化学
第 5 回腫瘍マーカー研究会	1985.10.28	東京	石井　勝	埼玉県立がんセンター臨床検査部
第 6 回腫瘍マーカー研究会	1986.10.20	札幌	牧田　章	北海道大学医学部癌研究施設生化学
第 7 回腫瘍マーカー研究会	1987.09.06	東京	阿部　薫	国立がんセンター病院
第 8 回腫瘍マーカー研究会	1988.09.19	東京	木幡　陽	東京大学医科学研究所生物有機化学研究部
第 9 回腫瘍マーカー研究会	1989.10.22	名古屋	澤武　紀雄	金沢大学がん研究所内科
第 10 回腫瘍マーカー研究会	1990.07.02	札幌	谷内　昭	札幌医科大学第 1 内科
第 11 回腫瘍マーカー研究会	1991.09.09	東京	遠藤　康夫	三楽病院
第 12 回腫瘍マーカー研究会	1992.09.28	大阪	東野　一彌	兵庫医科大学第 3 内科
第 13 回腫瘍マーカー研究会	1993.10.04	仙台	高橋　俊雄	京都府立医科大学第 1 外科
第 14 回腫瘍マーカー研究会	1994.10.18	名古屋	有吉　寛	愛知県がんセンター血液化学療法部
第 15 回腫瘍マーカー研究会	1995.10.02	京都	田原　栄一	広島大学医学部第 1 病理
第 16 回腫瘍マーカー研究会	1996.10.09	東京	武田　和久	岡山大学医学部公衆衛生学教室
第 17 回腫瘍マーカー研究会	1997.09.24	京都	谷口　直之	大阪大学医学部生化学
第 18 回腫瘍マーカー研究会	1998.10.29	東京	野澤　志朗	慶應義塾大学医学部産婦人科
第 19 回腫瘍マーカー研究会	1999.09.27	宇部	加藤　紘	山口大学医学部産科婦人科学教室
第 20 回日本分子腫瘍マーカー研究会	2000.10.03	横浜	大倉　久直	茨城県立中央病院茨城県がんセンター
第 21 回日本分子腫瘍マーカー研究会	2001.09.29	横浜	小平　進	帝京大学医学部第 1 外科
第 22 回日本分子腫瘍マーカー研究会	2002.09.30	東京	山下　克子	（財）佐々木研究所生化学部
第 23 回日本分子腫瘍マーカー研究会	2003.09.24	名古屋	神奈木玲児	愛知県がんセンター研究所分子病態学
第 24 回日本分子腫瘍マーカー研究会	2004.09.28	福岡	黒木　政秀	福岡大学医学部生化学教室
第 25 回日本分子腫瘍マーカー研究会	2005.09.13	札幌	塚田　裕	株式会社 S. R. L. 八王子ラボ研究所
第 26 回日本分子腫瘍マーカー研究会	2006.09.27	横浜	高見　博	帝京大学医学部外科学
第 27 回日本分子腫瘍マーカー研究会	2007.10.02	東京	入村　達郎	東京大学大学院薬学研究科生体異物学教室
第 28 回日本分子腫瘍マーカー研究会	2008.10.27	名古屋	松浦　成昭	大阪大学大学院医学系研究科保健学専攻 機能診断科学講座分子病理学教室
第 29 回日本分子腫瘍マーカー研究会	2009.09.30	横浜	渡邊　昌彦	北里大学医学部外科
第 30 回日本分子腫瘍マーカー研究会	2010.09.21	大阪	安井　弥	広島大学大学院医歯薬学総合研究科 分子病理学研究室
第 31 回日本分子腫瘍マーカー研究会	2011.10.02	名古屋	平川　弘聖	大阪市立大学大学院医学研究科腫瘍外科学
第 32 回日本分子腫瘍マーカー研究会	2012.09.18	札幌	伊東　文生	聖マリアンナ医科大学消化器・肝臓内科
第 33 回日本分子腫瘍マーカー研究会	2013.10.02	横浜	菅野　康吉	栃木県立がんセンター研究所
第 34 回日本分子腫瘍マーカー研究会	2014.09.24	横浜	門田　卓士	NTT 西日本大阪病院外科
第 35 回日本分子腫瘍マーカー研究会	2015.10.07	名古屋	横崎　宏	神戸大学大学院医学研究科病理学講座・病理学分野
第 36 回日本分子腫瘍マーカー研究会	2016.10.05	横浜	島田　英昭	東邦大学医学部外科学講座一般・消化器外科学分野
第 37 回日本分子腫瘍マーカー研究会	2017.09.27	横浜	山田　哲司	国立がん研究センター研究所創薬臨床研究分野
第 38 回日本分子腫瘍マーカー研究会	2018.09.26	大阪	森　正樹	大阪大学大学大学院消化器外科
第 39 回日本分子腫瘍マーカー研究会	2019.09.25	京都	三善　英知	大阪大学大学院医学研究科保健学専攻機能診断科学
第 40 回日本分子腫瘍マーカー研究会	2020.09.30	広島	藤原　俊義	岡山大学大学院医歯薬学総合研究科消化器外科学

第2版　序　―本ガイドラインについて―

背景と目的

　2016年10月に第1版の「分子腫瘍マーカー診療ガイドライン」を発刊して5年近くが経過している。この間，遺伝子・タンパク解析技術の飛躍的進歩により，がん診療に有用と思われる標的分子が多数報告されているが，体外診断用医薬品承認・保険収載となった分子腫瘍マーカーは少数にとどまっている。本ガイドラインの当初の目的でもある体外診断用医薬品の臨床的有用性と医薬品医療機器総合機構の評価基準との摺合せについては一定の波及効果があったものと思われるが，最新情報を共有する必要性は高い。そこで，がん診療における体外診断用医薬品研究の代表的学術組織である日本分子腫瘍マーカー研究会として「分子腫瘍マーカー診療ガイドライン第2版」を作成して，分子腫瘍マーカーの診療のみならず，その研究開発や体外診断用医薬品承認申請に役立つ情報をまとめることとした。

対象項目

　原則として体外診断用医薬品承認すみの分子腫瘍マーカーを対象とした。各項目に共通する Clinical Question として「補助診断としての有用性」「予後診断としての有用性」「再発診断としての有用性ならびにフォローアップにおける有用性」などの項目を検討し，各臓器の特徴に合致した優先項目を掲載した。

作成方法

1）スコープの作成

　各項目別にスコープを作成し，重要臨床課題から Clinical Question を設定した。

2）文献検索法

　原則として2000年以降の PubMed 収載論文から各項目別キーワードに合致する論文を抽出して担当者がエビデンスレベルを考慮して採用した。検索対象期間は2000年1月～2020年12月末とした。

3）推奨度の決定

　参考文献のエビデンスレベルに準じて，Minds 推奨グレードにて推奨度を記載した。また推奨度の決定が困難な Clinical Question については「推奨度なし」とした。

Minds 推奨グレード

推奨グレード	内　容
A	強い科学的根拠があり，行うよう強く勧められる。
B	科学的根拠があり，行うよう勧められる。
C1	科学的根拠はないが，行うよう勧められる。
C2	科学的根拠がなく，行わないよう勧められる。
D	無効性あるいは害を示す科学的根拠があり，行わないよう勧められる。

（福井次矢，吉田雅博，山口直人 編．Minds 診療ガイドライン作成の手引き，医学書院，東京，p.43，2007）

4) パブリックコメント

2021 年 3 月に日本分子腫瘍マーカー研究会を通してパブリックコメントを募集し，意見を求めた。パブリックコメントを参考に修正を加え，2021 年 9 月に『分子腫瘍マーカー診療ガイドライン第 2 版』を発刊するに至った。

改訂

原則として 3〜4 年を目途として日本分子腫瘍マーカー研究会ガイドライン委員会を中心組織として改訂を行うので，第 3 版発刊予定は 2024〜2025 年とする。ただし，がん診療に重大な影響を及ぼす新たな知見が確認された場合には，改訂版の発刊前に研究会ホームページ上に速報を出すなどの対応を考慮する。

公開方法

本ガイドラインが日本全国のがん診療の現場で活用されるために，小冊子として出版し，学会などのホームページ上でその概要を公開する。

資金

本ガイドラインの作成に要した資金は日本分子腫瘍マーカー研究会ならびにガイドライン委員長 島田英昭の研究費によるものであり，その他の組織や企業からの支援は受けていない。

利益相反

ガイドライン作成委員の自己申告により，日本医学会規定に準じて 2021 年 1 月 1 日現在で直近 3 年間の利益相反の状況を確認した結果，申告された企業は以下の通りである（五十音順）。

秋田住友ベーク株式会社，アステラス製薬株式会社，アストラゼネカ株式会社，アッヴィ合同会社，アルフレッサ ファーマ株式会社，医療法人福友会，栄研化学株式会社，エーザイ株式会社，MSD 株式会社，小野薬品工業株式会社，株式会社エスアールエル，株式会社キアゲン，株式会社ジェネティックラボ，株式会社 DNA チップ研究所，株式会社ニチレイバイオサイエンス，株式会社ビー・エム・エル，株式会社モロオ，株式会社山田養蜂場，株式会社理研ジェネシス，協和キリン株式会社，ギリアド・サイエンシズ株式会社，合同会社 H.U. グループ中央研究所，コーダ電子株式会社，コニカミノルタ株式会社，コヴィディエンジャパン株式会社，サーモフィッシャーサイエンティフィック株式会社，サクラファインテックジャパン株式会社，札幌市補助事業，サノフィ株式会社，沢井製薬株式会社，ジェネシスヘルスケア株式会社，塩野義製薬株式会社，シスメックス株式会社，清水化学工業株式会社，ジョンソン・エンド・ジョンソン株式会社，ゼリア新薬工業株式会社，セルジーン株式会社，第一三共株式会社，大鵬薬品工業株式会社，タカラバイオ株式会社，武田薬品工業株式会社，中外製薬株式会社，テルモ株式会社，デンカ株式会社，鳥居薬品株式会社，日本ゼオン株式会社，日本イーライリリー株式会社，日本新薬株式会社，日本ベーリンガーインゲ

ルハイム株式会社，ノバルティス ファーマ株式会社，バイエル薬品株式会社，株式会社 Biospecimen Laboratories，パレクセル・インターナショナル株式会社，ファイザー株式会社，富士フイルム和光純薬株式会社，ブリストル・マイヤーズ スクイブ株式会社，マルホ株式会社，メルク株式会社，ヤンセンファーマ株式会社，ロシュ・ダイアグノスティックス株式会社，PACT Pharma, Inc., Regeneron Pharmaceuticals, Inc.

目　次

総説 ……………………………………………………………… 1

各論 ……………………………………………………………… 33

執筆者一覧

青木　大輔	慶應義塾大学医学部産婦人科学教室　教授
赤倉功一郎	JCHO 東京新宿メディカルセンター泌尿器科　部長
荒木　幸仁	防衛医科大学校耳鼻咽喉科学講座　准教授
五十嵐大樹	国立がん研究センター 先端医療開発センター（岩手医科大学 泌尿器科）
磯部　和順	東邦大学医療センター大森病院呼吸器センター（呼吸器内科）　准教授
伊東　文生	聖マリアンナ医科大学消化器・肝臓内科　教授
宇野　光祐	防衛医科大学校 耳鼻咽喉科学講座　講師
宇原　久	札幌医科大学医学部皮膚科学講座　教授
得平　卓也	聖マリアンナ医科大学消化器・肝臓内科　任期付助教
大嶋　陽幸	東邦大学医学部外科学講座　助教
大山　力	弘前大学大学院医学研究科 泌尿器科学講座　教授
菊池　由宣	東邦大学医学部内科学講座消化器内科学分野（大森）　講師
岸　一馬	東邦大学医療センター大森病院呼吸器センター（呼吸器内科）　教授
北野　滋久	がん研有明病院 先端医療開発センター　がん免疫治療開発部
木下　一郎	北海道大学病院がん遺伝子診断部
近藤　格	国立がん研究センター研究所希少がん研究分野　分野長
塩谷　彰浩	防衛医科大学校 病院長，耳鼻咽喉科学講座　教授
島田　英昭	東邦大学大学院医学研究科消化器外科学講座　教授
鈴木　隆	東邦大学医学部外科学講座　助教
高橋　浩之	東邦大学医療センター大森病院小児（小児科）　准教授
高安　武志	広島大学大学院医歯薬保健学研究院脳神経外科
多田　裕司	国際医療福祉大学呼吸器内科　教授
田中　俊道	北里大学医学部下部消化管外科学
長　晴彦	がん・感染症センター都立駒込病院外科（胃）　部長
内藤　剛	北里大学医学部外科下部消化管外科学　主任教授
内藤　陽一	国立がん研究センター東病院総合内科 / 先端医療科 / 腫瘍内科
中面　哲也	国立がん研究センター 先端医療開発センター　免疫療法開発分野
中原　一有	聖マリアンナ医科大学消化器・肝臓内科　講師
仲村　勝	慶應義塾大学医学部産婦人科学教室　専任講師
名取　一彦	東邦大学医療センター大森病院血液・腫瘍科　准教授（病院）
名波　竜規	東邦大学医学部外科学講座　助教
野村　弘行	藤田医科大学医学部産婦人科学講座　准教授
畠山　真吾	弘前大学大学院医学研究科 泌尿器科学講座
畑中　豊	北海道大学病院ゲノム・コンパニオン診断研究部門　特任准教授
花村　一朗	愛知医科大学医学部血液内科　教授
林田　哲	慶應義塾大学医学部一般・消化器外科　専任講師
廣川祥太郎	防衛医科大学校 耳鼻咽喉科学講座医学研究科
宮地　勇人	東海大学医学部基盤診療学系臨床検査学　教授
八代　正和	大阪市立大学癌分子病態制御学・消化器外科学　准教授
谷島　聡	東邦大学医学部外科学講座　講師
安田　宏	聖マリアンナ医科大学消化器・肝臓内科　教授
山崎　文之	広島大学大学院医歯薬保健学研究院脳神経外科　診療准教授
山下　継史	北里大学医学部新世紀医療開発センター先進外科腫瘍学　教授
山下　拓	北里大学医学部耳鼻咽喉科・頭頸部外科　教授
横井　圭悟	北里大学医学部外科　助教
米山　徹	弘前大学大学院医学研究科糖鎖工学講座
渡邊　綱正	聖マリアンナ医科大学消化器・肝臓内科　准教授
渡邊　昌彦	北里大学北里研究所病院　病院長

（五十音順）

総　説

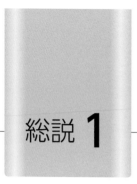

がん遺伝子パネル検査

畑中　　豊　Yutaka Hatanaka
木下　一郎　Ichiro Kinoshita

要 旨

　本邦では，次世代シークエンサー（NGS）を用いた遺伝子パネル検査が，固形がんを対象に 2019 年 6 月より保険診療下で本格稼働した。遺伝子パネル検査は，その診療上の位置づけから，コンパニオン診断とゲノムプロファイリング検査に大別される。前者は，すでにエビデンスが確立した標準治療へのアクセスを目的としている一方，後者は研究開発段階にあるエビデンスがまだ十分確立されていない治療へのアクセスを目的としている。固形がんを対象としたゲノムプロファイリング検査は，高度な結果解釈，二次的所見への対応，エキスパートパネルの実施など，これまでにない多工程から構成される検査であり，その実施は，ゲノム医療提供体制が整備された医療機関（がんゲノム医療指定病院）に限定されている。現在の保険診療では，本検査には主として腫瘍組織検体が用いられているが，今後，血中循環腫瘍由来遊離核酸検体を用いた検査（リキッドバイオプシー検査）が臨床導入される見込みとなっている。

キーワード

　がん遺伝子パネル検査，コンパニオン診断，ゲノムプロファイリング検査

はじめに

　2000 年代初頭から中頃にかけ開発された大規模並列塩基配列決定法に用いる解析機器は，次世代シークエンサー（NGS：next generation sequencer）と呼ばれるようになり，ゲノム科学分野を中心に近年急速に普及した。最近では，2015 年米国で発表されたプレシジョンメディシン構想を契機に，NGS を医療応用したクリニカル・シークエンス，特にがんのゲノム変化を対象とした検査実施に向けた医療提供体制の整備が本邦で加速度的に進んだ。がん遺伝子パネル検査は，個々の患者におけるがんのゲノム変化（複数の遺伝子変化）を NGS 技術等により明らかにし，その特性に応じた最適ながん治療の機会を供与することを目的とした検査である。本邦では 2019 年 6 月から保険診療

として開始され，当該検査に関する診療ガイダンス/ガイドラインが関係学会から複数発出されている[1-3]。遺伝子パネル検査を用いた診療上の手順やその根拠等の詳細解説は，これら診療ガイダンス/ガイドラインに委ね，ここでは，遺伝子パネル検査で取り扱うバイオマーカーの薬事上および診療上の取扱い等に関する内容に絞り，概要について述べる。各バイオマーカーの詳細解説は本ガイドラインの各論の項を参考にされたい。

Ⅰ がん遺伝子パネル検査の分類

　本邦では 2020 年 12 月時点で，3 種の遺伝子パネル検査システムが薬事承認されており，これらが保険診療で用いられている（表 1）。これらがん遺伝子パネル検査は，検査上の性質の違いから，（マルチプレックス）コンパニオン診断と（包括的）ゲノムプロファイリング検査に大別され[4,5]，「オンコマイン Dx Target test マルチ CDx システム」は前者（薬事上はコンパニオン診断薬［CDx］承認），「OncoGuide NCC オンコパネルシステム」は後者（薬事上は体外診断用医薬品［IVD］承認），「FoundationOne CDx がんゲノムプロファイル」は両方での使用が薬事上可能となっている。いずれも遺伝子変化を検出し，最適な薬物療法の治療方針を決定することを目的としている点は共通しているが，コンパニオン診断はすでにエビデンスが確立した標準治療へのアクセスを目的としている一方，ゲノムプロファイリング検査は研究開発段階にあるエビデンスがまだ十分確立されていない治療へのアクセスを目的としている（表 2）。さらにコンパニオン診断については，臓器特異的（organ-specific）に用いる検査と，臓器横断的（tumor-agnostic）に用いる検査に分類される。

　これら遺伝子パネル検査では，ホルマリン固定パラフィン包埋組織検体を用いる仕様になっており，最小検出感度（LOD）等に基づき，検査実施に必要な組織中の腫瘍細胞含有割合が 20％以上（推奨は 30％以上）に設定されているのが標準となっている[6]。LOD については，通常変異アレル頻度（VAF もしくは MAF）が 3-10％となるように設計されており，とくにコンパニオン診断関連のホットスポットバリアントの検出は 3-5％程度となっている場合が多い。ゲノムプロファイリング検査では，より複数種の遺伝子変化の検出が要求されるが，塩基置換（SNV）と挿入・欠失（short INDEL）か，挿入・欠失の場合には近傍にホモポリマー（5bp 反復以上）が存在するかによって LOD の範囲は異なり，また塩基置換であっても，LOD は個々のバリアントごとに異なることから，こうした分析性能の把握が必要となる[7]。

　コンパニオン診断とは異なり，ゲノムプロファイリング検査では，検査の実施体制，検査に供する検体の品質管理，患者への検査説明，二次的所見を含む検査結果の取り扱い，エキスパートパネルでの検討事項，検査結果に関する複数のレポート作成と返却，遺伝カウンセリングの提供体制など，検査の実施に必要な事項は広範かつ多岐にわたり，これまでの検査の枠組みとは大きく異なるものとなっている。こうした背景を受け，2017 年 10 月に日本臨床腫瘍学会，日本癌治療学会，日本癌学会の 3 学会合同で発出された「次世代シークエンサー等を用いた遺伝子パネル検査に基づくがん診療ガイダンス」が検査の標準化に向け 2020 年 3 月に改訂された[1]。またコンパニオン診断の係るガイドライン・ガイダンスも関係学会から新たに発出された（表 3）[2,3]。

表1　国内で薬事承認されているがん遺伝子パネル検査システム（2020年12月時点）

遺伝子パネル検査システム		オンコマイン Dx Target test マルチ CDx システム	OncoGuide NCC オンコパネルシステム	FoundationOne CDx がんゲノムプロファイル
国内薬事承認		2019年2月	2018年12月	2018年12月
パネル種別	ゲノムプロファイリング検査	－	固形がん	固形がん
	コンパニオン診断	肺癌	－	肺癌を含む10がん種および固形癌**
承認範囲	シークエンサーサンプル調製試薬	○	－	－
	テンプレート試薬	○	○	－
	解析プログラム	○	○	○
対象検体	検体種	腫瘍（FFPE組織）	腫瘍（FFPE組織）＋正常（末梢血）	腫瘍（FFPE組織）
	核酸種	DNA＋RNA	DNA	DNA
遺伝子パネルの特性	CGP対象遺伝子数	46遺伝子 #	114遺伝子	324遺伝子
	CDx対象遺伝子数	4遺伝子*	－	11遺伝子**
	解析範囲	ホットスポット	全エクソン	全エクソン
	ライブラリ調製	アンプリコン法	ハイブリッドキャプチャー法	ハイブリッドキャプチャー法
検出可能な遺伝子変化	遺伝子変異	○	○	○
	コピー数変化	－	○	○
	融合遺伝子	○	○	○
	TMB	－	○	○
	MSI	－	○	○
	HRD	－	－	○（LOHスコア）
プラットフォーム	メーカー	サーモフィッシャー社	イルミナ社	イルミナ社
	使用機種	Ion PGM Dx	NextSeq 550Dx	HiSeq 4000
	原理（ケミストリー）	プロトン測定法	逐次合成シークエンス法	逐次合成シークエンス法
	スループット	8検体/1ラン	16検体/1ラン（組織・血液2検体/1患者）	128検体/1ラン
検査実施		院内もしくは外部	院内もしくは外部	外部のみ（海外）
本システムの 製造販売元		ライフテクノロジーズ社（サーモフィッシャー）	シスメックス社	中外製薬社

：46遺伝子の解析結果は得られるが，薬事承認を受けた遺伝子/バリアント以外は診療では使用できない
* ：EGFR, ALK, ROS1, BRAF（非小細胞肺癌）
** ：EGFR, ALK, ROS1, MET（非小細胞肺癌），BRAF（悪性黒色腫），ERBB2（乳癌），KRAS および NRAS（結腸・直腸癌），BRCA1 および BRCA2（卵巣癌，前立腺がん），NTRK（固形癌）
TMB；tumor mutation burden, MSI；microsatellite instability

表2　コンパニオン診断と包括的ゲノムプロファイリング検査の違い

	コンパニオン診断（CDx）	（包括的）ゲノムプロファイリング検査（CGP）
測定対象	個別のマーカー	包括的なプロファイル
想定される治療	エビデンスが確立した治療方法	原則として標準的治療は存在せず，エビデンスレベルが高くない治療を想定
出力された検査結果の位置づけ	医薬品適応の可否を直接提示する	出力された結果に基づき医師による結果解釈が行われ，治療方針が策定される
実施医療機関	一般医療機関（限定なし）*	がんゲノム医療指定医療機関に限定
検査薬・医療機器として評価される性能	一つのマーカーに対する高い診断的中率	包括的なプロファイル検査を前提とした測定機器としての分析性能（真度，再現性など）

PMDA 資料を一部改変（https://www.pmda.go.jp/files/000225560.pdf）
* CDx 機能を有するゲノムプロファイリング検査システム（例：FoundationOne CDx がんゲノムプロファイル）を使用し，コンパニオン診断を行う場合はがんゲノム医療指定医療機関に限定

表3　遺伝子パネル検査に関する関係学会のガイダンス / ガイドライン

遺伝子パネル検査		対象疾患	対象遺伝子	診療ガイダンス / ガイドライン名	発出学会
（包括的）ゲノムプロファイリング検査		固形がん	がん関連遺伝子全般	次世代シークエンサー等を用いた遺伝子パネル検査に基づくがん診療ガイダンス（第2.1版）2020年5月発出	日本臨床腫瘍学会・日本癌治療学会・日本癌学会合同
コンパニオン診断	臓器横断的Tumor-agnostic	固形がん	NTRK（MSI, TMB）*	成人・小児進行固形がんにおける臓器横断的ゲノム診療のガイドライン（第2版）2019年9月発出	日本癌治療学会・日本臨床腫瘍学会合同
	臓器特異的organ-specific	肺癌	EGFR, ALK, ROS1, BRAF, MET	肺癌患者における次世代シークエンサーを用いた遺伝子パネル検査の手引き（第1.1版）2019年12月発出	日本肺癌学会（バイオマーカー委員会）

* ：本邦での NGS を用いた MSI および TMB 判定は，2020年12月時点で薬事未承認である

Ⅱ　検出された遺伝子変化の解釈

　遺伝子パネル検査の結果に基づき医療提供を行うためには，検出された遺伝子変化についての臨床的意義付けが必要となる。しかし現在薬事承認されている遺伝子検査システムには，臨床的意義付けにおいて参照される知識ベースは，医療機器プログラム承認範囲に含まれないことから，検出された遺伝子変化の解釈として，そのエビデンスタイプやエビデンスレベル，薬剤や臨床試験への到達性を含めた総合評価に基づく臨床的意義付けが必要となる。

　遺伝子変化の解釈には，主に以下の5つのエビデンスタイプがあり，コンパニオン診断では，主として治療効果予測エビデンスが関係するが，ゲノムプロファイリング検査では，薬物療法の有効性に加え，確定診断および予後予測に係る既知の遺伝子が含まれることから，すべてのエビデンスタイプが関係する[1, 4]。

①腫瘍原性エビデンス（Oncogenic）：細胞のがん化に関わる遺伝子変化。一般的にはがん遺伝子の活性型体細胞変異，いわゆるドライバー変異が対象となる。

②疾患素因関連エビデンス（Predisposing）：がんになりやすい素因に関わる生殖細胞系列の遺伝子変化。

③治療効果予測エビデンス（Predictive）：治療の感受性や耐性に関連する遺伝子変化。臨床腫瘍学的な意義を伴う。

④診断エビデンス（Diagnostic）：がんの診断（病理診断の補助など）に関連する遺伝子変化。

⑤予後予測エビデンス（Prognostic）：がんの進行，予後予測などに関連する遺伝子変化。

　現在本邦で保険適用となっているゲノムプロファイリング検査は，薬物療法の治療効果予測を主たる目的としていることから，治療効果予測エビデンスが重要となる。この治療効果に係るエビデンスレベル分類については，日本における薬事承認や，治療ガイドラインでの推奨が反映されたエビデンスレベルを使用することが望ましいことから，がんゲノム医療中核拠点病院等連絡会議エキスパートパネル標準化 WG で作成された分類が用いられている（表 4 上段）。このうち，治療につながり得る遺伝子変化（アクショナブル変異）として扱われるものは，一般にエビデンスレベル D 以上とされており，これに該当する場合，治験・先進医療・薬価基準収載医薬品の適応外使用等の評価療養や患者申出療養等の保険外併用療養費制度の利用など，治療を推奨・考慮することになる。なおこのエビデンス分類のうち，最上位にあるエビデンスレベル A の「当該がん種，国内承認薬がある」に該当するものがコンパニオン診断という整理となる。また治療効果に関するエビデンスがある場合でも，必ずしも薬剤承認されているわけではなく，各国の薬剤承認状況も様々である。こうしたことを踏まえ，薬剤への到達性という指標で薬剤との関連性を評価することも重要になっている（表 4 下段）。

Ⅲ　遺伝子パネル検査における検査報告

　現在，遺伝子パネル検査の多くは外部検査機関において実施されており，検査結果は，各医療機関へ返却される。肺癌で実施されているマルチプレックスコンパニオン診断（オンコマイン Dx Target test マルチ CDx システム）では，コンパニオン診断薬承認の対象となっている 4 遺伝子の特定の「Predictive」なバリアント（エビデンスレベル A）に加え，平成 28 年 4 月 28 日付 厚生労働省通知「遺伝子検査システムに用いる DNA シークエンサー等を製造販売する際の取扱いについて」に基づき[8]，その他 46 遺伝子の上記以外の「Oncogenic」なバリアントの検査結果が返却されているが，これらについては，ゲノムプロファイリング検査として IVD 承認が取られていないため，研究用情報という取り扱いとなり，診療では使用できない。

　一方，ゲノムプロファイリング検査（OncoGuide NCC オンコパネルシステムおよび Foundation-One CDx がんゲノムプロファイル）では，検査機関による検査報告書の返却に加え，がんゲノム情報管理センター（C-CAT）が作成する調査結果報告書が各医療機関へ提供され，エキスパートパネルの参考資料として用いられる[9]。上述のように，本邦では検出された遺伝子変化の解釈・臨床的意義付け（エビデンスタイプ・エビデンスレベルなど）は C-CAT が構築した知識データベース（CKDB）によって行われる。体細胞変異（変異［塩基置換，挿入，欠失］，遺伝子再構成，構造異型，コピー数変化［Amplification, Loss］）に対しては，エビデンスタイプ「Predictive」（臨床的意義として「Sensitivity/Response」「Resistance」などが記載）や「Oncogenic」が，生殖細胞系列変異に対しては，エビデンスタイプ「Predictive」や「Predisposing」が記載され，体細胞変異・生殖細胞系列変異いずれも「Predictive」の場合は，表 4 上段に基づくエビデンスレベルが付与される。

表4　日本の治療効果に関するエビデンスレベル分類*と薬剤への到達性の指標区分

エビデンスレベル（EL）の基準	EL	基準詳細
当該がん種，国内承認薬がある	A	当該がん種において，当該バイオマーカーを適応とした国内承認薬が存在する
当該がん種，FDA承認薬がある	A	当該がん種において，当該バイオマーカーを適応としたFDA承認薬が存在する
当該がん種，ガイドラインに記載されている	A	当該がん種において，当該バイオマーカーを適応とした薬剤の使用に関して，ガイドライン記載がされている
当該がん種，統計的信憑性の高い臨床試験・メタ解析と専門家間のコンセンサスがある	B	当該がん種において，当該バイオマーカーを適応とした薬剤の使用に関して，統計的信憑性の高い臨床試験・メタ解析によって支持され，専門家間のコンセンサスがある
他がん種，国内またはFDA承認薬がある	C	他がん種において，当該バイオマーカーを適応とした国内承認薬またはFDA承認薬が存在する
他がん種，統計的信憑性の高い臨床試験・メタ解析と専門家間のコンセンサスがある	C	他がん種において，当該バイオマーカーを適応とした薬剤の使用に関して，統計的信憑性の高い臨床試験・メタ解析によって支持され，専門家間のコンセンサスがある
がん種に関わらず，規模の小さい臨床試験で有用性が示されている	C	がん種に関わらず，当該バイオマーカーを適応とした薬剤の使用に関して，規模の小さい臨床試験で有用性が示されている
がん種に関わらず，症例報告で有用性が示されている	D	がん種に関わらず，当該バイオマーカーを適応とした薬剤の使用に関して，症例報告で有用性が示されている
前臨床試験（*in vitro* や *in vivo*）で有用性が報告されている	E	がん種に関わらず，当該バイオマーカーを適応とした薬剤の使用に関して，前臨床試験（*in vitro* や *in vivo*）で有用性が示されている
がん化に関与することが知られている	F	当該バイオマーカーががん化に関与することが知られている
薬剤耐性に関与することが知られている	R	当該バイオマーカーが薬剤耐性に関与することが知られている
薬剤への到達性の指標概要	番号**	指標詳細
当該がん種，国内承認薬がある	1	当該がん種において，当該バイオマーカーを適応とした国内承認薬が存在する
当該がん種，国内臨床試験がある	2	当該がん種において，当該バイオマーカーを受け入れ基準とした国内臨床試験が存在する
他がん種，国内承認薬がある（適応外）	3	他がん種において，当該バイオマーカーを受け入れ基準とした国内承認薬が存在する
当該がん種，海外臨床試験がある	4	当該がん種において，当該バイオマーカーを受け入れ基準とした海外臨床試験が存在する
がん種に関わらず，FDA承認薬がある	5	がん種に関わらず，当該バイオマーカーを適応としたFDA承認薬が存在する
上記以外	6	上記のどれにもあてはまらない

*：がんゲノム医療中核拠点病院等連絡会議 エキスパートパネル標準化WG作成
**：番号は優先順位を示すものではない

総説

1

がん遺伝子パネル検査

Ⅳ 遺伝子パネル検査の今後の臨床開発

　国内の遺伝子パネル検査システムの今後の臨床開発は主に2つの方向で進んでいる（**表5**）[4]。一つは腫瘍組織を用いる遺伝子パネルの大型化とRNA検体の利用である。現在保険診療で用いられているゲノムプロファイリング検査では腫瘍組織DNAが解析対象となっているが，特に遺伝子再構成（融合遺伝子）においては，腫瘍組織RNA検体での検出が有用である場合が多い。もう1つは血中循環腫瘍DNA（ctDNA）を検体とするリキッドバイオプシー技術を用いたゲノムプロファイリング検査であり，FoundationOne Liquid CDxおよびGurdant360は，2020年にそれぞれ，米国FDA承認が得られており，さらに前者は2021年3月に本邦でも承認された。低侵襲なリキッドバイオプシーは，肺癌EGFR変異検査（リアルタイムPCR法）や大腸癌RAS変異検査（BEAMing法）などすでにコンパニオン診断において用いられている。治療経過中の検体採取が容易であるため，分子標的治療経過中に獲得性に生じる耐性変異を遺伝子パネル検査により広範に検出することが可能となることから期待されている。一方で血中ctDNA検査については，①検査前工程および検査の分析的・臨床的妥当性の評価方法等について統一基準がない，②ctDNAが血中に十分に存在していない場合，検出困難となる，③加齢によるクローン性造血（clonal hematopoiesis of indeterminate potential：CHIP）に関連する遺伝子変化を有するDNAと，ctDNAと厳密に区別する方

表5　現在臨床開発中のがん遺伝子パネル検査システム（2020年12月時点）

遺伝子パネル検査システム		FoundationOne Liquid CDx	Gurdant 360	Todai OncoPanel	Oncomine Target Test	TruSight Oncology 500	CANCER-PLEX
国内開発		企業主導	企業主導	先進医療B	先進医療B	先進医療B	企業主導
国内薬事承認		○	（承認申請中）	—	—	—	—
対象検体	FFPE組織	—	—	DNA*＋RNA	DNA＋RNA	DNA＋RNA	DNA
	血漿	ctDNA	ctDNA	—	—	—	—
遺伝子パネルの特性	対象遺伝子数（予定）	324	74	478（DNA）677（RNA）	35（DNA）21（RNA）	523（DNA）55（RNA）	435
	対象遺伝子解析領域	全エクソン＋一部エクソン	全エクソン	全エクソン	ホットスポット	全エクソン	全エクソン
	ライブラリ調製	ハイブリッドキャプチャー法	ハイブリッドキャプチャー法	ハイブリッドキャプチャー法	アンプリコン法	ハイブリッドキャプチャー法	ハイブリッドキャプチャー法
検出可能な遺伝子変化（遺伝子数）	遺伝子変異	○（311）	○（74）	○（35）	○（523）		
	コピー数変化	○（3）	○（18）	○	○（14）	○（59）	○
	融合遺伝子	○（4）	○（6）	○	○（21）	○（55）	○
	TMB	—	—	○	—	○	○
	MSI	○	○	○	—	○	○
開発元		中外製薬社	ガーダントヘルス社	東京大学ほか	大阪大学ほか	岡山大学ほか	デンカキュー・ジェノミクス社

*：正常（血液）を使用したマッチドペア検査
TMB；tumor mutation burden, MSI；microsatellite instability

法は確立されていない，などの留意点が指摘されている[1]。現在，リキッドバイオプシー技術を用いたがんゲノムプロファイリング検査の適正使用に関する政策提言の準備が関係学会合同で進められている。

おわりに

　がん遺伝子パネル検査が保険診療として臨床導入されてから，一定期間が経過したが，これまでの検査とは大きく異なり，かなり複雑なものとなっている。加えて，今後新たな検査システムが臨床導入される見込みであり，診療での運用にあたっては，これまで以上に，遺伝子パネル検査システムの特性，性能を十分理解することが重要である。

■文献

1) 日本臨床腫瘍学会，日本癌治療学会，日本癌学会 合同：次世代シークエンサー等を用いた遺伝子パネル検査に基づくがん診療ガイダンス（第2.1版）．2020年5月．https://www.jsmo.or.jp/about/doc/20200310.pdf

2) 日本癌治療学会・日本臨床腫瘍学会 編：成人・小児進行固形がんにおける臓器横断的ゲノム診療のガイドライン，第2版 2019年10月，金原出版，2019

3) 日本肺癌学会：肺癌患者における次世代シークエンサーを用いた遺伝子パネル検査の手引き（第1.1版）．2019年12月．https://www.haigan.gr.jp/modules/guideline/index.php?content_id=40

4) 角南久仁子，畑中豊，小山隆文 編：がんゲノム医療－遺伝子パネル検査実践ガイド，医学書院，2020

5) 矢花直幸：コンパニオン診断をめぐる規制と評価の動向．日本病理学会総会 2018. https://www.pmda.go.jp/files/000225560.pdf

6) 日本病理学会：ゲノム診療用病理組織検体取扱い規程，初版，2018年3月

7) 柳原玲子：次世代シークエンサーを用いた遺伝子検査システムの規制．日本臨床腫瘍学会 2018. hhttp://www.pmda.go.jp/files/000225562.pdf

8) 厚労省課長通知：遺伝子検査システムに用いるDNAシークエンサー等を製造販売する際の取扱いについて．2016年4月．https://www.pmda.go.jp/files/000213137.pdf

9) がんゲノム情報管理センター：C-CAT調査結果の説明資料．https://www.ncc.go.jp/jp/c_cat/jitsumushya/020/index.html

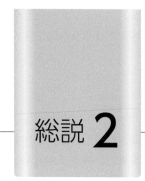

MSI, CTLA4, PD-1, PD-L1

総説 2

五十嵐大樹　Daiki Ikarashi
中面　哲也　Tetsuya Nakatsura
北野　滋久　Shigehisa Kitano

要　旨

　近年，各種がんの治療の主流になりつつある免疫チェックポイント阻害剤として，本邦では CTLA-4・PD-1・PD-L1 の 3 つの免疫チェックポイントおよびそのリガンドをターゲットとした薬剤が承認されている。このうち，抗 PD-1/PD-L1 抗体のコンパニオン診断として腫瘍組織での PD-L1 発現やマイクロサテライト不安定性などが使用されているが，その精度は十分であるとはいえず，明らかに異なった効果を受ける患者群を層別化するための更なるバイオマーカーの開発には，それぞれの薬剤の抗腫瘍細胞免疫応答の理解が不可欠である。

キーワード

CTLA-4，PD-1，PD-L1，MSI

はじめに

　近年，免疫チェックポイント阻害剤（Immune Checkpoint Inhibitor：ICI）を軸とした治療は多くの患者に恩恵を与えており，更なる開発が期待されている分野である。しかし，この恩恵にあずかることができる症例は一部であり，抗腫瘍効果をほとんど得られずに免疫関連有害事象に苦しむ症例や，一旦奏効したとしても耐性を獲得する症例が少なからず存在している。この理由として，腫瘍側の因子だけでなく宿主側の抗腫瘍 T 細胞免疫応答が関わっていると考えられるが，その評価法は定まっていない。ICI の治療効果が限定的であるにもかかわらず，現在も確立したバイオマーカーが存在しないことや，免疫関連有害事象の出現，対費用効果などの課題も挙げられるようになり，さらなる探索研究が必要な分野である。

I CTLA-4, PD-1, PD-L1

　抗原特異的な T 細胞の反応には，主要組織適合複合体（MHC）の上に提示された抗原ペプチドからの主刺激シグナルだけでなく，補助刺激分子からの副刺激シグナルが必要である。この補助刺激分子群をターゲットとした抗体による抗腫瘍免疫療法は近年めざましい発展を遂げており，様々ながん種において臨床効果が報告されている。本邦では，CTLA-4・PD-1・PD-L1 の 3 つの免疫チェックポイントおよびそのリガンドをターゲットとした薬剤が承認されている。表 1 に現在の国内

表 1　国内での免疫チェックポイント阻害剤の承認状況（2020 年 11 月現在）

種類	治療薬	対象疾患
CTLA-4 阻害剤	イピリムマブ	悪性黒色腫
		腎細胞癌
		MSI-H または dMMR*を有する結腸・直腸癌
PD-1 阻害剤	ニボルマブ	悪性黒色腫
		非小細胞肺癌
		腎細胞癌
		ホジキンリンパ腫
		頭頸部癌
		胃癌
		悪性胸膜中皮腫
		食道癌
		MSI-H または dMMR*を有する結腸・直腸癌
	ペムブロリズマブ	悪性黒色腫
		非小細胞肺癌（PD-L1 陽性）
		ホジキンリンパ腫
		尿路上皮癌
		頭頸部癌　（PD-L1 陽性）
		MSI-H または dMMR*を有する固形癌（小児癌を含む）
		腎細胞癌
		頭頸部癌
		食道癌
PD-L1 阻害剤	アテゾリズマブ	非小細胞肺癌
		進展型小細胞肺癌
		トリプルネガティブ乳癌
		肝細胞癌
	デュルマルマブ	非小細胞肺癌**
	アベルマブ	メルケル細胞癌
		腎細胞癌

*高頻度マイクロサテライト不安定性（Microsatellite instability high；MSI-H）またはミスマッチ修復機構の欠損（deficient mismatch repair；dMMR）
**放射線化学療法を施行された局所進行非小細胞肺癌
（北野滋久，がん免疫療法の現状と今後の展望，メディカルレビュー社より引用改変）

で承認中の ICI と適応疾患について示す（併用療法も含む）。本項では，本邦において承認されている ICI の CTLA-4 阻害薬，PD-1 阻害薬，PD-L1 阻害薬について概説する。

(1) CTLA-4 阻害薬

CTLA-4 は T 細胞上のみに発現し，その機能を抑制する代表的な免疫チェックポイントである。CTLA-4 遺伝子は 1987 年に Brunet ら[1] によって単離され，その後の研究で 1996 年に Allison らによりマウスモデルにおいて抗 CTLA-4 抗体の抗腫瘍効果が報告された[2]。CTLA-4 阻害剤であるイピリムマブ[3,4] は，ヒト細胞傷害性 T リンパ球抗原 -4（cytotoxic T-lymphocyte-associated protein 4：CTLA-4）に結合するヒト型 IgG1κ モノクローナル抗体（mAb）である。CTLA-4 とそのリガンドである抗原提示細胞上の B7.1（CD80）および B7.2（CD86）分子との結合を阻害することにより，活性化 T 細胞における抑制的調節を遮断し，腫瘍抗原特異的な T 細胞の増殖・活性化（priming phase に作用）および細胞傷害活性の増強により腫瘍増殖を抑制する（図 1）。加えて，抗 CTLA-4 抗体のトレメリムマブ（国内未承認）を投与後に末梢血 T 細胞の TCR レパトアを拡大させた報告[5] もあり，T 細胞浸潤が少ない "cold tumor" に対して，CTLA-4 阻害薬によって免疫応答を誘導して局所への T 細胞浸潤を増加させることにより "hot tumor" へと転換できる可能性がある。また，本剤は，制御性 T 細胞（Treg）の機能低下および腫瘍組織における Treg 数の減少により腫瘍免疫反応を亢進させ，抗腫瘍効果を示すと考えられる[6]。本剤は IgG1 型のモノクローナル抗体であることから，補体および Fcγ 受容体と結合し補体依存性細胞（complement dependent cytotoxicity：CDC），抗体依存性細胞傷害（ADCC）活性を有する可能性が考えられるが，*in vitro* における活性化 T 細胞の CDC には関与しない。ADCC については，イピリムマブに治療効果を示した悪性黒色腫患者において，受容体結合の高親和性多型である CD16a-V158F の多型が治療効果と相関することが報告された[7]。この反応は inflamed tumor において観察されており，今後，Fcγ 受容体結合能の改変が inflamed tumor における治療効果の改善につながる可能性が期待される。

(2) PD-1 阻害薬

I 型膜貫通蛋白である PD-1（programmed cell death protein-1）は，活性化された T 細胞と B

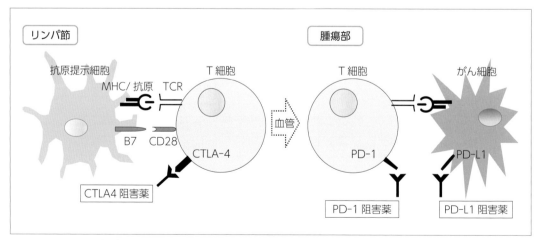

図 1　CTLA-4 阻害剤，PD-1 阻害薬，PD-L1 阻害薬の作用部位

細胞にほぼ限局して発現される。PD-1 阻害剤は，ヒト PD-1 に結合するヒト型 IgG4 モノクローナル抗体である。PD-1 の細胞外領域（PD-1 リガンド結合領域）に結合し，PD-1 と PD-1 リガンド（PD-L1 および PD-L2）との結合を阻害することにより，がん抗原特異的な T 細胞の活性化およびがん細胞に対する細胞傷害活性を増強し，持続的な抗腫瘍効果を示すことが確認されている（図1）。補体および Fcγ 受容体との結合はヒト IgG4 抗体と同程度で，ヒト IgG1 抗体に比べると著しく弱いため，CDC 活性や ADCC 活性を有さないと考えられている。

　最近，CD28 分子が PD-1 を介する T 細胞抑制の優先的な標的であることが報告され[8]，PD-1 阻害剤が CD28/B7 シグナルがある T 細胞に対して効果を発揮し priming phase の促進にも一定の関与をしている可能性が示唆された。また，PD-1 の発現自体に関しても，ICI の効果を予測するバイオマーカーとして腫瘍浸潤性エフェクター T 細胞と制御性 T 細胞上の PD-1 発現バランスが治療効果と高い相関を示すことが報告[9]されており，宿主側の腫瘍微小環境理解の重要性も示唆される。

(3) PD-L1 阻害薬

　PD-L1（B7-H1 or CD274）や PD-L2（B7-DC or CD273）は B7 ファミリーの抑制シグナルに関わるリガンドである。PD-L1 分子はヒトの腫瘍や腫瘍微小環境内の様々な造血系・非造血系の細胞に発現している[10]。いくつかの腫瘍において PD-L1 の発現が予後不良因子であることが報告されている。PD-1-PD-L1 経路はがん細胞にとって免疫細胞からの攻撃を回避する機構の一つであり，抗 PD-L1 抗体はこの経路をブロックすることで抗腫瘍免疫活性を増強する[11]（図1）。PD-L1 は B7-1（CD80 分子）とも結合し，PD-1 とは別の抑制性シグナルを伝達することで作用が異なることも報告されている[12,13]。

Ⅱ　ICI のコンパニオン診断

　現在，ICI のうち，抗 PD-1/PD-L1 阻害剤のコンパニオン診断として腫瘍組織での PD-L1 発現とマイクロサテライト不安定性（Microsatellite instability：MSI）が採用されており，本項ではそれぞれの適応に関して示す。

　ここで挙げる以外にも様々なバイオマーカー候補が開発研究されているが，進行期がん患者の長期生存を目指すために，免疫チェックポイント阻害薬が真価を発揮するためにはがん種側だけでなく宿主側の免疫メカニズムの理解に基づいたバイオマーカーが不可欠である。

(1) PD-L1

　免疫チェックポイント分子である PD-1 分子のリガンドである PD-L1 の腫瘍組織での発現は，一部のがん種において治療効果を予測するバイオマーカーとして実用化されており，抗 PD-1 抗体，抗 PD-L1 抗体の投与する際の選択基準として用いられている。例えば，PD-L1≧50% の非小細胞肺がんに対する抗 PD-1 抗体による 1st line 治療が推奨されている。最近でも，PD-L1 陽性（Combined Positive Score：CPS≧10%）のトリプルネガティブ乳癌に対する抗 PD-1 抗体と化学療法の併用による 1st line 治療が FDA に承認された。他にも，子宮頸がんや頭頸部がんなどでも PD-L1 発現と抗 PD-1/PD-L1 抗体の臨床効果の相関が報告されている。また，抗 CTLA-4 抗体併用により腫瘍組織における PD-L1 分子の発現誘導効果も報告されている。しかし，PD-L1 の発現がなくても臨床効果が認められるケースも報告されており，PD-L1 の正確な測定方法の確立やカットオフ値の設

定などが検討課題となっている。腫瘍組織における PD-L1 発現は必ずしも均一ではなく，部位によって発現が異なり，化学療法などの治療介入によって動的に変化する。また，PD-L1 評価に用いる抗体が異なり，その評価対象も腫瘍細胞や浸潤免疫細胞，もしくはその療法など薬剤によって異なっていることからもバイオマーカーとして十分とは言い難い[14]。

(2) MSI

MSI とは，DNA 複製の際に生じる誤った塩基対合を修復する機能（mismatch repair：MMR）の低下により，1～数塩基の繰り返し配列であるマイクロサテライトが腫瘍細胞において正常細胞と異なる反復回数を示す現象である[15]。マイクロサテライトは腫瘍抑制，細胞増殖，DNA 修復やアポトーシスに関与する遺伝子に含まれており，MSI ががん化の原因の一つとして考えられている。MMR 機能が低下している状態を MMR deficient（dMMR），機能が保たれている状態を MMR proficient（pMMR）と表現する。

MSI が認められる症例では，ICI の効果が低いとされる大腸がんにおいても PD-1 阻害薬の有効性が高く[16]，これは MMR 機能の低下により遺伝子変異量が大きいためと説明されている。遺伝子変異量と ICI の効果には正の相関があることが示されており，遺伝子変異産物ががん抗原のソースであることを示唆している[17]。このことから，MSI そのものもバイオマーカーとして認められてい

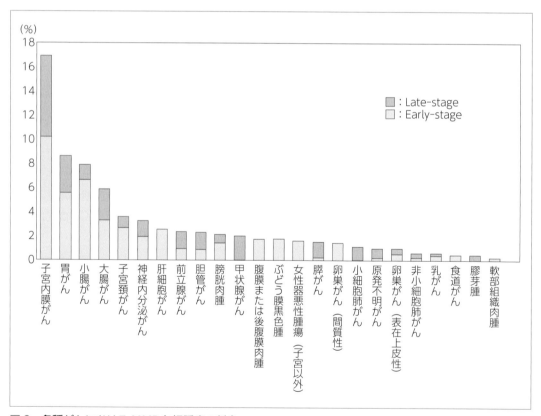

図 2　各種がんにおける MMR 欠損腫瘍の割合　　　　　　　　　　　　（文献 17 より引用，改変）
各種がんのサブタイプにおける MMR 欠損腫瘍の割合を Early stage（stage Ⅰ-Ⅲ）と Late stage（≧ stage Ⅳ）毎に表した。MMR 欠損腫瘍は，検査した 32 の腫瘍サブタイプのうち 24 の腫瘍で同定され，Early stage（< stage Ⅳ）疾患ではより多くの頻度で同定された。

る[18]。各がん腫における MSI の割合を示す（図2）。

　この MSI をバイオマーカーとして，ペムブロリズマブは一次治療として標準的な化学療法歴のある切除不能な局所進行または転移性の MMR 欠損または MSI-High を有する固形がんに対して保険承認されている。なお，このことは共通のバイオマーカーを指標として癌種横断的に薬剤が承認された初めてのケースである。最新の MMR 欠損または MSI-High を有する腫瘍に対する臨床指針としては，日本癌治療学会/日本臨床腫瘍学会よりガイドラインが発行されており，そちらも参照されたい[19,20]。

■ 文献

1) Brunet JF, Denizot F, Luciani MF et al：A new member of the immunoglobulin superfamily--CTLA-4. Nature 328：267-270, 1987

2) Leach DR, Krummel MF, Allison JP：Enhancement of antitumor immunity by CTLA-4 blockade. Science 271：1734-1736, 1996

3) Hoos A, Ibrahim R, Korman A et al：Development of ipilimumab：contribution to a new paradigm for cancer immunotherapy. Semin Oncol 37：533-546, 2010

4) Lipson EJ, Drake CG：Ipilimumab：an anti-CTLA-4 antibody for metastatic melanoma. Clin Cancer Res 17：6958-6962, 2011

5) Riaz N, Havel JJ, Makarov V et al：Tumor and Microenvironment Evolution during Immunotherapy with Nivolumab. Cell 171：934-949. e16, 2017

6) Tanaka A, Sakaguchi S：Regulatory T cells in cancer immunotherapy. Cell Res 27：109-118, 2017

7) Arce Vargas F, Furness AJS, Litchfield K et al：Fc Effector Function Contributes to the Activity of Human Anti-CTLA-4 Antibodies. Cancer Cell 33：649-663. e4, 2018

8) Hui E, Cheung J, Zhu J et al：T cell costimulatory receptor CD28 is a primary target for PD-1-mediated inhibition. Science 355：1428-1433, 2017

9) Kumagai S, Togashi Y, Kamada T et al：The PD-1 expression balance between effector and regulatory T cells predicts the clinical efficacy of PD-1 blockade therapies. Nat Immunol 21：1346-1358, 2020

10) Francisco LM, Salinas VH, Brown KE et al：PD-L1 regulates the development, maintenance, and function of induced regulatory T cells. J Exp Med 206：3015-3029, 2009

11) Topalian SL, Drake CG, Pardoll DM：Targeting the PD-1/B7-H1（PD-L1）pathway to activate anti-tumor immunity. Curr Opin Immunol 24：207-212, 2012

12) Butte MJ, Keir ME, Phamduy TB et al：Programmed death-1 ligand 1 interacts specifically with the B7-1 costimulatory molecule to inhibit T cell responses. Immunity 27：111-122, 2007

13) Park JJ, Omiya R, Matsumura Y et al：B7-H1/CD80 interaction is required for the induction and maintenance of peripheral T-cell tolerance. Blood 116：1291-1298, 2010

14) Topalian SL, Taube JM, Anders RA et al：Mechanism-driven biomarkers to guide immune checkpoint blockade in cancer therapy. Nat Rev Cancer 16：275-287, 2016

15) Boland CR, Thibodeau SN, Hamilton SR et al：A National Cancer Institute Workshop on Microsatellite Instability for cancer detection and familial predisposition：development of international criteria for the determination of microsatellite instability in colorectal cancer. Cancer Res 58：5248-5257, 1998

16) Le DT, Uram JN, Wang H et al：PD-1 Blockade in Tumors with Mismatch-Repair Deficiency. N Engl J Med 372：2509-2520, 2015

17) Rizvi NA, Hellmann MD, Snyder A et al：Cancer immunology. Mutational landscape determines sensitivity to PD-1 blockade in non-small cell lung cancer. Science 348：124-128, 2015

18) Dudley JC, Lin MT, Le DT et al：Microsatellite Instability as a Biomarker for PD-1 Blockade. Clin Cancer Res 22：813-820, 2016

19) 日本癌治療学会, 日本臨床腫瘍学会 編：成人・小児進行固形がんにおける臓器横断的ゲノム診療のガイドライン，第2版 2019年10月，金原出版，東京，2019

20) Mishima S, Taniguchi H, Akagi K et al：Japan Society of Clinical Oncology provisional clinical opinion for the diagnosis and use of immunotherapy in patients with deficient DNA mismatch repair tumors, cooperated by Japanese Society of Medical Oncology, First Edition. Int J Clin Oncol 25：217-239, 2020

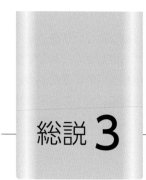

NTRK 融合遺伝子

総説 3

内藤　陽一　Yoichi Naito

要旨

　NTRK 融合遺伝子は臓器横断的に様々ながん種において報告されている腫瘍原性の遺伝子変化である。しかしその頻度は多くのがん種では 1% 未満である。TRK 阻害薬の有効性が報告されており，治療選択のために転移・再発固形がん患者に NTRK 融合遺伝子検査を提案する。NTRK 融合遺伝子検査としては NGS 検査を推奨する。

キーワード

　NTRK 融合遺伝子，TRK 阻害薬，NGS 検査

背景・目的

　NTRK 融合遺伝子は多くのがん種において報告されている腫瘍原性の遺伝子変化である。NTRK 融合遺伝子の検索を行うことの意義について検討した。

　がん遺伝子としての NTRK1 遺伝子は 1982 年 Pulciani, Barbacid らにより，大腸がん組織を用いた gene transfer assay の中で発見され，OncB として報告された。現在 NTRK 遺伝子ファミリーは NTRK1〜3 が知られており，受容体型チロシンキナーゼである tropomyosin receptor kinase（TRK）A，TRKB，TRKC をコードする。NTRK 遺伝子変化のうちで，固形がんの治療上重要なのは NTRK 遺伝子のミスセンスバリアントと NTRK 融合遺伝子である[1]。

　NTRK 融合遺伝子は，幅広いがん種にわたって認められる。しかしその頻度は低く，The Cancer Genome Atlas（TCGA）データベース（n＝9,966）での検討では，0.31% であった[1]。Foundation-Medicine 社による 217,086 例のデータを参考にすると，多くのがん種ではその頻度は 1% 未満である[2]。一方，稀な疾患ではあるが，唾液腺分泌がん（乳腺類似分泌がん），乳腺分泌がん，乳児型線維肉腫，先天性間葉芽腎腫などでは NTRK 融合遺伝子を高頻度に認める（**表**）。

　NTRK 融合遺伝子を検討する方法としては，Next-Generation Sequencing（NGS）法による検査，reverse transcription polymerase chain reaction（RT-PCR），in situ hybridization（ISH），免疫組織化学染色（Immunohistochemistry：IHC）などがある。IHC 法は TRK 蛋白を検出するものであ

表 NTRK 融合遺伝子の頻度のまとめ

頻度	がん種の例
非常に高頻度（＞50%）	乳腺分泌癌，唾液腺分泌癌，乳児型繊維肉腫，先天性間葉芽腎腫
比較的頻度が高い（2〜50%）	甲状腺がん，Wild-type GIST，Spitz 母斑様メラノーマ，小児高悪性度神経膠腫，炎症性筋線維芽細胞腫瘍
低頻度（＜2%）	肺がん，乳がん，大腸がん，胃がん，肝がん，膵がん，卵巣がん，尿路上皮がん，前立腺がん，軟部肉腫等

り，NTRK 融合遺伝子を直接検討しているわけではないが，Pan-TRK 抗体やカクテル抗体による IHC の有用性が報告され，スクリーニングのための方法として期待されている。ISH，RT-PCR は DNA や RNA での NTRK 融合遺伝子を検討できるが，ISH では NTRK1〜3 それぞれにプローブが必要であり，RT-PCR では通常融合遺伝子パートナーの確認が必要である。現在は融合遺伝子パートナーが未知であっても検出できる RT-PCR も開発されてきている。TRK 阻害薬のコンパニオン診断として現在本邦で承認されているのは FoundationOne® CDx がんゲノムプロファイルである。ほかに OncoGuide™ NCC オンコパネルシステムも NGS 検査として薬事承認されており，「標準治療がない固形がん患者又は局所進行若しくは転移が認められ標準治療が終了となった固形がん患者（終了が見込まれる者を含む）であって，本検査施行後に化学療法の適応となる可能性が高いと主治医が判断した者に対して」検査を行った場合に保険償還される。しかし，NCC オンコパネルは，NTRK3 融合遺伝子が検出できないため，最も高頻度に認められる ETV6-NTRK3 融合遺伝子を見落とす可能性があることに留意が必要である。

　NTRK 融合遺伝子を有する固形がんに対しては，現在本邦ではエヌトレクチニブが薬事承認されている。エヌトレクチニブは，NTRK 融合遺伝子陽性の固形がんに対し，2017 年 5 月 Breakthrough Therapy に指定され 2019 年 8 月に FDA 承認，2017 年 10 月 EMA より PRIME（PRIority MEdicines）に指定され，2020 年 7 月承認，本邦でも 2018 年 3 月に先駆け審査指定制度の対象品目として指定され，2019 年 6 月 18 日に NTRK 融合遺伝子陽性の進行・再発の固形がんに対して薬事承認された。エヌトレクチニブは，NTRK 遺伝子融合を認める患者を対象とした STARTRK-2 試験，STARTRK-1 試験，ALKA-372-001 試験の 3 つの試験の統合解析の結果で，軟部肉腫，非小細胞肺がん，唾液腺分泌がんなど 54 例に対して，奏効割合 57.4%と報告されている[3]。主な有害事象は味覚障害，便秘，疲労，下痢，末梢性浮腫，めまい，クレアチニン上昇などであった。また，小児・若年を中心に行われた STARTRK-NG 試験でも，中枢神経系腫瘍を含め有効性が報告されている。Larotrectinib は選択的な経口 TRK 阻害薬である。ラロトレクチニブは 2018 年 11 月 26 日に米国食品医薬品局（FDA）が，2019 年 9 月欧州医薬品局（EMA）が承認し，本邦でも 2021 年 3 月に承認された。ラロトレクチニブは，NTRK 遺伝子融合を認める患者を対象とした成人の第 I 相試験，小児の第 I／II 相試験，第 II 相試験バスケット試験の統合解析結果が報告されており，唾液腺腫瘍，軟部肉腫，甲状腺がんなどを主体とする 159 例に対して奏効割合 79%であった[4]。主な有害事象は疲労，悪心，めまい，嘔吐，AST 増加，咳嗽などであった。上述の 2 剤を含め TRK 阻害薬とそのほかの治療を比較したランダム化試験はなく，TRK 阻害薬により既存の治療と比べ予後が改善するかどうかは不明である。

解説

　NTRK 融合遺伝子の検査について言及していたガイドラインや推奨では，いずれも一貫して NTRK 融合遺伝子の検査を推奨していたが[1,2,5-7]，NTRK 融合遺伝子の検査について，予後を改善するかどうかを検討した報告はなかった。また，NTRK 融合遺伝子を高頻度に認めるがん種では強く推奨され，NTRK 融合遺伝子と相互排他的な遺伝子変化を有する場合は推奨されないあるいは研究として行うことが提案されていた。NTRK 融合遺伝子の検査による害について言及した報告はなかった。NTRK 融合遺伝子検査は，引き続く TRK 阻害薬の治療選択と，その効果と有害事象と密接にかかわっており，NTRK 融合遺伝子の検査についてはエビデンスは弱いものの，益と害のバランス，患者の希望などを勘案し，転移・再発固形がん患者に NTRK 融合遺伝子検査を提案する。

検索キーワード・参考にした二次資料

　PubMed で "NTRK or neurotrophic tropomyosin receptor kinase"，"neoplasm"，"tested or diagnos* or detect*"のキーワードで検索した。Cochrane Library も同等のキーワードで検索した。検索期間は 1980 年 1 月〜2019 年 8 月とし，PubMed から 70 編，Cochrane Library から 1 編が抽出された。2019 年 9 月〜2020 年 12 月までの期間については，"NTRK" "guideline" "recommendation" のキーワードでハンドサーチを行い，5 編を追加した。

■ 文献

1) Naito Y, Mishima S, Akagi K et al：Japan society of clinical oncology/Japanese society of medical oncology-led clinical recommendations on the diagnosis and use of tropomyosin receptor kinase inhibitors in adult and pediatric patients with neurotrophic receptor tyrosine kinase fusion-positive advanced solid tumors, cooperated by the Japanese society of pediatric hematology/oncology. Int J Clin Oncol 25：403-417, 2020 doi：10.1007/s10147-019-01610-y. Epub 2020 Jan 24. PMID：31974683；PMCID：PMC7046581.

2) Yoshino T, Pentheroudakis G, Mishima S et al：JSCO-ESMO-ASCO-JSMO-TOS：international expert consensus recommendations for tumour-agnostic treatments in patients with solid tumours with microsatellite instability or NTRK fusions. Ann Oncol 31：861-872, 2020 doi：10.1016/j.annonc.2020.03.299. Epub 2020 Apr 6. PMID：32272210.

3) Doebele RC, Drilon A, Paz-Ares L et al：；trial investigators. Entrectinib in patients with advanced or metastatic NTRK fusion-positive solid tumours：integrated analysis of three phase 1-2 trials. Lancet Oncol 21：271-282, 2020 doi：10.1016/S1470-2045 (19) 30691-6. Epub 2019 Dec 11. Erratum in：Lancet Oncol. 2020 Feb；21 (2)：e70. Erratum in：Lancet Oncol. 2020 Jul；21 (7)：e341. Erratum in：Lancet Oncol. 2020 Aug；21 (8)：e372. PMID：31838007；PMCID：PMC7461630.

4) Hong DS, DuBois SG, Kummar S et al：Larotrectinib in patients with TRK fusion-positive solid tumours：a pooled analysis of three phase 1/2 clinical trials. Lancet Oncol 21：531-540, 2020 doi：10.1016/S1470-2045 (19) 30856-3. Epub 2020 Feb 24. PMID：32105622；PMCID：PMC7497841.

5) Bebb DG, Banerji S, Blais N et al：Canadian Consensus for Biomarker Testing and Treatment of TRK Fusion Cancer in Adults. Curr Oncol 28：523-548, 2021 doi：10.3390/curroncol28010053. PMID：33467570.

6) Demetri GD, Antonescu CR, Bjerkehagen B et al：Diagnosis and management of tropomyosin receptor kinase (TRK) fusion sarcomas：expert recommendations from the World Sarcoma Network. Ann Oncol 31：1506-1517, 2020 doi：10.1016/j.annonc.2020.08.2232. Epub 2020 Sep 3. PMID：32891793.

7) Marchiò C, Scaltriti M, Ladanyi M et al：ESMO recommendations on the standard methods to detect NTRK fusions in daily practice and clinical research. Ann Oncol 30：1417-1427, 2019 doi：10.1093/annonc/mdz204. PMID：31268127.

RAS/BRAF

総説 **4**

田中　俊道　Toshimichi Tanaka
山下　継史　Keishi Yamashita

要旨

　RAS/RAF 蛋白は，各種細胞増殖因子のレセプターとして知られる RTK（receptor tyrosine kinase）によって活性化され，癌細胞増殖・浸潤・転移能亢進の分子機序において中心的な役割を果たしている。原発腫瘍由来の DNA を用いた RAS/RAF 配列検査では特定の癌腫（大腸癌・肺癌・膵癌・悪性黒色腫）において高頻度の変異が確認されており，両遺伝子が発癌のドライバー遺伝子であることが証明されている。RAS/RAF 変異が同一腫瘍に見られることは少ないことから，両遺伝子が同一シグナル経路上に位置すると考えられている。

　特定の癌腫の特定の診療条件下においては，原発腫瘍由来 DNA を用いた配列検査による RAS/RAF 変異は保険診療で調べることが認められており，疾患の予後予測や治療方針決定の際に利用されている。本項では癌診療における RAS/RAF 変異検査の目的をその根拠となる文献を概説することにより確認し，腫瘍マーカーを調べる必要性について理解する。

キーワード

RAS 遺伝子，BRAF 遺伝子，遺伝子変異

はじめに

　RAS はヒトの膀胱癌から単離された最初のヒト癌遺伝子である。RAS ファミリーには，KRAS，NRAS，HRAS 等の種類があり，ヒト癌組織由来の DNA 配列検査においては，KRAS 変異の頻度が高いことがよく知られている。癌における RAS 変異により RAS 活性化状態が維持され癌化の原因となる[1,2]。活性化した RAS はエフェクターループと呼ばれる領域で RAF などのエフェクターと結合し，細胞増殖シグナルをさらに下流の分子（MAPK 等）に伝える。RAF は RAS 活性の存在しない状態下であっても細胞増殖を促進することが確認されており，中でも BRAF 変異はヒト癌組織

由来の DNA 配列検査において高頻度に確認されている[3,4]。現在，RAS あるいは BRAF は様々な癌腫（大腸癌・肺癌・膵癌・悪性黒色腫等）においてドライバー遺伝子として注目され，予後予測や治療方針の決定に活用されている。本項では，臨床で用いられている原発腫瘍組織由来の DNA 配列検査を用いた RAS および BRAF 変異検査について説明する。

Ⅰ RAS 遺伝子検査の適応疾患

癌の RAS 変異検査に関する報告の中では KRAS 変異の頻度が最も高く，KRAS 変異と腫瘍の悪性度，予後，薬剤感受性に関する研究は数多く報告されている。現在本邦で，臨床検査として RAS 関連の遺伝子配列検査が保険収載となっている癌腫は，大腸癌，肺癌，膵癌である。

大腸癌において，RAS 点突然変異は発癌過程の初期に起こるため，病期にかかわらず一定の頻度で検出される[5]。日本人における KRAS 変異は 37.6%（エクソン 2 コドン 12 80%，コドン 13 20%）と報告され[6]，欧米とほぼ同様の頻度と変異部位を示す。本邦では，2015 年 3 月まで，大腸癌における RAS 変異の解析の保険適用を，「KRAS 遺伝子検査（2,100 点）」として KRAS エクソン 2 コドン 12 あるいはコドン 13 に存在する変異のみとしてきたが，欧米のガイドライン[7,8]や KRAS エクソン 2 以外のマイナー変異に関する解析[9-11]および，その他の臨床試験[12-14]における解析結果を踏まえて，2015 年 4 月より，「大腸癌の組織中の RAS 遺伝子変異の検出（RAS 遺伝子変異の判定の補助）」（2,500 点）として切除不能・進行再発結腸および直腸癌における治療選択の補助のために保険適用を改訂した。これは KRAS エクソン 2 野生型の 16-31% にあたるといわれているマイナー RAS 変異型も，KRAS エクソン 2 変異型と同様に，抗 EGFR 抗体薬の奏効を妨げる可能性があると考えられたためである。

肺癌では，非小細胞肺癌（NSCLC：Non-small cell lung cancer）で KRAS 変異が比較的頻繁に認められており，特に西洋諸国で多いことが知られている[15-22]。NSCLC における KRAS 変異は粘液産生型腺癌の患者で最も多く[23]，点突然変異は KRAS コドン 12, 13, 61 の順に頻度が高いとされている[2]。肺癌の KRAS 変異は通常，EGFR 変異，ALK 再構成および ROS1 再構成とは重複しないため[24-26]，KRAS 変異検査によって追加の分子診断検査が不要となる患者を同定できる可能性も提唱されている[27,28]。肺癌に対する RAS 変異検査は，現在のところ KRAS 変異検査のみが保険適用となっている。

膵癌は他の癌腫に比べて KRAS 変異の頻度が極めて高く，特に膵腺癌において多く認められる[29]。KRAS コドン 12 の変異は，膵癌形成の最も初期に起こる変化の 1 つであり，これまで分子診断に有用と考えられてきたが[30]，臨床診断における KRAS 変異検出の意義は未だ明確には示されていない。膵癌に対する RAS 変異検査も，現在のところ KRAS 変異検査のみ保険適用となっている。

Ⅱ BRAF 遺伝子検査の適応疾患

癌細胞における BRAF 変異は 2002 年に著明な癌促進因子として発見され，ヒト癌組織においてその他の RAF アイソフォーム（CRAF，ARAF）と比較して高頻度の異常を示すことが報告された。BRAF 変異頻度は悪性黒色腫（43%）が最も多く，次いで甲状腺癌（27%），卵巣癌（15%），胆管癌（14%）と続く[4,31-33]。BRAF 変異のなかでは，コドン 600 のバリンがグルタミン酸となる V600E 変異の頻度が高く，BRAF[V600E] 変異によって，BRAF の活性型立体構造が安定化され，RAS に依存

しない細胞増殖メカニズムが示された[34,35]。現在本邦で，臨床検査として BRAF 変異検査が保険収載となっている癌腫は，大腸癌，肺癌，悪性黒色腫である。

　本邦では，BRAF[V600E] 変異は大腸癌の 4.5-6.5% に認められ，予後不良因子とされており[36,37]，「大腸癌治療ガイドライン 2019 年版」では，一次治療の方針を決定する際に BRAF[V600E] 変異検査の実施が推奨されている[38]。また，BRAF[V600E] 変異陽性例は，DNA ミスマッチ修復機能欠損を有するリンチ症候群患者と重複することはほとんどないことが知られており，リンチ症候群の除外診断のためにも本検査が推奨されている。ただし，早期大腸癌におけるリンチ症候群の除外を目的として BRAF 遺伝子検査を施行した場合においては，KRAS 遺伝子検査または RAS 遺伝子検査を併せて算定できず，マイクロサテライト不安定性検査を実施した年月日の記載が必要とされている。本邦では，2018 年 8 月に「BRAF 遺伝子検査（2,100 点）」として切除不能進行・再発結腸および直腸癌における治療選択の補助，大腸がんにおけるリンチ症候群の診断の補助のために保険収載となった。ただし，RAS/BRAF 変異検査を同時に施行した場合は，「2 項目 4,000 点」の包括規定となっている。

　ゲノム医療の取り込みが最も進んでいる肺癌では，BRAF は EGFR，ALK，ROS1 と同様に重要なドライバー遺伝子として知られ，NSCLC における BRAF 変異は 1-3% と報告されている[39,40]。肺癌の BRAF 変異は V600E 変異型が約半数であり，non-V600E 変異型の割合が他癌種に比べて比較的多いことが特徴である[39]。しかし，BRAF 遺伝子の non-V600E 変異の生物学的意義は明らかになっておらず，現行の肺癌における BRAF を標的とした治療開発は V600E 変異陽性例を対象として行われてきた。本邦では，2018 年 12 月に BRAF 検査が保険収載された。

　悪性黒色腫は，人種間で発生頻度や発生部位が異なることが知られており，様々な遺伝子異常（BRAF, NRAS, EGFR, TP53, KIT など）が報告されてきた。それらの遺伝子異常のなかで，BRAF は悪性黒色腫にとって最も重要なドライバー遺伝子の一つとされている[41]。BRAF[V600] 変異の頻度は欧米人で 40-50%，日本人で約 27% と人種間で違いがある[42-44]。BRAF[V600] 変異のなかでは V600E 変異の頻度が圧倒的に多く，その他に V600K，V600D，V600R 変異が報告されている。これらの多くの遺伝子異常は，解剖学的部位や紫外線曝露の累積量に相関することが明らかとなっており，悪性黒色腫の新たな分類法として，遺伝子異常／日光曝露の累積量／解剖学的部位による分類が用いられるようになった[42,45,46]。この新たな分類においては，BRAF[V600E] 変異頻度は日光曝露累積量が低い群（白人に多く，従来の表在拡大型に相当）で高率であるが，その他の群では少ないとされている。本邦では，2015 年 2 月より悪性黒色腫における BRAF[V600] 検査が保険収載されている。

Ⅲ　各癌種における RAS／BRAF 変異に対する治療選択

（1）大腸癌（RAS／BRAF 遺伝子検査，共に適応あり）

　本邦の「大腸癌治療ガイドライン」では，切除不能進行・再発大腸癌症例に対して，化学療法が適応可能であれば RAS（KRAS, NRAS）/BRAF[V600E] 検査を行うことが推奨されている。

　これまでの様々な臨床解析の結果[9,11,12,14,47-52]により，現在使用されている抗 EGFR 抗体薬の種類，併用化学療法の組み合わせ，使用する時期にかかわらず，KRAS エクソン 2（コドン 12, 13）変異の症例では，抗 EGFR 抗体薬の奏効率の上乗せ，無増悪生存期間と全生存期間の延長を認めないことが示された。欧米の臨床試験の追加解析[53-57]では，KRAS エクソン 2 以外のマイナー変異（KRAS エクソン 3, 4 及び NRAS エクソン 2, 3, 4）を持つ症例における抗 EGFR 抗体薬の効果が検

討され，RAS 野生型でのみセツキシマブ，パニツムマブの効果が期待できることが示された。つまり大腸癌において最も頻度が高い異常である RAS エクソン 2 が野生型であってもその他のマイナー変異がある症例では，抗 EGFR 抗体薬の恩恵が得られないという結果であった。さらにいずれかの RAS 変異を持つ症例では，抗 EGFR 抗体薬併用群で有意に無増悪生存期間及び全生存期間が短縮していたため[53]，現在本邦では，抗 EGFR 抗体薬の使用患者は RAS 野生型のみに限定されている。RAS 変異陽性の切除不能進行再発大腸癌症例に対しては，Doublet（FOLFOX，FOLFIRI，CAPOX，SOX，S-1＋IRI）もしくは Triplet（FOLFOXIRI）に Bevacizumab を加えたレジメンが第一選択であり，抗 EGFR 抗体薬の使用は推奨されない。

BRAF[V600E] 変異陽性の切除不能進行・再発大腸癌に対する抗 EGFR 抗体薬の効果について，米国のガイドラインでは抗 EGFR 抗体薬の効果がほとんど期待できないとされているが[8]，無効とは言い切れず，まだ一定の見解が得られていない。ただし，実臨床では重篤な副作用などで Triplet＋Bevacizumab の長期継続が困難な症例も少なくないため，BRAF[V600E] 変異陽性症例に対する 2nd 以降の治療ラインで抗 EGFR 抗体薬の使用を検討することがあり得る。BRAF[V600E] 変異を含めた RAS 経路遺伝子変異症例のなかでも，BRAF[V600E] 変異症例の予後は有意に不良であり，また抗 EGFR 抗体療法は効果が乏しく予後が不良であるという報告もある[36,37]。これらの理由のため，BRAF[V600E] 変異陽性症例では RAS の状態にかかわらず Triplet＋Bevacizumab が第一選択とされている。BRAF[V600E] 変異陽性症例に対する BRAF 阻害薬（Encorafenib），抗 EGFR 抗体薬（Cetuximab）および MEK 阻害薬（Binimetinib）の併用効果を検討した第Ⅲ相試験（BEACON CRC 試験）では，従来の Cetuximab と化学療法の併用群に比べて 3 剤併用群で全生存期間の延長が認められており，これらが新規治療法となることが期待されている[58]。

（2）肺癌（RAS／BRAF 遺伝子検査，共に適応あり）

「NCCN ガイドライン（Version 2.2018）」では，NSCLC において KRAS 変異は，不良な予後予測および EGFR-TKI 療法の治療効果不良の予測マーカーである一方で，化学療法の治療効果には関連しないとされている[18,28,59-63]。また，KRAS 変異，BRAF[V600E] 変異，ALK 再構成または ROS1 再構成を認める患者には，EGFR-TKI 療法は有効ではないとされている。

現段階では，KRAS 変異を有する癌に有用な分子標的薬はないが，KRAS 変異を有する肺癌に対して免疫チェックポイント阻害薬の有効性を示した報告や，MEK 阻害薬の臨床試験が進められている[64-67]。

本邦の「肺癌診療ガイドライン 2019 年版」では，Performance Status（PS）が保たれているⅣ期 NSCLC 症例に対する薬物療法の選択において，ドライバー遺伝子変異／転座の有無と PD-L1 陽性細胞の割合を調べることが推奨されている[68]。対象となるドライバー遺伝子は，EGFR 変異，ALK 転座，ROS1 転座および BRAF 変異であり，それぞれの遺伝子異常が陽性であった場合は各遺伝子に対するキナーゼ阻害薬が第一選択とされる。BRAF 変異陽性症例には，BRAF 阻害剤である Dabrafenib と MEK 阻害剤である Trametinib の併用が推奨されている。

（3）膵癌（KRAS 遺伝子検査のみ適応あり）

予後が不良である膵癌の治療において，早期診断は非常に重要である。しかしながら，最近のメタアナリシスでは，KRAS 変異だけでは膵癌診断への有用性が証明できなかった[69]。

治療に関しては，外科的切除が最も有効な治療法であるが，多くの症例で手術適応外の進行状態

で発見されている。切除不能進行・再発膵癌に対して，術前または術後補助療法として EGFR-TKI の Erlotinib が使用されている。Erlotinib と KRAS 変異との関連は，第Ⅲ相試験において検討されているが，KRAS 変異は進行膵癌における EGFR-TKI 療法の奏効率に関連していなかった[70]。

予後に関しては，本邦では，切除不能膵癌において KRAS 変異が全生存期間の短縮に関連していたとの報告がある[71]。AIL-PK0104 study の追加解析[72]では，KRAS 野生型は良好な予後と関連していたとされており，現在のところ膵癌における KRAS 遺伝子変異は，Erlotinib の効果予測因子というより，予後予測因子であると考えられている[73]。

(4) 悪性黒色腫（BRAF 遺伝子検査のみ適応あり）

本邦の「皮膚悪性腫瘍ガイドライン 第3版 メラノーマ診療ガイドライン 2019」では，NCCN ガイドラインの治療アルゴリズムに基づいて治療方針が示されている[74,75]。しかし，前述したとおり悪性黒色腫は人種間で病型の発生率と遺伝子頻度に違いがあるため，欧米の治療指針のすべてを日本人悪性黒色腫（末端黒子型が多い）に適応することは適切ではない可能性がある。これを考慮した上で，BRAF 変異陽性例に対する治療選択を以下にまとめる。

悪性黒色腫の術後補助療法としてはこれまでインターフェロンが多く使用されてきたが，近年では BRAF 阻害薬，MEK 阻害薬を代表とする分子標的薬や，抗 PD-1 抗体薬などの免疫チェックポイント阻害薬の有効性が明らかとなり，保険適用となっている。現在本邦では，$BRAF^{V600E/K}$ 変異を有し，領域リンパ節転移がある悪性黒色腫症例（病期Ⅲ）に対する術後補助化学療法として，Dabrafenib + Trametinib 併用療法が承認されている。なお，これらの新規術後補助療法については，粘膜原発や病期Ⅱの悪性黒色腫について有効性が示されておらず，また無再発生存期間の延長効果は証明されたが全生存期間における優越性は明らかになっていないため，今後の追加解析結果が待たれる。

進行期悪性黒色腫（病期ⅢC，Ⅳ）に対する治療では，免疫チェックポイント阻害薬が多く用いられており，$BRAF^{V600E/K}$ 変異陽性例には BRAF 阻害薬 + MEK 阻害薬併用療法も使用されている。BRAF 阻害薬は初期には単剤で用いられていたが，早期に薬剤耐性が現れる問題点が明らかになり[76]，MEK 阻害剤との併用療法が主流となっている。現在は Dabrafenib + Trametinib 併用療法と Encorafenib + Bimetinib 併用療法が保険承認されているが，後者については日本人症例と白人症例で比較した解析結果はまだない。

切除可能な病期Ⅲ，または Oligo metastasis（完全切除可能な少数個の転移）を有する病期Ⅳの $BRAF^{V600E/K}$ 変異陽性例に対する術前補助療法としての Dabrafenib + Trametinib 併用療法は，標準治療群（術前療法なし，術後経過観察もしくは Ipilimumab or インターフェロン）に比べて，event-free survival の延長と病理組織学的完全奏効率の増加が確認された有望な治療法であるが，本邦ではまだ保険承認されていない。

現在，分子標的薬と免疫チェックポイント阻害薬を併用する臨床試験が施行中であり，これらの結果は日本人症例を対象とした現行治療における長期予後に関するデータとともに今後注目される。

おわりに

癌治療における RAS 変異および BRAF 変異に関する最新知見を概説した。

(1) 大腸癌

RAS（KRAS/NRAS）変異型大腸癌は，抗 EGFR 抗体薬の奏効が得られない可能性が高いため，RAS 変異検査を行ったうえで RAS 野生型症例のみに抗 EGFR 抗体薬を使用していくことが望ましい。一方，BRAF^{V600E} 変異を有する症例では薬物療法の効果が乏しく予後が不良であるため，BRAF 変異を確認した上で RAS 変異の状態にかかわらず Triplet＋Bevacizumab が第一選択とされている。

(2) 肺癌

非小細胞性肺癌において KRAS 変異は，不良な予後予測および EGFR-TKI 療法の治療効果不良の予測マーカーである。現在は，KRAS 変異を有する非小細胞性肺癌症例に有用な分子標的薬はないが，免疫チェックポイント阻害薬や，MEK 阻害薬の臨床試験が進められている。全身状態が保たれている IV 期非小細胞性肺癌症例ではドライバー遺伝子変異／転座の有無と PD-L1 陽性細胞の割合を検索し，BRAF 変異陽性症例には Dabrafenib と Trametinib の併用が推奨されている。

(3) 膵癌

KRAS 変異は EGFR-TKI 療法の効果予測因子ではなく，予後予測因子としての関連が示唆されている。現在，治療法の選択について KRAS 変異による限定はされていない。

(4) 悪性黒色腫

BRAF$^{V600E/K}$ 変異を有する病期Ⅲ，Ⅳ症例に対して，BRAF 阻害薬＋MEK 阻害薬併用療法が用いられている。

■ 文献

1) Vogelstein B, Fearon ER, Hamilton SR et al：Genetic alterations during colorectal-tumor development. N Engl J Med 319：525-532, 1988

2) Rodenhuis S, Slebos RJ：Clinical significance of ras oncogene activation in human lung cancer. Cancer Res 52：2665s-2669s, 1992

3) Smith MR, DeGudicibus SJ, Stacey DW：Requirement for c-ras proteins during viral oncogene transformation. Nature 320：540-543, 1986

4) Davies H, Bignell GR, Cox C et al：Mutations of the BRAF gene in human cancer. Nature 417：949-954, 2002

5) Andreyev HJ, Norman AR, Cunningham D et al：Kirsten ras mutations in patients with colorectal cancer：the multicenter "RASCAL" study. J Natl Cancer Inst 90：675-684, 1998

6) Watanabe T, Yoshino T, Uetake H et al：KRAS mutational status in Japanese patients with colorectal cancer：results from a nationwide, multicenter, cross-sectional study. Jpn J Clin Oncol 43：706-712, 2013

7) ESMO Clinical Practice Guidelines：Gastrointestinal Cancers

http://www.esmo.org/Guidelines/Gastrointestinal-Cancers

8) NCCN Clinical Practice Guidelines in Oncology_ Colon Cancer, Rectal Cancer
http://www.nccn.org/professionals/physician_gls/pdf/colon.pdf
http://www.nccn.org/professionals/physician_gls/pdf/rectal.pdf
In.

9) Douillard JY, Siena S, Cassidy J et al：Randomized, phase III trial of panitumumab with infusional fluorouracil, leucovorin, and oxaliplatin（FOLFOX4）versus FOLFOX4 alone as first-line treatment in patients with previously untreated metastatic colorectal cancer：the PRIME study. J Clin Oncol 28：4697-4705, 2010

10) Schwartzberg LS, Rivera F, Karthaus M et al：PEAK：a randomized, multicenter phase II study of panitumumab plus modified fluorouracil, leucovorin, and oxaliplatin (mFOLFOX6) or bevacizumab plus mFOLFOX6 in patients with previously untreated, unresectable, wild-type KRAS exon 2 metastatic colorectal cancer. J Clin Oncol 32：

2240-2247, 2014

11）Amado RG, Wolf M, Peeters M et al：Wild-type KRAS is required for panitumumab efficacy in patients with metastatic colorectal cancer. J Clin Oncol 26：1626-1634, 2008

12）Peeters M, Price TJ, Cervantes A et al：Randomized phase III study of panitumumab with fluorouracil, leucovorin, and irinotecan（FOLFIRI）compared with FOLFIRI alone as second-line treatment in patients with metastatic colorectal cancer. J Clin Oncol 28：4706-4713, 2010

13）Heinemann V, von Weikersthal LF, Decker T et al：FOLFIRI plus cetuximab versus FOLFIRI plus bevacizumab as first-line treatment for patients with metastatic colorectal cancer（FIRE-3）：a randomised, open-label, phase 3 trial. Lancet Oncol 15：1065-1075, 2014

14）Bokemeyer C, Bondarenko I, Hartmann JT et al：Efficacy according to biomarker status of cetuximab plus FOLFOX-4 as first-line treatment for metastatic colorectal cancer：the OPUS study. Ann Oncol 22：1535-1546, 2011

15）Buttitta F, Barassi F, Fresu G et al：Mutational analysis of the HER2 gene in lung tumors from Caucasian patients：mutations are mainly present in adenocarcinomas with bronchioloalveolar features. Int J Cancer 119：2586-2591, 2006

16）Suzuki M, Shigematsu H, Iizasa T et al：Exclusive mutation in epidermal growth factor receptor gene, HER-2, and KRAS, and synchronous methylation of nonsmall cell lung cancer. Cancer 106：2200-2207, 2006

17）Schiller JH, Adak S, Feins RH et al：Lack of prognostic significance of p53 and K-ras mutations in primary resected non-small-cell lung cancer on E4592：a Laboratory Ancillary Study on an Eastern Cooperative Oncology Group Prospective Randomized Trial of Postoperative Adjuvant Therapy. J Clin Oncol 19：448-457, 2001

18）Eberhard DA, Johnson BE, Amler LC et al：Mutations in the epidermal growth factor receptor and in KRAS are predictive and prognostic indicators in patients with non-small-cell lung cancer treated with chemotherapy alone and in combination with erlotinib. J Clin Oncol 23：5900-5909, 2005

19）Shigematsu H, Lin L, Takahashi T et al：Clinical and biological features associated with epidermal growth factor receptor gene mutations in lung cancers. J Natl Cancer Inst 97：339-346, 2005

20）Massarelli E, Varella-Garcia M, Tang X et al：KRAS mutation is an important predictor of resistance to therapy with epidermal growth factor receptor tyrosine kinase inhibitors in non-small-cell lung cancer. Clin Cancer Res 13：2890-2896, 2007

21）Douillard JY, Shepherd FA, Hirsh V et al：Molecular predictors of outcome with gefitinib and docetaxel in previously treated non-small-cell lung cancer：data from the randomized phase III INTEREST trial. J Clin Oncol 28：744-752, 2010

22）O'Byrne KJ, Gatzemeier U, Bondarenko I et al：Molecular biomarkers in non-small-cell lung cancer：a retrospective analysis of data from the phase 3 FLEX study. Lancet Oncol 12：795-805, 2011

23）Finberg KE, Sequist LV, Joshi VA et al：Mucinous differentiation correlates with absence of EGFR mutation and presence of KRAS mutation in lung adenocarcinomas with bronchioloalveolar features. J Mol Diagn 9：320-326, 2007

24）Sholl LM, Aisner DL, Varella-Garcia M et al：Multi-institutional Oncogenic Driver Mutation Analysis in Lung Adenocarcinoma：The Lung Cancer Mutation Consortium Experience. J Thorac Oncol 10：768-777, 2015

25）Ali G, Proietti A, Pelliccioni S et al：ALK rearrangement in a large series of consecutive non-small cell lung cancers：comparison between a new immunohistochemical approach and fluorescence in situ hybridization for the screening of patients eligible for crizotinib treatment. Arch Pathol Lab Med 138：1449-1458, 2014

26）Febbo PG, Ladanyi M, Aldape KD et al：NCCN Task Force report：Evaluating the clinical utility of tumor markers in oncology. J Natl Compr Canc Netw 9 Suppl 5：S1-S32；quiz S33, 2011

27）Kerr KM, Bubendorf L, Edelman MJ et al：Second ESMO consensus conference on lung cancer：pathology and molecular biomarkers for non-small-cell lung cancer. Ann Oncol 25：1681-1690, 2014

28）Roberts PJ, Stinchcombe TE：KRAS mutation：should we test for it, and does it matter? J Clin Oncol 31：1112-1121, 2013

29）Hruban RH, van Mansfeld AD, Offerhaus GJ et al：K-ras oncogene activation in adenocarcinoma of the human pancreas. A study of 82 carcinomas using a combination of mutant-enriched polymerase chain reaction analysis and allele-specific oligonucleotide hybridization. Am J Pathol 143：545-554, 1993

30）van Eijk R, van Puijenbroek M, Chhatta AR et al：Sensitive and specific KRAS somatic mutation analysis on whole-genome amplified DNA from archival tissues. J Mol Diagn 12：27-34, 2010

31）Fukushima T, Suzuki S, Mashiko M et al：BRAF mutations in papillary carcinomas of the thyroid. Oncogene 22：6455-6457, 2003

32）Forbes SA, Bindal N, Bamford S et al：COSMIC：mining complete cancer genomes in the Catalogue of Somatic Mutations in Cancer. Nucleic Acids Res 39：D945-D950, 2011

33）Schubbert S, Shannon K, Bollag G：Hyperactive Ras in developmental disorders and cancer. Nat Rev Cancer 7：295-308, 2007

34）Wan PT, Garnett MJ, Roe SM et al：Mechanism of activation of the RAF-ERK signaling pathway by oncogenic mutations of B-RAF. Cell 116：855-867, 2004

35）Lavoie H, Therrien M：Regulation of RAF protein kinases in ERK signalling. Nat Rev Mol Cell Biol 16：281-298, 2015

36）Yokota T, Ura T, Shibata N et al：BRAF mutation is a powerful prognostic factor in advanced and recurrent colorectal cancer. Br J Cancer 104：856-862, 2011

37）Kawazoe A, Shitara K, Fukuoka S et al：A retrospective observational study of clinicopathological features of KRAS, NRAS, BRAF and PIK3CA mutations in Japanese patients with metastatic colorectal cancer. BMC Cancer 15：258, 2015

38）大腸癌研究会 編：大腸癌治療ガイドライン 医師用 2019年版，金原出版，In.

39）Paik PK, Arcila ME, Fara M et al：Clinical characteristics of patients with lung adenocarcinomas harboring BRAF mutations. J Clin Oncol 29：2046-2051, 2011

40）Pao W, Girard N：New driver mutations in non-small-cell lung cancer. Lancet Oncol 12：175-180, 2011

41）Gray-Schopfer V, Wellbrock C, Marais R：Melanoma biology and new targeted therapy. Nature 445：851-857, 2007

42）Curtin JA, Fridlyand J, Kageshita T et al：Distinct sets of genetic alterations in melanoma. N Engl J Med 353：2135-2147, 2005

43）Davies MA, Samuels Y：Analysis of the genome to personalize therapy for melanoma. Oncogene 29：5545-5555, 2010

44）Ashida A, Uhara H, Kiniwa Y et al：Assessment of BRAF and KIT mutations in Japanese melanoma patients. J Dermatol Sci 66：240-242, 2012

45）Bastian BC：The molecular pathology of melanoma：an integrated taxonomy of melanocytic neoplasia. Annu Rev Pathol 9：239-271, 2014

46）Elder DE, Massi D, Scolyer R et al：WHO Classification of Skin Tumours, 4th ed., In. 2018

47）Van Cutsem E, Kohne CH, Lang I et al：Cetuximab plus irinotecan, fluorouracil, and leucovorin as first-line treatment for metastatic colorectal cancer：updated analysis of overall survival according to tumor KRAS and BRAF mutation status. J Clin Oncol 29：2011-2019, 2011

48）Maughan TS, Adams RA, Smith CG et al：Addi-

tion of cetuximab to oxaliplatin-based first-line combination chemotherapy for treatment of advanced colorectal cancer：results of the randomised phase 3 MRC COIN trial. Lancet 377：2103-2114, 2011

49）Tveit KM, Guren T, Glimelius B et al：Phase III trial of cetuximab with continuous or intermittent fluorouracil, leucovorin, and oxaliplatin（Nordic FLOX）versus FLOX alone in first-line treatment of metastatic colorectal cancer：the NORDIC-VII study. J Clin Oncol 30：1755-1762, 2012

50）Langer C, Kopit J, Awad M et al：Analysis of K-Ras mutations in patients with metastatic colorectal cancer receiving cetuximab in combination with irinotecan：Results from the EPIC trial. Ann Oncol 19（Suppl 8）：Abstract 385P, viii133, 2008

51）Seymour MT, Brown SR, Middleton G et al：Panitumumab and irinotecan versus irinotecan alone for patients with KRAS wild-type, fluorouracil-resistant advanced colorectal cancer（PICCOLO）：a prospectively stratified randomised trial. Lancet Oncol 14：749-759, 2013

52）Karapetis CS, Khambata-Ford S, Jonker DJ et al：K-ras mutations and benefit from cetuximab in advanced colorectal cancer. N Engl J Med 359：1757-1765, 2008

53）Douillard JY, Oliner KS, Siena S et al：Panitumumab-FOLFOX4 treatment and RAS mutations in colorectal cancer. N Engl J Med 369：1023-1034, 2013

54）Van Cutsem E, Lenz HJ, Kohne CH et al：Fluorouracil, leucovorin, and irinotecan plus cetuximab treatment and RAS mutations in colorectal cancer. J Clin Oncol 33：692-700, 2015

55）Peeters M, Oliner KS, Price TJ et al：Analysis of KRAS/NRAS mutations in phase 3 study 20050181 of panitumumab（pmab）plus FOLFIRI versus FOLFIRI for second-line treatment（tx）of metastatic colorectal cancer（mCRC）. J Clin Oncol 32（suppl）：abstr LBA387, 2014

56）Patterson SD, Peeters M, Siena S et al：Comprehensive analysis of KRAS and NRAS mutations as predictive biomarkers for single agent panitumumab（pmab）response in a randomized, phase III metastatic colorectal cancer（mCRC）study（20020408）. J Clin Oncol 31（suppl）：abstr 3617, 2013

57）Tejpar S, Lenz HJ, Kohne CH et al：Effect of KRAS and NRAS mutations on treatment outcomes in patients with metastatic colorectal cancer（mCRC）treated first-line with cetuximab plus FOLFOX4：New results from the OPUS study. J Clin Oncol 32（suppl 3）：abstr LBA444, 2014

58）Kopetz S, Grothey A, Yaeger R et al：Encorafenib,

Binimetinib, and Cetuximab in BRAF V600E-Mutated Colorectal Cancer. N Engl J Med 381：1632-1643, 2019

59）Miller VA, Riely GJ, Zakowski MF et al：Molecular characteristics of bronchioloalveolar carcinoma and adenocarcinoma, bronchioloalveolar carcinoma subtype, predict response to erlotinib. J Clin Oncol 26：1472-1478, 2008

60）Slebos RJ, Kibbelaar RE, Dalesio O et al：K-ras oncogene activation as a prognostic marker in adenocarcinoma of the lung. N Engl J Med 323：561-565, 1990

61）Tsao MS, Aviel-Ronen S, Ding K et al：Prognostic and predictive importance of p53 and RAS for adjuvant chemotherapy in non small-cell lung cancer. J Clin Oncol 25：5240-5247, 2007

62）Mitsudomi T, Steinberg SM, Oie HK et al：ras gene mutations in non-small cell lung cancers are associated with shortened survival irrespective of treatment intent. Cancer Res 51：4999-5002, 1991

63）NCCN Clinical Practice Guidelines in Oncology_Non-Small Cell Lung Cancer Version 2 http://www.nccn.org/professionals/physician_gls/pdf/nscl.pdf In. 2018.

64）Sequist LV, Heist RS, Shaw AT et al：Implementing multiplexed genotyping of non-small-cell lung cancers into routine clinical practice. Ann Oncol 22：2616-2624, 2011

65）Calles A, Liao X, Sholl LM et al：Expression of PD-1 and Its Ligands, PD-L1 and PD-L2, in Smokers and Never Smokers with KRAS-Mutant Lung Cancer. J Thorac Oncol 10：1726-1735, 2015

66）Stinchcombe TE：Novel agents in development for advanced non-small cell lung cancer. Ther Adv Med Oncol 6：240-253, 2014

67）Jänne PA, Shaw AT, Pereira JR et al：Selumetinib plus docetaxel for KRAS-mutant advanced non-small-cell lung cancer：a randomised, multicentre, placebo-controlled, phase 2 study. Lancet Oncol 14：38-47, 2013

68）日本肺癌学会 編：肺癌診療ガイドライン　2019年版. https://www.haigan.gr.jp/modules/guideline/index.php?content_id=42

69）Liu SL, Chen G, Zhao YP et al：Diagnostic accuracy of K-ras mutation for pancreatic carcinoma：a meta-analysis. Hepatobiliary Pancreat Dis Int 12：458-464, 2013

70）da Cunha Santos G, Dhani N, Tu D et al：Molecular predictors of outcome in a phase 3 study of gemcitabine and erlotinib therapy in patients with advanced pancreatic cancer：National Cancer Institute of Canada Clinical Trials Group Study PA.3. Cancer 116：5599-5607, 2010

71）Ogura T, Yamao K, Hara K et al：Prognostic value of K-ras mutation status and subtypes in endoscopic ultrasound-guided fine-needle aspiration specimens from patients with unresectable pancreatic cancer. J Gastroenterol 48：640-646, 2013

72）Boeck S, Jung A, Laubender RP et al：EGFR pathway biomarkers in erlotinib-treated patients with advanced pancreatic cancer：translational results from the randomised, crossover phase 3 trial AIO-PK0104. Br J Cancer 108：469-476, 2013

73）Boeck S, Jung A, Laubender RP et al：KRAS mutation status is not predictive for objective response to anti-EGFR treatment with erlotinib in patients with advanced pancreatic cancer. J Gastroenterol 48：544-548, 2013

74）Coit DG, Thompson JA, Albertini MR et al：Cutaneous Melanoma, Version 2.2019, NCCN Clinical Practice Guidelines in Oncology. J Natl Compr Canc Netw 17：367-402, 2019

75）日本皮膚科学会, 日本皮膚悪性腫瘍学会　編：皮膚悪性腫瘍ガイドライン第3版　メラノーマ診療ガイドライン　2019, 日皮会誌 129：1759-1843, 2019

76）Hauschild A, Grob JJ, Demidov LV et al：Dabrafenib in BRAF-mutated metastatic melanoma：a multicentre, open-label, phase 3 randomised controlled trial. Lancet 380：358-365, 2012

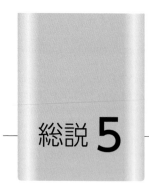

p53 抗体

総説 **5**

大嶋　陽幸　Yoko Oshima
名波　竜規　Tatsuki Nanami
島田　英昭　Hideaki Shimada

―― 要 旨 ――

　p53 抗体検査は食道癌，大腸癌，乳癌の 3 癌腫において保険適用となっている。癌細胞における p53 遺伝子異常によって生じる変異 p53 蛋白に対して血清中に誘導される IgG 自己抗体であり比較的早期の癌でも検出可能であることが特長である。年齢，性別，炎症，喫煙歴の影響は少ない。診断補助および治療後のモニタリングなどにおいて有用である。

―― キーワード ――

　p53 抗体，p53 遺伝子異常，p53 蛋白変異，IgG 抗体

はじめに

　p53 分子異常のある癌では，異常型 p53 蛋白に対する IgG 抗体が誘導される。この抗原抗体反応を利用した検査が血清 p53 抗体検査であり，食道癌・大腸癌・乳癌の 3 癌種について体外診断薬として承認されている[1]。p53 遺伝子異常に依存するため CEA と同様にあらゆる固形癌において一定の陽性率を示す（図 1)[2,3]。現在本邦で使用されている検査系では，基準範囲 1.30 U/mL 以下であり，1.31 U/mL 以上を陽性と判定する[1]。陽性率が 20％以上を示した癌種は，頭頸部癌，食道癌，大腸癌，子宮癌であり，10-20％の陽性率の腫瘍は，子宮頸癌，乳癌，前立腺癌，胆管癌，肺癌，膀胱癌，胃癌，膵癌であった[2]。本邦で保険適用となっているのは食道癌，大腸癌，乳癌であるが，CEA と同様に多くの癌種で陽性となる[3]。他の固形癌として，胃癌[4]，肺癌[5]，頭頸部癌[6,7]などでも比較的早期の段階から陽性となること，あるいは予後との関連性があること，などが報告されている。年齢・性別・炎症・喫煙習慣などでほとんど影響を受けず，日内変動もない[2]。陽性率，特異度，再発診断，フォローアップ方法，悪性度診断，などにおける有用性について最近の PUBMED 収載文献を中心に概説する。2020 年 7 月 20 日時点の PUBMED 文献検索ではキーワード［serum p53 antibody］［cancer］で合計 537 編抽出された。食道癌 42 編，胃癌 37 編，大腸癌 84 編，肺癌 76 編，乳癌 74 編，卵巣癌 47 編，子宮癌 19 編，前立腺癌 18 編，肝癌 53 編，膵癌 11 編，胆管癌 4 編（重

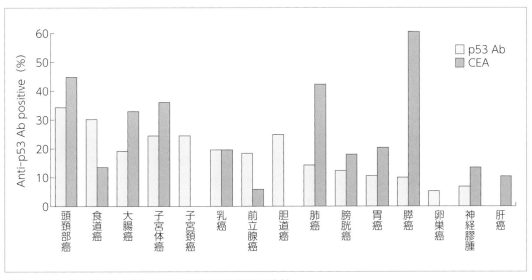

図 1 　血清 p53 抗体ならびに CEA の臓器別陽性率の比較

複あり）であった。

I　早期がんにおける p53

　p53 抗体検査は抗原抗体反応を利用しているため比較的早期の癌であっても血清抗体は陽性となるため，従来の分泌型腫瘍マーカーである CEA や CA19-9 などと比較して診断上の有用性が高い[8-16]。また，従来の腫瘍マーカーとまったく異なる動態を示すため両者を併用することで陽性率が高くなる。

　Stage I 食道癌における陽性率は 23％であり，SCC 抗原や CEA などの既存の腫瘍マーカーより陽性率が高い[8,9]。大腸癌においても stage I での陽性率が 16.5-23.7％[10-13] と報告されており，CEA などの既存腫瘍マーカーと比較して早期癌での陽性率が高い傾向を認める。また，stage I 乳癌における陽性率は，12-19％であり，既存の腫瘍マーカーよりも高い陽性率であった[14,15]。

　保険適用ではないが，胃癌[4]，肺癌[5,6]，頭頸部癌[7]，子宮頸癌[16]，卵巣癌[17]，前立腺癌[18]においても比較的早期から陽性となること，あるいは予後との関連性があること，などが報告されている。

　癌検診における有用性について，宮下らは，1,650 例の検診受診者において p53 抗体陽性者は 61 例（3.7％）であり，このうち 5 例で癌が発見されたと報告している[19]。また，検診受診者において，p53 抗体陽性であった場合には，陰性であった場合と比較して，その後 11 年間に大腸癌を併発する率が 1.77 倍であったと報告されている。特に大腸癌診断前 3 年間では，抗体陽性者に大腸癌が発見される確率が 2.26 倍であった[20]。大腸炎症例においては癌合併症例で p53 抗体陽性率が有意に高いが，免疫抑制剤を使用している症例では陽性率が有意に低下するとの報告があり[21]，検診だけでなく癌補助診断においても免疫抑制剤の使用の有無に注意が必要である。

Ⅱ 治療後のフォローアップとしての p53

通常の IgG 抗体の半減期は 30 日前後とされているが，p53 抗体では，再発のない治癒切除症例においても半減期は 2 カ月以上のことが多い[22,23]。治療後のモニタリングでは，2 カ月に 1 回程度の検査が適切である。微量の抗原にも反応することから，治療後の微少残存癌細胞に対する抗体反応により，持続的に抗体陽性となることがある。

術前陽性症例において，抗体価の再上昇を認めた場合には，再発の可能性が高い[24-26]。健常者の陽性率は 5% 未満であるが一定の頻度で偽陽性症例がある[1]。再発症例では，抗体価が徐々に上昇するため，抗体上昇を認めた場合には 1 カ月後の再検査で抗体価が再上昇していない場合には癌細胞に起因する抗体ではない非特異的抗体である可能性が高い。一方では，再発なく数年間にわたって抗体陽性が持続する症例がある。このような症例では，終生免疫を獲得している可能性があり，再発危険群との鑑別が難しい。

Ⅲ 予後予測や治療感受性予測としての p53 抗体

p53 抗体陽性症例では，p53 遺伝子異常を伴う可能性が高いことから，p53 経路に依存する抗癌剤に対する感受性が低い可能性がある[27,28]。また，放射線化学療法を施行した食道癌症例では，治療前に p53 抗体陽性症例では有意に予後不良であると報告されている[29,30]。しかしながら p53 抗体陽性症例と陰性症例全体として比較すると有意差なしとする報告が多い。

大腸癌においては，単変量解析では p53 抗体陽性症例の予後が不良であるが[31]，多変量解析では独立した予後危険因子ではない，とする報告が多い[32,33]。また，FOLFOX 治療の感受性や治療後の予後に有意差がない，との報告もある[34]。KRAS 変異の有無と p53 抗体との関連性では，KRAS 変異無症例では，p53 抗体の有無で予後に有意差はないが，KRAS 変異あり症例では，p53 抗体陽性症例が有意に予後良好との報告がある[35]。

食道扁平上皮癌においては，13 U/mL を超える高い抗体価を呈する症例の予後が不良であるとの報告があるが[8]，大腸癌[36]や乳癌[37]では，100 U/mL を越える高い抗体価の症例でも予後良好の症例があり，癌種によって高い抗体価の症例の予後は一定ではない。

■文献

1) MBL 臨床検査薬，ステイシア MEBLuxTM テスト anti-p53.
https://ivd.mbl.co.jp/diagnostics/search/detail/?cd=2385

2) Shimada H, Ochiai T, Nomura F；Japan p53 Antibody Research Group：Titration of serum p53 antibodies in 1,085 patients with various types of malignant tumors：a multiinstitutional analysis by the Japan p53 Antibody Research Group. Cancer 97：682-689, 2003

3) Zhang J, Xu Z, Yu L et al：Assessment of the potential diagnostic value of serum p53 antibody for cancer：a meta-analysis. PLoS One 9：e99255, 2014 doi：10.1371/journal.pone.0099255. eCollection 2014.

4) Oshima Y, Suzuki T, Yajima S et al：Serum p53 antibody：useful for detecting gastric cancer but not for predicting prognosis after surgery. Surg Today 50：1402-1408, 2020 May 26. doi：10.1007/s00595-020-02030-6.

5) Mattioni M, Soddu S, Prodosmo A et al：Prognostic role of serum p53 antibodies in lung cancer. BMC Cancer 15：148, 2015

6) Bourhis J, Lubin R, Roche B et al：Analysis of p53 serum antibodies in patients with head and neck squamous cell carcinoma. J Natl Cancer Inst 88：1228-1233, 1996

7) Yang Z-C, Ling L, Xu Z-W et al：Are p53 Antibodies a Diagnostic Indicator for Patients with Oral Squamous Cell Carcinoma? Systematic Review and

Meta-Analysis. Asian Pac J Cancer Prev 17：109-115, 2016

8) Suzuki T, Yajima S, Ishioka N et al：Prognostic significance of high serum p53 antibody titers in patients with esophageal squamous cell carcinoma. Esophagus 15：294-300, 2018

9) Shimada H, Takeda A, Arima M et al：Serum p53 antibody is a useful tumor marker in superficial esophageal squamous cell carcinoma. Cancer 89：1677-1683, 2000

10) Iwamuro M, Kawai Y, Matsumoto T et al：Serum anti-p53 antibody as a tumour marker for colorectal cancer screening. Ecancermedicalscience 9：560, 2015 doi：10.3332/ecancer.2015.560. eCollection 2015.

11) Yamaguchi T, Takii Y, Maruyama S：Usefulness of serum p53 antibody measurement in colorectal cancer：an examination of 1384 primary colorectal cancer patients. Surg Today 44：1529-1535, 2014

12) Pedersen JW, Gentry-Maharaj A, Fourkala EO et al：Early detection of cancer in the general population：a blinded case-control study of p53 autoantibodies in colorectal cancer. Br J Cancer 108：107-114, 2013

13) Ochiai H, Ohishi T, Osumi K et al：Reevaluation of serum p53 antibody as a tumor marker incolorectal cancer patients. Surg Today 42：164-168, 2012

14) Yamamoto S, Chishima T, Adachi S et al：Serum p53 antibody in breast cancer. Cancer Biomark 14：203-206, 2014

15) Nozoe T, Mori E, Kono M et al：Serum appearance of anti-p53 antibody in triple negative breast cancer. Breast Cancer 19：11-15, 2012

16) Jin Y, Kim SC, Kim HJ et al：Use of autoantibodies against tumor-associated antigens as serum biomarkers for primary screening of cervical cancer. Oncotarget 8：105425-105439, 2017

17) Kaaks R, Fortner RT, Hüsing A et al：Tumor-associated autoantibodies as early detection markers for ovarian cancer? A prospective evaluation. Int J Cancer 143：515-526, 2018

18) Suzuki H, Akakura K, Igarashi T et al：Clinical usefulness of serum antip53 antibodies for prostate cancer detection：a comparative study with prostate specific antigen parameters. J Urol 171：182-186, 2004

19) 宮下正夫, 田尻孝, 笹島耕二ほか：p53血清抗体を用いた癌検診. 日がん検診断会誌 10：64-67, 2003

20) Teras LR, Gapstur SM, Maliniak ML et al：Prediagnostic Antibodies to Serum p53 and Subsequent Colorectal Cancer. Cancer Epidemiol Biomarkers Prev 27：219-223, 2018

21) Toritani K, Kimura H, Kunisaki R et al：Uselessness of Serum p53 Antibody for Detecting Colitis-associated Cancer in the Era of Immunosuppressive Therapy. In Vivo 34：723-728, 2020

22) Shimada H, Shiratori T, Takeda A et al：Perioperative changes of serum p53 antibody titer is a predictor for survival in patients with esophageal squamous cell carcinoma. World J Surg 33：272-277, 2009

23) Takeda A, Shimada H, Nakajima K et al：Serum p53 antibody as a useful marker for monitoring of treatment of superficial colorectal adenocarcinoma after endoscopic resection. Int J Clin Oncol 6：45-49, 2001

24) Ushigome M, Shimada H, Miura Y et al：Changing pattern of tumor markers in recurrent colorectal cancer patients before surgery to recurrence：serum p53 antibodies, CA19-9 and CEA. Int J Clin Oncol 25：622-632, 2020

25) Sangrajrang S, Arpornwirat W, Cheirsilpa A et al：p53 autoantibodies can be indicative of the development of breast cancer relapse. Cancer Detect Prev 27：182-186, 2003

26) Regele S, Vogl FD, Kohler T et al：p53 autoantibodies can be indicative of the development of breast cancer relapse. Anticancer Res 23：761-764, 2003

27) Shimada H, Okazumi S, Takeda A et al：Presence of serum p53 antibodies is associated with decreased in vitro chemosensitivity in patients with esophageal cancer. Surg Today 31：591-596, 2001

28) Shimada H, Kitabayashi H, Nabeya Y et al：Treatment response and prognosis of patients after recurrence of esophageal cancer. Surgery 133：24-31, 2003

29) Blanchard P, Quero L, Pacault V et al：Prognostic significance of anti-p53 and anti-KRas circulating antibodies in esophageal cancer patients treated with chemoradiotherapy. BMC Cancer 12：119, 2012

30) Shimada H, Nabeya Y, Okazumi S et al：Prognostic significance of serum p53 antibody in patients with esophageal squamous cell carcinoma. Surgery 132：41-47, 2002

31) Kressner U, Glimelius B, Bergström R et al：Increased serum p53 antibody levels indicate poor prognosis in patients with colorectal cancer. Br J Cancer 77：1848-1851, 1998

32) Tang R, Ko MC, Wang JY et al：Humoral response to p53 in human colorectal tumors：a prospective study of 1,209 patients. Int J Cancer 94：859-863, 2001

33) Yamaguchi T, Takii Y, Maruyama S：Usefulness of serum p53 antibody measurement in colorectal cancer：an examination of 1384 primary colorectal cancer patients. Surg Today 44：1529-1535, 2014

34) Osumi H, Shinozaki E, Suenaga M et al：Does anti-p53 antibody status predict for clinical outcomes in metastatic colorectal cancer patients treated with fluoropyrimidine, oxaliplatin, plus bevacizumab as first-line chemotherapy? BMC Cancer 15：760, 2015

35) Daitoku N, Miyamoto Y, Sakamoto Y, et al：Prognostic significance of serum p53 antibody according to KRAS status in metastatic colorectal cancer patients. Int J Clin Oncol 25：651-659, 2020

36) Suzuki T, Funahashi K, Ushigome M et al：Diagnostic and Prognostic Impact of Serum p53 Antibody Titration in Colorectal Cancer. Toho J Med 3：107-115, 2017

37) Kubota Y, Shimada H, Saito F et al：Perioperative Monitoring of Serum p53 Antibody Titers in Japanese Women Undergoing Surgical Treatment After Neoadjuvant Chemotherapy for Locally Advanced Breast Cancer. Toho J Med 3：58-65, 2017

各　論

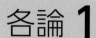

各論 **1**

脳腫瘍（神経膠腫）

高安武志　山崎文之

Takeshi Takayasu　Fumiyuki Yamasaki

■ 要 旨 ■

　中枢神経系腫瘍では 2016 年に WHO 分類が改訂され，分子マーカーが診断の根拠に大きな役割をもつようになった。成人のびまん性神経膠腫では IDH 変異と 1p/19q 共欠失の有無が分類に重要な分子マーカーである。予後予測には，IDH 変異を有する低悪性度神経膠腫における CDKN2A/B のホモ接合欠失がある群は予後不良となり，びまん性星細胞腫における TERT promoter の変異も予後不良因子となる。膠芽腫における MGMT promoter のメチル化の有無はテモゾロミドの効果予測因子で予後予測にも有用である。

■ キーワード ■

　びまん性神経膠腫，IDH 変異，1p/19q 共欠失

はじめに

　中枢神経系腫瘍は，診断における分子マーカーの応用が進んでいる癌腫である。2016 年に改訂された WHO 分類アップデートでは腫瘍の形態学だけでなく，分子遺伝学的情報が診断の根拠として大きな比重を占めるようになり，さらに分子マーカーによって新しい分類概念が提唱された脳腫瘍も登場した[1]。分子分類が行えない場合のために，従来の形態学的な組織分類も残されているが，ゲノムおよびエピゲノムの情報に基づいた分類は今後も加速していくと予想される。成人の悪性脳腫瘍の代表格である星細胞腫，乏突起膠腫，膠芽腫を含めた「びまん性神経膠腫」では後述する IDH 変異と 1p/19q 共欠失の有無についての情報が必須で，これらの情報をもとに分類することとなった。本稿では，成人のびまん性神経膠腫を中心に，脳腫瘍の分子マーカーを概説する。

各論
1
脳腫瘍（神経膠腫）

CQ 1　びまん性神経膠腫の分子分類に重要な分子マーカーは？

Answer

　IDH の変異，1p/19q 共欠失が重要で，補助として ATRX 変異と TP53 変異を調べる。(推奨グレード A)

解　説

　神経膠腫における最も重要な分子マーカーの 1 つが IDH（isocitrate dehydrogenase：イソクエン酸脱水素酵素）の変異である。IDH1 の R132H 変異が 2008 年に膠芽腫（Glioblastoma）の網羅的シークエンスにより最初に同定され，変異陽性例が強い予後良好因子であることから注目された。その後，IDH1 における他の変異も同定され，IDH2 の変異例も報告されている。IDH の変異が低悪性度グリオーマに特徴的であることが確認され，WHO 分類 2016 年改訂版では，びまん性神経膠腫の診断に IDH の変異の有無を検索することは必須の項目となった[1]。例えば，典型的なびまん性星細胞腫の場合は Diffuse astrocytoma, IDH-mutant, WHO grade Ⅱ，膠芽腫の場合は，Glioblastoma, IDH-wildtype, WHO grade Ⅳのような表記となる。実臨床での IDH 変異の評価は，日本人では変異例の 95％が IDH1R132H 変異というデータがあり，その抗体を用いた免疫染色で対応していることが多い。ただ，55 歳以下では IDH1R132H 以外の IDH 変異の可能性が増えることから，免疫染色が陰性であった場合，厳密には他の IDH1/IDH2 の変異を否定しなければ IDH-wildtype とは確定できない。

　次に重要な分子マーカーとして乏突起膠腫に特徴的な 1p/19q 共欠失が挙げられる。星細胞腫系と乏突起膠腫系の分類に必須となる 1p/19q 共欠失は，染色体 1p と 19q が同時に全欠失しているという染色体異常である。共欠失の機序は 1 番染色体と 19 番染色体が互いのセントロメア付近で不均衡転座 t(1；19)（q10；p10）を起こし，相互転座により生じた 1p と 19q の誘導染色体が失われることによる。この転座はセントロメア近傍で起こるため，転座に伴う融合遺

伝子は生じないと考えられている。WHO 分類 2016 年改訂版では，乏突起膠腫と診断するには IDH 遺伝子変異に加えて 1p/19q の共欠失の確認が必須となった（図 1）。実臨床では FISH（fluorescence in situ hybridization）によって判定されることが多いが，FISH では probe の設定によっては部分欠失でも陽性と判定してしまう，いわゆる偽陽性が起こり得ることに注意が必要で，この問題を解決できる FISH probe も開発されてきている。染色体の全域の判定が可能な網羅的解析が推奨されているが，設備・費用・人的資源等の問題から，実施可能な施設は限られているのが現状である。また，後述の ATRX（alpha-thalassemia/mental retardation syndrome X-linked）の免疫染色を行い ATRX の変異がないこと，すなわち ATRX が wildtype で染色されることを証明することも代替検査として提唱されている。なお，形態学的に乏突起膠腫の外観を呈する腫瘍で，1p/19q の共欠失が認められないものは，Oligodendroglioma, NEC（not elsewhere classified），と呼ぶことが提唱されている[2]。

低悪性度の星細胞腫系では TP53 の遺伝子変異が重要である。700 例を超える低悪性度びまん性神経膠腫の網羅的遺伝子解析から，低悪性度のびまん性神経膠腫は以下の 3 群に分けられることが示された。タイプ 1：IDH 変異および 1p/19q の共欠失ともに認められるもの，タイプ 2：IDH 変異はあるが 1p/19q の共欠失はないもの，タイプ 3：IDH 変異がないもの，である。なお，この報告ではタイプ 2 の星細胞腫に分類される低悪性度びまん性神経膠腫では 98.0％に TP53 遺伝子の変異も認められた[3]。

他の重要な遺伝子変異として，TERT（telomerase reverse transcriptase）の promoter 変異と ATRX の変異が挙げられる。どちらもテロメア維持機構に関与する遺伝子変異である。テロメアは染色体の末端にある構造物で，染色体末端を複製するために必要である。腫瘍が細胞分裂を続けるためにはテロメア長を維持する必要がある。最もよく知られたテロメア延長のメカニズムは，テロメラーゼ活性を高めることでテロメアを伸長することである。TERT はテロメラーゼを構成する逆転写酵素である。TERT promoter の変異により TERT の発現が増加し，テロメラーゼの活性化が生じる。テロメアを維持するもう 1 つのメカニズムは，相同的組み換えによりテロメアを維持する ALT（alternative lengthening of telomeres）と呼ばれる機構で

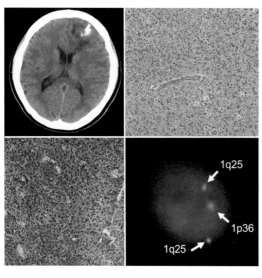

図 1　乏突起膠腫（oligodendroglia）の代表症例

症例は 43 歳の女性である。左上）前頭葉に CT で低吸収を示す腫瘍があり，内部には石灰化を伴っている。右上）病理組織標本では小型で円形な核を持つ腫瘍細胞があり，核周囲の細胞質が明るく抜ける perinuclear halo が認められる。左下）IDH1R132H の免疫染色は陽性である。右下）FISH では 1q25 のシグナルが 2 個認められるのに対して，1p36 のシグナルは 1 個のみであり，1p の欠失があると診断される。同様に 19q の欠失も FISH で確認している。

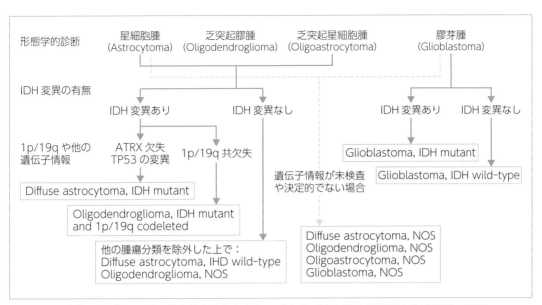

図2　IDH 変異および 1p/19q 共欠失を中心とした，成人のびまん性神経膠腫の分子分類の手順
NOS : not otherwise specified
（文献 1 より改変）

ある。ATRX がテロメアの組み換えを抑制する働きがあり，ATRX の不活化が ALT の活性化に大きく関与している。ATRX 変異は TP53 変異のある星細胞腫に高頻度に認められる。実臨床では，ATRX は分子量が大きいためシークエンスでの検討は難しい一方で，免疫染色で wild-type の抗体に染まらなくなることで評価可能である。TERT promoter の変異は遺伝子解析が必要であり，実施が困難な施設が多い。

　以上の分子マーカーを用いた WHO 分類 2016 年改訂版の，分子マーカーに基づいたびまん性神経膠腫の分類を図に示した（図2）。まず，IDH の変異の有無により IDH-mutant あるいは IDH-wildtype に分けられる。変異型 IDH を有するものはさらに 1p/19q 共欠失の有無によって分類される。IDH 変異があって 1p/19q 共欠失がないものは diffuse astrocytoma, IDH-mutant（grade Ⅲ は anaplastic astrocytoma, grade Ⅳ は glioblastoma）となる。一方，IDH 変異と 1p/19q 共欠失の両方があるものは oligodendroglioma, IDH-mutant and 1p/19q-codeleted（grade Ⅲ は anaplastic oligodendroglioma）となる。IDH 変異のないものは diffuse astrocytoma, IDH-wildtype（grade Ⅲ は anaplastic astrocytoma, grade Ⅳ は glioblastoma）となる（図3）。遺伝子検査を実施していない場合や診断が不明確な場合，形態学的所見と分子マーカーに不整合がある場合などは，病理診断の後に NOS（not otherwise specified）を付記することとなっている[1,4,5]。

　びまん性神経膠腫における WHO 分類 2016 年改訂版での新規腫瘍として，ヒストン H3.K27M 変異を持つ脳幹・視床の悪性びまん性神経膠腫である，diffuse midline glioma, H3.K27M-mutant が記載されている（WHO grade Ⅳ）[1,6]。ヒストンは染色体を構成する蛋白質で，DNA を折りたたんで核内に収納することに関わっている。ヒストンテールというヒストンの N 末端の領域がアセチル化やメチル化を受けることで，DNA の収納・解けが制御されて転写調節に関わっている。H3F3A 遺伝子は主にヒストンバリアントである H3.3 をコードしており，この 27

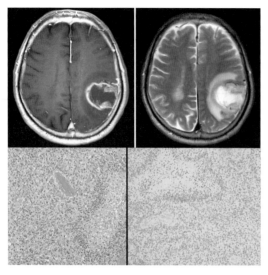

図 3　膠芽腫 (Glioblastoma) の代表症例

症例は 75 歳の男性で，認知機能の低下で発症した。左上）左頭頂葉に MRI のガドリニウム造影でリング状の増強効果を示す腫瘍を認める。右上）MRI の T2 協調像では腫瘍周辺に強い浮腫がみられる。左下）病理像では異型の強い核を持つ腫瘍細胞が増生し，壊死も伴っている。右下）IDH1R132H の免疫染色は陰性である。

番目のアミノ酸がリシン（K）からメチオニン（M）に置換される K27M 変異が，小児の diffuse intrinsic pontine glioma や小児から若年成人視床神経膠腫に高頻度に認められた。この H3.K27M 変異は IDH 変異と相互排他的である。H3.K27M 変異蛋白に対するポリクロナール抗体は特異性が高く，他のバリアントである H3.1 や H3.2 をコードする遺伝子に生じた変異も検出可能で，実臨床での遺伝子診断は免疫染色が代替検査として有用である。

CQ 2　神経膠腫の予後予測に有用な分子マーカーは？

Answer

　IDH 変異を有する低悪性度神経膠腫における CDKN2A/B のホモ接合欠失の有無，びまん性星細胞腫における TERT promoter の変異，膠芽腫における MGMT promoter のメチル化の有無などが有用である。(推奨グレード A)

解説

　IDH 変異を有する低悪性度神経膠腫において，CDKN2A/B のホモ接合欠失は予後不良因子で（図 4），WHO grade Ⅳ 相当の生存期間であることが報告された[7]。そこで，IDH 変異のあるびまん性星細胞腫では，核分裂像の有無・退形成性の有無・微小血管の増生や壊死の有無に加え，この CDKN2A/B のホモ接合欠失の有無を組み合わせて，grade Ⅱ〜Ⅳ に分類することも提唱されている（表 1）[8]。

　一方，IDH-wildtype の grade Ⅱ または Ⅲ のびまん性星細胞腫では，① EGFR の増幅，② 染色体 7 番全長の増幅と 10 番全長の欠失が同時にある，③ TERT promoter の変異，のうち ①〜

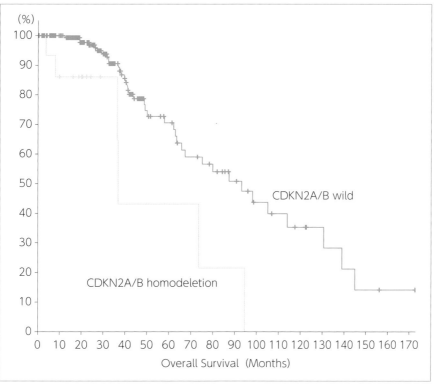

図4 CDKN2A/B のホモ接合欠失の有無による IDH 変異 diffuse astrocytoma の生存曲線

(TCGA PanCancer Atlas の lower grade glioma のデータより)

表1 IDH 変異を伴う星細胞腫での新たに提案されている悪性度分類

IDH-mutant Astrocytomas： びまん性に浸潤する星状細胞系の神経膠腫瘍で，IDH1 あるいは IDH2 の変異を伴うもの
Astrocytoma, IDH-mutant, grade 2 高分化していて，退形成性を示す組織はない。核分裂像はないか，あっても少ない。微小血管の増生や壊死，そして CDKN2A/B のホモ接合体欠失はない。
Astrocytoma, IDH-mutant, grade 3 退形成性を示す組織が巣状に，あるいは分散してみられる。核分裂像もみられる。微小血管の増生や壊死，そして CDKN2A/B のホモ接合体欠失はない。
Astrocytoma, IDH-mutant, grade 4 微小血管の増生，壊死，そして CDKN2A/B のホモ接合体欠失のいずれか，またはこれらの組み合わせが認められるもの。

③のいずれかがあれば悪性度が高く，臨床的にも進行が早いため，grade Ⅳ 相当とすることが提案されている[9]。

　膠芽腫で重要な分子マーカーの代表は DNA 修復酵素である O^6-methylguanine-DNA methyltransferase（MGMT）をコードする MGMT 遺伝子の promoter 領域のメチル化である。MGMT はアルキル化剤の効果である DNA 修飾を修復してしまう酵素である。メチル化されると遺伝子発現が抑制される結果，アルキル化剤の効果が見込めることになる。一方，メチル化

表2 MGMT プロモーターのメチル化，および TERT プロモーター変異による予後予測

			Hazard ratio	95％信頼区間	P 値
MGMT プロモーターのメチル化		Hegi ME, et al.[14]	0.45	0.32-0.61	<0.001
		Simon M, et al.[11]	0.37	0.26-0.54	<0.001
		Arita H, et al.[10]	0.43	0.33-0.56	<0.0001
TERT プロモーター	変異なし	Simon M, et al.[11]	0.73	0.57-0.93	0.01
	変異あり	Arita H, et al.[10]	2.05	1.30-3.223	0.002

のない症例では MGMT が発現し，アルキル化剤による DNA 修飾は速やかに修復されることになり，アルキル化剤に耐性を示すことになる。すなわち，MGMT 遺伝子の promoter 領域のメチル化は膠芽腫の標準治療のテモゾロミドを含めた DNA アルキル化剤の効果予測因子であり，その結果として予後予測因子にもなる（表2）[10]。

　TERT promoter の変異は膠芽腫においても予後不良因子であることが多くの研究で示されている（表2）[10,11]。また，EGFR 増幅・PTEN 欠失・CDKN2A 欠失という3つの遺伝子コピー数異常（triple CNA：triple copy number alteration）や，NFKBIA の欠失が予後不良因子であることが最近報告されるなど[12]，分子診断の進歩は著しい。

　ただ，これらの予後予測分子マーカーの評価の大部分は，検査が保険収載されておらず実施可能な施設が限られることが問題点である。MGMT 遺伝子の promoter のメチル化の有無についての検査はパイロシークエンスや免疫染色など様々な方法で行われており，どの方法が最善であるかは確定していない。それ以外の CDKN2A/B のホモ接合欠失・EGFR 増幅・TERT promoter の変異などは遺伝子解析を行う必要があり，各施設で研究目的として行われているのが現状である。こうした分子診断を集約化して中央診断としていくことや，保険収載，治療に直接結びつく分子ターゲットの発見が今後の課題である。

CQ 3 悪性びまん性神経膠腫の治療効果予測因子は？

Answer

MGMT の promoter 領域のメチル化の有無がテモゾロミドの効果予測因子である。（推奨グレード A）

解　説

　悪性びまん性神経膠腫の術後治療では，テモゾロミドによる化学療法の，60 Gy/30fr の拡大局所照射による放射線治療への上乗せ効果が証明され，両者の組み合わせが標準治療となっている[13]。前述のとおり，MGMT プロモーターのメチル化の有無がテモゾロミドの強い効果予測因子ともなっている[14]。高齢者においては放射線治療を標準の 60 Gy/30 fraction から 40 Gy/

15 fraction や 34 Gy/10 fraction に減じる治療方法やテモゾロミド単独療法でも予後に差がないことが証明されており，高齢者や全身状態が不良な膠芽腫では，MGMT プロモーターのメチル化の有無によって治療方法の変更がなされる場合がある[15, 16]。すなわち，MGMT プロモーターのメチル化がある症例では，テモゾロミド治療の有効性がある程度期待できるため，テモゾロミド単独で代替とすることも選択肢となる。

■文献

1) Louis DN, Perry A, Reifenberger G et al：The 2016 World Health Organization Classification of Tumors of the Central Nervous System：a summary. Acta Neuropathol 131：803-820, 2016

2) Louis DN, Wesseling P, Paulus W et al：cIMPACT-NOW update 1：Not Otherwise Specified (NOS) and Not Elsewhere Classified (NEC) [Internet]. Acta Neuropathol 135：481-484, 2018

3) Suzuki H, Aoki K, Chiba K et al：Mutational landscape and clonal architecture in grade II and III gliomas. Nat Genet 47：458-468, 2015

4) Horbinski C, Ligon KL, Brastianos P et al：The medical necessity of advanced molecular testing in the diagnosis and treatment of brain tumor patients. Neuro Oncol 21：1498-1508, 2019

5) Kristensen BW, Priesterbach-Ackley LP, Petersen JK et al：Molecular pathology of tumors of the central nervous system [Internet]. Ann Oncol 30：1265-1278, 2019

6) Khuong-Quang DA, Buczkowicz P, Rakopoulos P et al：K27M mutation in histone H3.3 defines clinically and biologically distinct subgroups of pediatric diffuse intrinsic pontine gliomas. Acta Neuropathol 124：439-447, 2012

7) Shirahata M, Ono T, Stichel D et al：Novel, improved grading system (s) for IDH-mutant astrocytic gliomas. Acta Neuropathol 136：153-166, 2018

8) Brat DJ, Aldape K, Colman H et al：cIMPACT-NOW update 5：recommended grading criteria and terminologies for IDH-mutant astrocytomas. Acta Neuropathol 139：603-608, 2020

9) Brat DJ, Aldape K, Colman H et al：cIMPACT-NOW update 3：recommended diagnostic criteria for "Diffuse astrocytic glioma, IDH-wild-type, with molecular features of glioblastoma, WHO grade IV". Acta Neuropathol 136：805-810, 2018

10) Arita H, Yamasaki K, Matsushita Y et al：A combination of TERT promoter mutation and MGMT methylation status predicts clinically relevant subgroups of newly diagnosed glioblastomas. Acta Neuropathol Commun 4：79, 2016

11) Simon M, Hosen I, Gousias K et al：TERT promoter mutations：A novel independent prognostic factor in primary glioblastomas. Neuro Oncol 17：45-52, 2015

12) Umehara T, Arita H, Yoshioka E et al：Distribution differences in prognostic copy number alteration profiles in IDH-wild-type glioblastoma cause survival discrepancies across cohorts. Acta Neuropathol Commun 7：15, 2019

13) Roger S, Mason WP, van den Bent MJ et al：Radiotherapy plus Concomitant and Adjuvant Temozolomide for Glioblastoma. N Engl J Med 352：987-996, 2005

14) Hegi ME, Diserens A-C, Gorlia T et al：MGMT Gene Silencing and Benefit from Temozolomide in Glioblastoma. N Engl J Med 352：997-1003, 2005

15) Perry JR, Laperriere N, O'Callaghan CJ et al：Short-Course Radiation plus Temozolomide in Elderly Patients with Glioblastoma. N Engl J Med 376：1027-1037, 2017

16) Wick W, Platten M, Meisner C et al：Temozolomide chemotherapy alone versus radiotherapy alone for malignant astrocytoma in the elderly：The NOA-08 randomised, phase 3 trial. Lancet Oncol 13：707-715, 2012

各論 1 脳腫瘍（神経膠腫）

頭頸部癌

山下　拓

Taku Yamashita

要　旨

　頭頸部癌の腫瘍マーカーとして SCC, CYFRA21-1, CEA についてのレビューを行った。いずれも早期癌での感度は十分ではない。SCC, CYFRA21-1 は腫瘍進行度と相関するとの報告が多く, follow up マーカーとしての有用性を示す報告も多い。また CYFRA21-1 は予後因子として有用であるとの報告も多い。中咽頭癌に対する p16 免疫染色の status は予後良好を示す因子として確立しているが, 現時点で p16 status による治療方針の変更は推奨されない。頭頸部癌においてはセツキシマブなどの抗 EGFR 抗体薬治療前の KRAS 遺伝子変異検査の有用性は確立していない。免疫チェックポイント阻害薬使用時の PD-L1 発現率測定は, 効果予測・予後予測因子として一定の有用性が示唆されるが, 現時点で必須の検査とは言えない。

キーワード

SCC, CYFRA21-1, p16, RAS, PD-L1

はじめに

　頭頸部癌に対する血清腫瘍マーカーは，一部において治療の効果判定や癌治療後の再発・進行の経過観察モニターとして用いられているが，現時点では検診でのスクリーニングや癌の早期診断に役立つほど鋭敏な腫瘍マーカーは発見されていない。本稿ではまず，頭頸部癌に対する腫瘍マーカーとして比較的報告の多い SCC 抗原（SCC），サイトケラチン 19 フラグメント（CYFRA21-1），CEA の 3 種類の血清腫瘍マーカーについてのレビューを行う。またすでに頭頸部癌取扱い規約や診療ガイドラインにも掲載されている中咽頭癌に対する p16 免疫染色の役割についても概説する。抗 EGFR 抗体薬の効果予測における KRAS 変異の意義，免疫チェックポイント阻害薬効果・予後予測における PD-L1 発現率についても触れる。

CQ 1 頭頸部癌に対する腫瘍マーカーは何か？

Answer

頭頸部癌では SCC，CYFRA21-1,CEA が主に臨床で用いられている。(推奨グレード C1)

解　説

　本項に用いた 2000 年以降の頭頸部癌症例 50 例以上を含む原著論文およびシステマティックレビューないしメタアナリシス文献について SCC，CYFRA21-1，CEA の検討を含む文献検索を行った。

　SCC に関する原著論文は 15 文献であった[1-15]。カットオフ値は 1.1-2.0 ng/mL で中央値 1.6 ng/mL，感度は 14.0-34.0%（中央値 23.2%）であった。システマティックレビュー文献では，頭頸部扁平上皮癌の感度 20-78% であったと報告されている[16]。

　CYFRA21-1 に関する原著論文は 20 文献[1, 3, 5, 9-13, 17-28] であった。カットオフ値は 0.65-3.3 ng/mL（中央値 3.3 ng/mL）であり，3.3 ng/mL を採用した論文が多かった。CYFRA21-1 において用いられたカットオフ値は SCC 抗原に比較してばらつきが大きい。その理由の一つとして以下の記述がある。CYFRA21-1 は肺扁平上皮癌に対して特異性が高いマーカーとして開発されたものであるが，頭頸部癌や頭頸部粘膜上皮には肺に比較しサイトケラチン 19 の発現が弱いことが報告されている。したがって血清マーカーとしても，頭頸部癌に対しては肺癌に用いるよりも低いカットオフ値を設定することが妥当であるとも報告されている[29]。感度は 8.6-72.0%（中央値 52.2%）であった。プール解析の結果では頭頸部癌の感度 51-53%，特異度 97% と報告されている[30, 31]。

　CEA に関する原著論文は 6 文献であった[5, 9-11, 14, 15]。カットオフ値は 2.0-4.5 ng/mL（中央値 2.5 ng/mL）で，感度は 16.5-36.0%（中央値 25.0%）であった。

　SCC，CYFRA21-1 に関して，進行癌で感度が上昇することを示す報告が多い[1, 7, 8, 10, 12, 14, 19, 23]。一方，早期癌での感度はいずれのマーカーでも十分ではなく，現時点では癌のスクリーニング

として用いることはできない。

CQ 2 各腫瘍マーカーは腫瘍進行度と相関するか？

Answer

SCC や CYFRA 21-1 では腫瘍進行度と相関を認める報告が多い。（推奨グレード C1）

解 説

　治療前の各種マーカー値と腫瘍進行度との関連について，SCC に関しては，UICC 病期[1,7,8,12,14]，T 分類[1,2,6-8,12,14]，N 分類[1,2,6-8,12,14] と相関があるとする報告が多く，腫瘍の進行に伴い SCC 値が高値となり陽性率が上昇することが示唆される。また SCC 値が腫瘍の深達度や頸部リンパ節転移陽性例での節外浸潤と相関するとの報告もみられる[7,8]。一方，年齢，性別，組織学的分化度とは相関しないとする報告が多い[1,7-10]。メタアナリシスの結果では，SCC 高値が TNM 病期と有意に相関し，喫煙状況，組織学的分化度とは相関しないと報告されている[16]。

　CYFRA21-1 に関しても同様に，UICC 病期[10,12,19,23]，T 分類[12,13,19,23,25]，N 分類[1,12,13,18,19,23,25] と相関があるとする報告が多くみられ，腫瘍の進行に伴い CYFRA21-1 値が高値となり陽性率が上昇することが示唆される。しかし一方でこれら腫瘍進行度と相関しないという報告も散見される[17,20,21]。カットオフ値の設定にも左右される問題で議論の余地がある。SCC と同様に組織学的分化度とは相関しないとする報告が多くみられ[1,9,10,17,18,20,21,25]，年齢や性別との相関に関しては報告が一貫しない[9,10,23,25]。

　CEA に関しては，2000 年以降の報告数が少ないこともあるが UICC 病期[10,14]，T 分類[9,10,14]，N 分類[10,11,14] のいずれとも相関がないとする報告が多い。一方，報告数は少ないが遠隔転移とは相関するとする報告が散見される[9,10]。

CQ 3 各腫瘍マーカーは予後因子として有用か？

Answer

CYFRA21-1 は予後因子としての有用性が示唆される。SCC は予後因子としての有用性は不明である。（CYFRA21-1：推奨グレード C1，SCC,CEA：推奨グレード C2）

解 説

　各腫瘍マーカーと予後との関連について，治療前の SCC 値が粗生存率（OS）および疾患特異的生存率（DFS）と相関がみられ，治療前の予後予測因子として有用であるとの報告が多くみられる[1,6,7,8,14]。一方，相反する報告もあり，メタアナリシスの結果では SCC 値は OS, DFS の独立した予後因子ではないと報告されている[16]。

　治療前の CYFRA21-1 値も同様に OS や DFS と相関があり予後予測因子として有用であるとの報告が多くみられる[12,19,22-24,27]。メタアナリシスの結果でも同様に，CYFRA21-1 値は OS, DFS の独立した予後因子であると報告されている[30]。

　CEA と OS や DFS との関係については十分な報告はみられない。

CQ 4
各腫瘍マーカーは再発の予測因子として有用か？また治療後の follow up マーカーとして有用か？

Answer

　治療後 SCC および CYFRA 21-1 値は残存・再発の予測因子として，また治療後 follow up マーカーとして有用性を示す報告がある。(SCC, CYFRA21-1：推奨グレード C1，CEA：推奨グレード C2)

解 説

　頭頸部癌の根治治療前後の各腫瘍マーカー値の比較では，いずれのマーカーも根治治療後に低下すると述べられている[5,25,32,33]。また根治治療後にも高値である場合は，残存再発の可能性が高くなり，予後も不良であるとの報告が散見される[21,25,32]。治療後の follow up マーカーとして，再発の発見に SCC, CYFRA21-1 が有用であるとする報告も多くみられる[12,20,21,25,27,28]。腫瘍マーカーの再上昇から再発が臨床的に確定するまでの lead time について，Banal らは 66 例の再発症例の follow up において SCC では 333 日 ± 254 日，CYFRA21-1 で 261 日 ± 259 日であったと報告している[12]。また Micke ら[34]および Doweck ら[27]はそれぞれ SCC で中央値 6 週間，CYFRA21-1 において 4.1 ± 3.4 カ月であったと報告している。CEA については十分な検討はみられない。

CQ 5 中咽頭癌組織における p16 免疫染色の status は予後因子として有用か，また治療方針決定に用いられるか？

Answer

中咽頭癌組織における p16 免疫染色陽性は，独立した予後良好因子である。しかし現時点で p16 status による治療方針の変更は推奨されない。(予後因子：推奨グレード A，治療方針決定因子：推奨グレード C2)

解　説

ヒト乳頭腫ウイルス（human papilloma virus：HPV）感染に起因する中咽頭癌は側壁および前壁癌に多く，近年世界各国で増加していることが知られている。本邦においても多施設共同研究の結果，中咽頭扁平上皮癌症例の 50.3% に PCR で HPV が検出されている[35]。また p16 免疫染色は簡便かつ低コストで検出可能な HPV 関連癌の代替マーカーとしてコンセンサスが得られている[36]。「AJCC Cancer Staging Manual（第 8 版）」から p16 免疫染色の status により中咽頭癌の TNM 分類を区別する取扱いとなり，p16 陽性中咽頭癌が従来の中咽頭癌とは異なる独立した疾患であると認識されるに至った[37]。「頭頸部癌取扱い規約（第 6 版補訂版）」でもこの分類を踏襲している[38]。p16 陽性の判断基準は，AJCC では核での発現強度が ＋2/＋3 以上で 75% 以上の陽性分布であること，「頭頸部癌取扱い規約（第 6 版補訂版）」では 70% 以上の腫瘍細胞の核がびまん性に強陽性を示すことと定義されている[37,38]。微妙な違いがあるものの，どちらの基準でも概ね p16 免疫染色 status の判定は一致するものと考えられる。

またメタアナリシスの結果として，HPV status は中咽頭癌における独立した強力な予後因子であることが報告されている[39]。本邦の多施設共同研究でも，HPV 陽性患者および陰性患者の 3 年粗生存率はそれぞれ 77% vs 53%（p＝0.0028），3 年無病生存率 80% vs 57%（0.0047）と HPV 関連中咽頭癌が有意に予後良好であることが示されている[35]。

p16 陽性癌の予後が良好であることから，腫瘍の進行度や治療感受性に応じて p16 陽性中咽頭癌あるいは HPV 関連中咽頭癌の治療強度低減の可否を判断する様々な臨床試験が施行済ないし進行中であるが，現時点で positive な結果は得られておらず，p16 status を根拠に治療方針を決定することは推奨されない[40]。

CQ 6 頭頸部癌に対する抗 EGFR 抗体薬セツキシマブの効果予測に KRAS 遺伝子変異検査は必要か？

Answer

頭頸部癌では KRAS 変異症例が少なく，また臨床的意義も不明のため，セツキシマブ投与前の KRAS 変異測定は推奨されない。(推奨グレード C2)

解 説

RAS 遺伝子産物は EGFR シグナルを下流に伝達する機能を有する。したがって KRAS 遺伝子に変異が生じ RAS 遺伝子産物が恒常的に活性化すると，理論的にはセツキシマブなどの抗 EGFR 抗体薬の効果が期待できなくなる。大腸癌では KRAS 変異が約 40％の症例にみられ，これらの症例では抗 EGFR 抗体薬の効果が低いことが判明している[41,42]。それゆえ大腸癌では抗 EGFR 抗体薬を施行する症例に対する KRAS 遺伝子変異検査が推奨され保険適用となっている。一方，頭頸部癌では KRAS 遺伝子変異が 6％と少なく，また測定の臨床的意義が不明であり，現時点では推奨されない[43]。

CQ 7 再発転移頭頸部癌に対する免疫チェックポイント阻害薬の効果予測因子，予後予測因子として，PD-L1 発現率は測定すべきか？

Answer

プラチナ製剤抵抗性の再発転移頭頸部癌に対するニボルマブ，再発転移頭頸部癌に対するペムブロリズマブの効果予測，予後予測に一定の有用性があるが，現時点では薬剤選択の指標とはならず必須な検査ではない。（推奨グレード C1）

解 説

プラチナ製剤抵抗性の再発転移頭頸部扁平上皮癌に対するニボルマブ投与群と担当医治療選択群（ドセタキセル，メトトレキセート，セツキシマブ）を比較した国際共同第Ⅲ相試験（CheckMate 141 試験）の結果，PD-L1 発現レベル 1％以上の症例では 2 年時点での死亡のハザード比（HR）0.55（95％ CI：0.39-0.78），PD-L1 発現レベル 1％未満では HR 0.73（95％ CI：0.49-1.09）といずれも生存率の改善がみられた[44]。

再発転移頭頸部扁平上皮癌に対するペムブロリズマブ単剤あるいはペムブロリズマブ＋シスプラチン/カルボプラチン＋5FU とセツキシマブ＋シスプラチン/カルボプラチン＋5FU を比較した国際共同第Ⅲ相試験（KEYNOTE-048 試験）の結果，ペムブロリズマブ単剤では PD-L1 combined positive score（CPS）発現レベル 20％以上では死亡の HR 0.61（95％ CI：0.45-0.83），1％以上では HR 0.78（95％ CI：0.64-0.96）と有意に生存率が改善し，全症例でも HR 0.85（95％ CI：0.71-1.03）と非劣勢であった。ペムブロリズマブ＋シスプラチン/カルボプラチン＋5FU は（CPS）発現レベル 20％以上で HR 0.60（95％ CI：0.45-0.82），1％以上で HR 0.65（95％ CI：0.53-0.80）および全症例で HR 0.77（95％ CI：0.63-0.93）と全ての症例で有意に生存率が改善した[45]。

以上より PD-L1 発現率は，治療効果や予後の予測に一定の知見を与えるマーカーであり，可能な限り測定が望ましいが，発現のみられない症例でも生存率の改善において少なくとも非劣勢の結果が得られており，現時点では薬剤選択における必須検査とは言えない。

おわりに

　中咽頭癌におけるHPV関連癌の発見は，有用なバイオマーカーとして確立し，より簡便・低コストなp16免疫染色を用いて中咽頭癌のTNM分類に大幅な変更を加えるに至った。しかしそれ以外において，頭頸部癌は，その希少性や亜部位による性質の違いもあり，バイオマーカーの確立が困難で信頼できる有用なマーカーはまだないのが現状である。今後，本領域における分子生物学的な解明がさらに進み，より鋭敏で，癌の早期発見や適切な治療選択に役立つバイオマーカーの開発につながっていくことが望まれる。

■文献

1) DE Paz D, Young CK, Chien HT et al : Prognostic Roles of SCC Antigen, CRP and CYFRA 21-1 in Oral Cavity Squamous Cell Carcinoma. Anticancer Res 39 : 2025-2033, 2019

2) Yasumatsu R, Nakano T, Hashimoto K et al : The clinical value of serum squamous cell carcinoma antigens 1 and 2 in head and neck squamous cell carcinoma. Auris Nasus Larynx 46 : 135-140, 2019

3) Mrochem-Kwarciak J, Rutkowski T, Wygoda A et al : Early diagnosis of radiotherapy failure for patients with head and neck cancer : the role of biochemical markers. Tumori 104 : 273-279, 2018

4) Jantharapattana K, Kotamnivates T, Hirunpat S et al : Correlation between Serum Squamous Cell Carcinoma Antigen Level and Tumor Volume in Head and Neck Cancer. ORL J Otorhinolaryngol Relat Spec 80 : 284-289, 2018

5) Barak V, Meirovitz A, Leibovici V et al : The Diagnostic and Prognostic Value of Tumor Markers (CEA, SCC, CYFRA 21-1, TPS) in Head and Neck Cancer Patients. Anticancer Res 35 : 5519-5524, 2015

6) Imai R, Takenaka Y, Yasui T et al : Prognostic significance of serum squamous cell carcinoma antigen in patients with head and neck cancer. Acta Otolaryngol 135 : 295-301, 2015

7) Huang SF, Wei FC, Liao CT et al : Risk stratification in oral cavity squamous cell carcinoma by preoperative CRP and SCC antigen levels. Ann Surg Oncol 19 : 3856-3864, 2012

8) Lin WH, Chen IH, Wei FC et al : Clinical significance of preoperative squamous cell carcinoma antigen in oral-cavity squamous cell carcinoma. Laryngoscope 121 : 971-977, 2011

9) Eleftheriadou A, Chalastras T, Ferekidou E et al : Clinical effectiveness of tumor markers in squamous cell carcinoma of the larynx. Anticancer Res 26 : 2493-2497, 2006

10) Kandiloros D, Eleftheriadou A, Chalastras T et al : Prospective study of a panel of tumor markers as prognostic factors in patients with squamous cell carcinoma of head and neck. Med Oncol 23 : 463-470, 2006

11) Büntzel J, Hornig A, Glatzel M et al : Tumor markers and lymphatic metastasis in head and neck cancer patients. Anticancer Res 25 : 1539-1542, 2005

12) Banal A, Hacene K, Berthelot-Ruff E et al : Comparison of Cyfra 21-1 and SCC assays in head and neck tumours. Tumour Biol 22 : 27-35, 2001

13) Lee JK, Hsieh JF, Tsai SC et al : Comparison of CYFRA 21-1 and squamous cell carcinoma antigen in detecting nasopharyngeal carcinoma. Ann Otol Rhinol Laryngol 110 : 775-778, 2001

14) Kimura Y, Fujieda S, Takabayashi T et al : Conventional tumor markers are prognostic indicators in patients with head and neck squamous cell carcinoma. Cancer Lett 155 : 163-168, 2000

15) Rosati G, Riccardi F, Tucci A : Use of tumor markers in the management of head and neck cancer. Int J Biol Markers 15 : 179-183, 2000

16) Travassos DC, Fernandes D, Massucato EMS et al : Squamous cell carcinoma antigen as a prognostic marker and its correlation with clinicopathological features in head and neck squamous cell carcinoma : Systematic review and meta-analysis. J Oral Pathol Med 47 : 3-10, 2018

17) Rudhart SA, Schultz JD, Gehrt F et al : CYFRA 21-1 : a suitable tumor marker in patients with head and neck cutaneous squamous cell carcinoma? Eur Arch Otorhinolaryngol 276 : 3467-3475, 2019

18) Hsu YP, Hsieh CH, Chien HT et al : Serum markers of CYFRA 21-1 and C-reactive proteins in oral squamous cell carcinoma. World J Surg Oncol 13 : 253, 2015

19) Wei Z, Zeng X, Xu J et al : Prognostic value of the pretreatment serum level of cytokeratin fraction 21-1 in undifferentiated nasopharyngeal carcinoma : a study of 332 cases. Head Neck 36 : 71-76, 2014

20) Alkotyfan K, Wiegand S, Müller HH et al : Cyfra

21-1 as a tumor marker for follow-up of patients with squamous cell carcinoma of the oropharynx. Anticancer Res 30：2291-2296, 2010

21）Al-Shagahin H, Alkotyfan K, Müller HH et al：Cyfra 21-1 as a serum tumor marker for follow-up of patients with laryngeal and hypopharyngeal squamous cell carcinoma. Anticancer Res 29：3421-3425, 2009

22）Zhong LP, Zhu HG, Zhang CP et al：Detection of serum Cyfra 21-1 in patients with primary oral squamous cell carcinoma. Int J Oral Maxillofac Surg 36：230-234, 2007

23）Céruse P, Rabilloud M, Charrié A et al：Study of cyfra 21-1, a tumor marker, in head and neck squamous cell carcinoma. Ann Otol Rhinol Laryngol 114：768-776, 2005

24）Ma BB, Leungm SF, Hui EP et al：Prospective validation of serum CYFRA 21-1, beta-2-microglobulin, and ferritin levels as prognostic markers in patients with nonmetastatic nasopharyngeal carcinoma undergoing radiotherapy. Cancer 101：776-781, 2004

25）Deng YF, Chen P, Lin YZ et al：Analytical and clinical evaluation of CYFRA 21-1 by electrochemiluminescent immunoassay in head and neck squamous cell carcinoma. J Laryngol Otol 117：190-194, 2003

26）Tai CJ, Liu FY, Liang JA et al：Comparison of CYFRA 21-1 and tissue polypeptide specific antigen（TPS）for detecting nasopharyngeal carcinoma. Anticancer Res 22：3793-3796, 2002

27）Doweck I, Barak M, Uri N et al：The prognostic value of the tumour marker Cyfra 21-1 in carcinoma of head and neck and its role in early detection of recurrent disease. Br J Cancer 83：1696-1701, 2000

28）Maass JD, Hoffmann-Fazel A, Goeroegh T et al：Cyfra 21-1：a serological help for detection of distant metastases in head and neck cancer. Anticancer Res 20：2241-2243, 2000

29）Niemann AM, Goeroegh T, Gottschlich S et al：Cut-off value determination of CYFRA 21-1 for squamous cell carcinomas of the head and neck（SCCHN）. Anticancer Res 17：2859-2860, 1997

30）Liu L, Xie W, Xue P et al：Diagnostic accuracy and prognostic applications of CYFRA 21-1 in head and neck cancer：A systematic review and meta-analysis. PLoS One 14：e0216561, 2019

31）Wang YX, Hu D, Yan X：Diagnostic accuracy of Cyfra 21-1 for head and neck squamous cell carcinoma：a meta-analysis. Eur Rev Med Pharmacol Sci 17：2383-2389, 2013

32）Chen CH, Tsai TL, Yang YS et al：Studies of the serum HER-2/neu and squamous cell carcino-ma-related antigen expression in patients with oral squamous cell carcinoma. J Oral Pathol Med 36：83-87, 2007

33）Pradier O, Hille A, Schmiberger H et al：Monitoring of therapy in head and neck patients during the radiotherapy by measurement of Cyfra 21-1. Cancer Radiother 6：15-21, 2002

34）Micke O, Bruns F, Schäfer U et al：The clinical value of squamous cell carcinoma antigen in patients irradiated for locally advanced cancer of the head and neck. Anticancer Res 23：907-911, 2003

35）Hama T, Tokumaru Y, Fujii M et al：Prevalence of human papillomavirus in oropharyngeal cancer：a multicenter study in Japan. Oncology 87：173-182, 2014

36）El-Naggar AK, Westra WH：p16 expression as a surrogate marker for HPV-related oropharyngeal carcinoma：a guide for interpretative relevance and consistency. Head Neck 34：459-461, 2012

37）American Joint Committee on Cancer：AJCC Cancer Staging Manual Eight edition. Springer, 2017

38）日本頭頸部癌学会編：頭頸部癌取扱い規約, 第6版, 金原出版, 2018

39）Ahmadi N, Chan M, Huo YR et al：Survival outcome of tonsillar squamous cell carcinoma（TSCC）in the context of human papillomavirus（HPV）：A systematic review and meta-analysis. Surgeon 17：6-14, 2019

40）Patel RR, Ludmir EB, Augustyn A et al：De-intensification of therapy in human papillomavirus associated oropharyngeal cancer：A systematic review of prospective trials. Oral Oncol 103：104608, 2020

41）Khambata-Ford S, Garrett CR, Meropol NJ et al：Expression of epiregulin and amphiregulin and K-RAS mutation status predict disease control in metastatic colorectal cancer patients treated with cetuximab. J Clin Oncol 25：3230-3237, 2007

42）Karapetis CS, Khambata-Ford S, Jonker DJ et al：K-RAS mutations and benefit from cetuximab in advanced colorectal cancer. N Engl J Med 359：1757-1765, 2008

43）Weber A, Langhanki L, Sommerer F et al：Mutations of the BRAF gene in squamous cell carcinoma of the head and neck. Oncogene 22：4757-4759, 2003

44）Ferris RL, Blumenschein G Jr, Fayette J et al：Nivolumab vs investigator's choice in recurrent or metastatic squamous cell carcinoma of the head and neck：2-year long-term survival update of CheckMate 141 with analyses by tumor PD-L1 expression. Oral Oncol 81：45-51, 2018

45）Burtness B, Harrington KJ, Greil R et al：Pembrolizumab alone or with chemotherapy versus cetuximab with chemotherapy for recurrent or metastatic squamous cell carcinoma of the head and neck（KEYNOTE-048）: a randomised, open-label, phase 3 study. Lancet 394 : 1915-1928, 2019

各論 3

甲状腺癌

荒木幸仁　宇野光祐　廣川祥太郎　塩谷彰浩

Koji Araki　Kosuke Uno　Shotaro Hirokawa　Akihiro Shiotani

要旨

　甲状腺癌は分化癌（乳頭癌，濾胞癌），髄様癌，低分化癌，未分化癌などの組織型に分類され，それぞれ性質が大きく異なる。分化癌におけるサイログロブリン，髄様癌におけるカルシトニン・CEA は治療後の経過観察などに有用である。術前の穿刺吸引細胞診で濾胞性細胞を認める場合の診断は困難であり，有用なマーカーも存在しない。髄様癌に対する RET 遺伝学検査はリスク評価に有用とされ，近年本邦においても保険適用となった。

キーワード

サイログロブリン，カルシトニン，CEA，RET 遺伝学検査

はじめに

　甲状腺癌は分化癌（乳頭癌，濾胞癌），髄様癌，低分化癌，未分化癌などの組織型に分類され，それぞれ性質が大きく異なる。発生頻度は乳頭癌が大半（80-90％）を占め，濾胞癌（5-10％程度），髄様癌（1-2％），未分化癌（1％）の順である。組織型により性質は大きく異なり，予後良好な症例が多い乳頭癌から，全癌腫の中でも最も予後不良とされる未分化癌まで幅広い。診断は穿刺吸引細胞診が基本であるが，診断や治療後経過観察に有用な分子腫瘍マーカーや遺伝子検査も存在し，組織型により適切に使い分ける必要がある。

CQ 1	甲状腺分化癌のサイログロブリン（Tg 測定）は有用か？

Answer

- 甲状腺結節に対する初期評価として血清 Tg 測定は推奨されない[1]。（推奨グレード C2）
- 甲状腺全摘後の術後評価としての血清 Tg 測定は，腫瘍や甲状腺の残存，将来の再発の可能性予測等，治療後評価に有用である[1]。（推奨グレード C1）
- 初回治療後評価としての血清 Tg 測定は，抗 Tg 抗体とともに長期的に測定することが望ましい[1]。（推奨グレード C1）

解　説

　サイログロブリン（Tg）は，甲状腺濾胞細胞で生成される甲状腺ホルモン前駆物質である。正常な血液中にはほとんど存在しないため，甲状腺疾患マーカーとしては臓器特異性が高い。甲状腺ホルモンを産生しない甲状腺分化癌でも Tg が産生されるが，それ以外の多くの甲状腺疾患で上昇するため，甲状腺癌の診断という意味では有用性は低い。甲状腺結節に対する初期評価として血清 Tg 測定は推奨されないが[1]，甲状腺癌の術前に測定することは考慮される[2]。

　甲状腺全摘後の術後評価としての血清 Tg 測定は，腫瘍や甲状腺の残存，将来の再発の可能性予測に有用であり，ほとんどの患者で術後 3-4 週の時点で nadir になるとされる[1]。測定においては抗体による測定干渉の可能性があるため抗 Tg 抗体の有無や，術後甲状腺ホルモン療法や TSH 刺激下など測定時の条件を考慮した評価が必要である。放射性ヨード治療（RAI）に対する適応判断のカットオフ値は明らかではない[1]。血清 Tg 値が 1 ng/mL 以下の場合，American Thyroid Association（ATA）の定める低リスク症例では極めて予後良好，中等度リスク患者でも RAI なしで予後良好な場合が多く，追加治療の必要性は不明確である[1]。術後 TSH 刺激血清 Tg 値が 5 ng/mL 以上では RAI を推奨，1-5 ng/mL を相対的適応とする報告もある[3]。また血清 Tg が高値になるに従い RAI 施行時の甲状腺外病変検出率は増加するとされる[4-6]。

　初回治療後評価としての血清 Tg 測定は，抗 Tg 抗体とともに長期的に測定することが望ましいとされている[1]。高リスク症例では 6-12 カ月毎より頻回の検査が推奨されており，リスクや治療効果により推奨される検査頻度は異なる[1]。甲状腺ホルモン療法時 0.2 ng/mL 未満また

は TSH 刺激下 1 ng/mL 未満は Excellent response，甲状腺ホルモン療法時 1 ng/mL 以上または TSH 刺激下 10 ng/mL 以上では Biochemical incomplete response などと分類されている[1]。さらに，甲状腺全摘後の RAI 時の TSH 刺激血清 Tg 値が 1-2 ng/mL の場合，再発リスクが増加する[3,7-13] といわれており，術後 Tg 高値が抵抗性や再発病変の予測因子[4,9,14,15] と考えられ，10-30 ng/mL 以上での生存率低下も報告されている[10,12,13]。また術後経過観察中の血清 Tg 値の増加は再発や抵抗性病変と相関するとされ[8,10]，Tg 値の倍化時間（Tg-DT）を指標とする報告もある[16]。一方で術後血清 Tg 値低値（1-2 ng/mL 以下）は寛解の予測因子となり[8,10]，低〜中等度リスク患者では RAI 未施行症例でも再発率 1％以下と良好な経過が期待される[17]。

CQ 2 甲状腺分化癌の遺伝子検査は有用か？

Answer

・診断，リスク評価を目的とした遺伝子検査は，本邦においては推奨されていない。（推奨グレード C2）

解 説

診断未確定の穿刺吸引細胞診における 7 遺伝子（BRAF，NRAS，HRAS，KRAS，RET/PTC1，RET/PTC3，PAX8/PPARc）の検討では，感度 44-100％，特異度 86-100％，陽性的中率 84-100％と差が大きいが[18-21]，予後不良の乳頭癌を検出できるとの報告もある[22]。細胞診にて濾胞性腫瘍が疑われる場合，前記の 7 遺伝子解析の結果では，感度 55-57％，特異度 97-100％，陽性的中率 87-100％，陰性的中率 79-86％であった[18,19]。ただこれら 7 遺伝子に異常を認めない場合でも悪性の可能性は排除できない。

乳頭癌のリスク評価として BRAF[V600E] 変異の検索は推奨されていない[1]。死亡率やリンパ節転移，遠隔転移，進行度，再発率などとの相関が指摘されているものの[23]，リスク因子として成立するかについては相反する報告がある[24-26]。低リスク乳頭癌患者における唯一の予後予測因子との報告[24] もある。BRAF[V600E] 変異は乳頭癌の 45％にみられ，TERT promoter 変異も合併している症例は予後不良ともされているが，今後 molecular marker を組み合わせることでリスク層別化が可能になることが期待されている[1,27]。

CQ 3 甲状腺濾胞性腫瘍の診断に有用な分子腫瘍マーカーは何か？

Answer

甲状腺濾胞性腫瘍の診断に推奨される腫瘍マーカーはない。(推奨グレード C2)

解説

術前細胞診において，濾胞性腫瘍が疑われる場合に確定診断を得ることは困難である。サイログロブリンのカットオフ値を 1,000 ng/mL とした場合，感度 57%，特異度 86%，尤度比 4.4%との報告[28]もあるが，明確な結論は出ていない[29]。また細胞診の galectin-3 免疫染色により診断未確定病変における感度 75%，特異度 90%，陽性的中率 82%，陰性的中率 87%といった報告[30]や，mRNA による遺伝子発現解析で 4 遺伝子（CPQ, PLVAP, TFF3, ACVRL1）を用いて精度 78%，感度 76%，特異度 80%といった報告[31]，micro RNA のメタ解析で miR-7-5p と miR-206 が有力といった報告[32]，もあるがエビデンスは確立されていない。

CQ 4 甲状腺髄様癌の診断・治療にカルシトニンと CEA は有用か？

Answer

- 髄様癌特異的な診断への有用性は低い。(推奨グレード C2)
- 術式判断や治療効果判定，予後予測において有用である。(推奨グレード A)

解説

甲状腺髄様癌は C 細胞由来の腫瘍で，約 40%が遺伝性である。多発性内分泌腺腫症（multiple endocrine neoplasia：MEN）2 型の一部分症の場合があり，分化癌より進行が早く，リンパ節や骨，肝転移を来しやすい。カルシトニン（Ctn）は甲状腺の傍濾胞細胞（C 細胞）などから分泌され，髄様癌やカルシトニン産生腫瘍などで高値を示す。癌胎児性抗原（CEA）は大腸癌や胃癌など様々な癌のマーカーであり，髄様癌特異的な診断への有用性は低い。甲状腺結節の初期評価としての血清 Ctn 測定の有用性について統一した見解は得られていないが[33]，血清 Ctn 値が 50-100 pg/mL 以上で髄様癌の可能性が高く，軽度上昇（20-100 pg/mL）の症例では FNA（fine needle aspiration）穿刺液の Ctn 測定が術前評価に有用との報告もある[34]。米国では 1cm 以上の甲状腺結節で髄様癌疑いの症例において，FNA 穿刺液の Ctn 測定が推奨されているが[35]，本邦での保険適用はない。

術前 Ctn 値とリンパ節転移領域には相関があり，髄様癌 300 例の検討では，20 pg/mL 以下ではリンパ節転移を認めず，20 pg/mL 以上で上縦隔への転移を認めた[36]。また 1,000 pg/mL 以

下の症例では両側頸部郭清術により半数以上の患者は寛解状態となったが，10,000 pg/mL 以上の症例は治療抵抗性であった。ATA ガイドラインでは画像上健側側頸部に転移を認めない症例でも，200 pg/mL 以上では両側頸部郭清を推奨している[35]。また 500 pg/mL 以上の症例においては遠隔転移の全身検索が推奨される。術前 Ctn 値が生存率と相関し，30 pg/mL 以下では再発を認めない，という報告もある[37]。術前血清 CEA 値も同様に，4.7 ng/mL 以上では値の上昇に伴い頸部リンパ節転移，転移領域，遠隔転移の増加，術後 Ctn 値正常化率の低下を認める[38]。

　術後に血清 Ctn 値が正常範囲（10 pg/mL 以下）に低下した状態を "biochemical cure" と呼び，その 97.7％は 10 年以上の生存が得られているが[39]，3％では 7.5 年以内に再発を認めたことから[40]，術後に Ctn 値が正常化した場合は長期予後が期待できる。根治術後の血清 Ctn や CEA 値の doubling time（DT）は予後予測因子であり，最低 6 カ月毎の測定が推奨される[35]。DT が 6 カ月以下と以上で 5 年生存率，10 年生存率に有意差あり（25％ vs 92％，8％ vs 37％），DT 25 カ月以上は全例生存し，TNM 分類などとの多変量解析において唯一の予後因子，との報告もある[41]。

CQ 5 甲状腺髄様癌の RET 遺伝学検査は推奨されるか？

Answer

　RET 遺伝学検査は MEN2 型のリスク評価に有用であり，すべての髄様癌患者に行うことを推奨する。（推奨グレード A）

解　説

　甲状腺髄様癌の術前の治療方針を決定する上で最も重要なことは遺伝性と散発性を鑑別することである。本検査により遺伝性症例の 98％以上に RET 変異を証明することができ，遺伝性の場合は常染色体優性遺伝性疾患である MEN2 型あるいは家族性甲状腺髄様癌（FMTC）と診断される。家族歴や臨床的特徴だけで遺伝性と散発性を完全に区別することは不可能であり，臨床的に一見散発性にみえる髄様癌の約 10-15％は RET 検査により遺伝性であることが判明する。MEN2 型はすべての患者において RET 遺伝子変異を認め，その 95％は MEN2A である。MEN2A よりも MEN2B は予後不良であり，MEN2B では甲状腺髄様癌は乳児期に発症することが多く，早期に局所リンパ節や遠隔臓器に転移する[35]。

　「ATA ガイドライン」では RET 変異によって病勢のリスクレベル分類を行っており[35]，エクソン 16 コドン M918T 変異が highest risk（HST）と分類されている。MEN2B では 95％においてこの変異を認め，散発型髄様癌でもこの変異を認める症例は悪性度が高い[42]。エクソン 15 コドン A883F 変異は high risk に分類され，MEN2B の 5％において認める。MEN2B 症例ではエクソン 16 コドン M918T 変異が陰性の場合はエクソン 15 コドン A883F 変異を検索し，検出されない場合には RET 領域全体のシークエンシングが推奨されている[35]。

表　主な RET 変異の危険度と特徴

危険度	RET mutation	Exon	合併率		
			PHEO	HPTC	
最高	M918T	16	+++	−	MEN2B の 95%
高	A883F	15	+++	−	MEN2B の 5%
	C634F/G/R/S/W/Y	11	+++	++	＊
中	C609F/G/R/S/Y	10	+/++	+	＊
	C611F/G/S/Y/W	10	+/++	+	＊
	C618F/R/S	10	+/++	+	＊
	C620F/R/S	10	+/++	+	＊
	C630R/Y	11	+/++	+	＊
	V804L/M	14	+	+	
	S891A	15	+	+	
	G533C	8	+	−	
	D631Y	11	+++	−	
	K666E	11	+	−	
	L768D	13	+	−	
	E768D	13	−	−	
	R912P	16	−	−	

PHEO：褐色細胞腫　HPTC：原発性副甲状腺機能亢進症
合併率　+：～10%　++：～20-30%　+++：～50%
＊全体で Classical MEN2A の 95%

　Classical MEN2A の 95%は，エクソン 10（コドン 906, 611, 618, 620），エクソン 11（コドン 634）に RET 遺伝子変異を認める[43]。「ATA ガイドライン」では，これらとエクソン 11 コドン 630，エクソン 8, 13, 14, 15, 16 の検査を MEN2A 症例に推奨している[35]。これらの変異が検出されない場合や MEN2 型表現型と遺伝子型に相違がある場合は，RET 領域全体のシークエンシングが推奨される[35]。

　我が国では 2016 年 4 月に甲状腺髄様癌に対する RET 遺伝学検査が保険収載された。保険適用による RET 遺伝学検査の対象となるのは，穿刺吸引細胞診で髄様癌を疑い，かつ血清カルシトニン（＋CEA）が高値の場合である[44]。検査の実施にあたっては，厚生労働省「医療・介護関係事業者における個人情報の適切な取扱いのためのガイドライン」（2004 年 12 月）および日本医学会による「医療における遺伝学的検査・診断に関するガイドライン」（2011 年 2 月）を遵守する必要がある。また遺伝カウンセリング加算については，施設基準に沿った届出が必要である。ただし変異がすでに確定している家系の血縁者で，髄様癌をまだ発症していない場合，もしくは臨床検査（頸部超音波検査，穿刺吸引細胞診，血清カルシトニン，CEA など）が未施行で無症状かつ臨床的に髄様癌発症の有無が不明な場合は，RET 遺伝学検査を受ける時点では患者ではないため，本検査は自費診療となる。

■文献

1) Haugen BR, Alexander EK, Bible KC et al：2015 American Thyroid Association Management Guidelines for Adult Patients with Thyroid Nodules and Differentiated Thyroid Cancer：The American Thyroid Association Guidelines Task Force on Thyroid Nodules and Differentiated Thyroid Cancer. Thyroid 26：1-133, 2016

2) Gharib H, Papini E, Garber JR et al：AACE/ACE/

AME Task Force on Thyroid Nodules. American Association of Clinical Endocrinologists, American College of Endocrinology and Associazione Medici Endocrinologi Medical Guidelines for Clinical Practice for the Diagnosis and Management of Thyroid Nodules-2016 update. Endocr Pract 22：622-639, 2016

3) Vaisman A, Orlov S, Yip J et al：Application of post-surgical stimulated thyroglobulin for radioiodine remnant ablation selection in low-risk papillary thyroid carcinoma. Head Neck 32：689-698, 2010

4) Giovanella L, Ceriani L, Suriano S et al：Thyroglobulin measurement before rhTSH-aided 131I ablation in detecting metastases from differentiated thyroid carcinoma. Clin Endocrinol (Oxf) 69：659-663, 2008

5) Robenshtok E, Grewal RK, Fish S et al：A low postoperative nonstimulated serum thyroglobulin level does not exclude the presence of radioactive iodine avid metastatic foci in intermediate-risk differentiated thyroid cancer patients. Thyroid 23：436-442, 2013

6) de Rosário PW, Guimarães VC, Maia FF et al：Thyroglobulin before ablation and correlation with posttreatment scanning. Laryngoscope 115：264-267, 2005

7) Webb RC, Howard RS, Stojadinovic A et al：The utility of serum thyroglobulin measurement at the time of remnant ablation for predicting disease-free status in patients with differentiated thyroid cancer：a meta-analysis involving 3947 patients. J Clin Endocrinol Metab 97：2754-2763, 2012

8) Kim TY, Kim WB, Kim ES et al：Serum thyroglobulin levels at the time of 131I remnant ablation just after thyroidectomy are useful for early prediction of clinical recurrence in low-risk patients with differentiated thyroid carcinoma. J Clin Endocrinol Metab 90：1440-1445, 2005

9) Toubeau M, Touzery C, Arveux P et al：Predictive value for disease progression of serum thyroglobulin levels measured in the postoperative period and after (131) I ablation therapy in patients with differentiated thyroid cancer. J Nucl Med 45：988-994, 2004

10) Piccardo A, Arecco F, Puntoni M et al：Focus on high-risk DTC patients：high postoperative serum thyroglobulin level is a strong predictor of disease persistence and is associated to progression-free survival and overall survival. Clin Nucl Med 38：18-24, 2013

11) Polachek A, Hirsch D, Tzvetov G et al：Prognostic value of post-thyroidectomy thyroglobulin levels in patients with differentiated thyroid cancer. J Endocrinol Invest 34：855-860, 2011

12) Heemstra KA, Liu YY, Stokkel M et al：Serum thyroglobulin concentrations predict disease-free remission and death in differentiated thyroid carcinoma. Clin Endocrinol (Oxf) 66：58-64, 2007

13) Lin JD, Huang MJ, Hsu BR et al：Significance of postoperative serum thyroglobulin levels in patients with papillary and follicular thyroid carcinomas. J Surg Oncol 80：45-51, 2002

14) Pelttari H, Välimäki MJ, Löyttyniemi E et al：Post-ablative serum thyroglobulin is an independent predictor of recurrence in low-risk differentiated thyroid carcinoma：a 16-year follow-up study. Eur J Endocrinol 163：757-763, 2010

15) Bernier MO, Morel O, Rodien P et al：Prognostic value of an increase in the serum thyroglobulin level at the time of the first ablative radioiodine treatment in patients with differentiated thyroid cancer. Eur J Nucl Med Mol Imaging 32：1418-1421, 2005

16) Miyauchi A, Kudo T, Miya A et al：Prognostic impact of serum thyroglobulin doubling-time under thyrotropin suppression in patients with papillary thyroid carcinoma who underwent total thyroidectomy. Thyroid 21：707-716, 2011

17) Ibrahimpasic T, Nixon IJ, Palmer FL et al：Undetectable thyroglobulin after total thyroidectomy in patients with low- and intermediate-risk papillary thyroid cancer--is there a need for radioactive iodine therapy? Surgery 152：1096-1105, 2012

18) Nikiforov YE, Ohori NP, Hodak SP et al：Impact of mutational testing on the diagnosis and management of patients with cytologically indeterminate thyroid nodules：a prospective analysis of 1056 FNA samples. J Clin Endocrinol Metab 96：3390-3397, 2011

19) Nikiforov YE, Steward DL, Robinson-Smith TM et al：Molecular testing for mutations in improving the fine-needle aspiration diagnosis of thyroid nodules. J Clin Endocrinol Metab 94：2092-2098, 2009

20) Moses W, Weng J, Sansano I et al：Molecular testing for somatic mutations improves the accuracy of thyroid fine-needle aspiration biopsy. World J Surg 34：2589-2594, 2010

21) Beaudenon-Huibregtse S, Alexander EK, Guttler RB et al：Centralized molecular testing for oncogenic gene mutations complements the local cytopathologic diagnosis of thyroid nodules. Thyroid 24：1479-1487, 2014

22) Ricarte-Filho JC, Ryder M, Chitale DA et al：Mutational profile of advanced primary and metastatic radioactive iodine-refractory thyroid cancers reveals distinct pathogenetic roles for BRAF, PIK-

3CA, and AKT1. Cancer Res 69：4885-4893, 2009

23) Tufano RP, Teixeira GV, Bishop J et al：BRAF mutation in papillary thyroid cancer and its value in tailoring initial treatment：a systematic review and meta-analysis. Medicine (Baltimore) 91：274-286, 2012

24) Elisei R, Viola D, Torregrossa L et al：The BRAF (V600E)mutation is an independent, poor prognostic factor for the outcome of patients with low-risk intrathyroid papillary thyroid carcinoma：single-institution results from a large cohort study. J Clin Endocrinol Metab 97：4390-4398, 2012

25) Kim TY, Kim WB, Rhee YS et al：The BRAF mutation is useful for prediction of clinical recurrence in low-risk patients with conventional papillary thyroid carcinoma. Clin Endocrinol (Oxf) 65：364-368, 2006

26) Li C, Lee KC, Schneider EB et al：BRAF V600E mutation and its association with clinicopathological features of papillary thyroid cancer：a meta-analysis. J Clin Endocrinol Metab 97：4559-4570, 2012

27) Haddad RI, Nasr C, Bischoff L et al：NCCN Guidelines Insights：Thyroid Carcinoma, Version 2. 2018. J Natl Compr Canc Netw 16：1429-1440, 2018

28) Okamoto T, Kanbe M, Iihara M et al：Measuring serum thyroglobulin in patients with follicular thyroid nodule：its diagnostic implications. Endocr J 44：187-193, 1997

29) Trimboli P, Treglia G, Giovanella L：Preoperative measurement of serum thyroglobulin to predict malignancy in thyroid nodules：a systematic review. Horm Metab Res 47：247-252, 2015

30) Collet JF, Hurbain I, Prengel C et al：Galectin-3 immunodetection in follicular thyroid neoplasms：a prospective study on fine-needle aspiration samples. Br J Cancer 93：1175-1181, 2005

31) Wojtas B, Pfeifer A, Oczko-Wojciechowska M et al：Gene Expression (mRNA) Markers for Differentiating between Malignant and Benign Follicular Thyroid Tumours. Int J Mol Sci 18：1184, 2017

32) Stokowy T, Wojtaś B, Fujarewicz K et al：miRNAs with the potential to distinguish follicular thyroid carcinomas from benign follicular thyroid tumors：results of a meta-analysis. Horm Metab Res 46：171-180, 2014

33) Haugen BR, Alexander EK, Bible KC et al：2015 American Thyroid Association Management Guidelines for Adult Patients with Thyroid Nodules and Differentiated Thyroid Cancer：The American Thyroid Association Guidelines Task Force on Thyroid Nodules and Differentiated Thyroid Cancer. Thyroid 26：1-133, 2016

34) Diazzi C, Madeo B, Taliani E et al：The diagnostic value of calcitonin measurement in wash-out fluid from fine-needle aspiration of thyroid nodules in the diagnosis of medullary thyroid cancer. Endocr Pract 19：769-779, 2013

35) Wells S, Asa S, Dralle H et al：American Thyroid Association Guidelines Task Force on Medullary Thyroid Carcinoma. Revised American Thyroid Association guidelines for the management of medullary thyroid carcinoma. Thyroid 25：567-610, 2015

36) Machens A, Dralle H：Biomarker-based risk stratification for previously untreated medullary thyroid cancer. J Clin Endocrinol Metab 95：2655-2663, 2010

37) Rohmer V, Vidal-Trecan G, Bourdelot A et al：Prognostic factors of disease-free survival after thyroidectomy in 170 young patients with a RET germline mutation：a multicenter study of the Groupe Francais d'Etude des Tumeurs Endocrines. J Clin Endocrinol Metab 93：509-518, 2011

38) Machens A, Ukkat J, Hauptmann S et al：Abnormal carcinoembryonic antigen levels and medullary thyroid cancer progression：a multivariate analysis. Arch Surg 142：289-293, 2007

39) Modigliani E, Cohen R, Campos JM et al：Prognostic factors for survival and for biochemical cure in medullary thyroid carcinoma：results in 899 patients. The GETC Study Group. Clin Endocrinol (Oxf) 48：265-273, 1998

40) Franc S, Niccoli-Sire P, Cohen R et al：Complete surgical lymph node resection does not prevent authentic recurrences of medullary thyroid carcinoma. Clin Endocrinol (Oxf) 55：403-409, 2001

41) Barbet J, Campion L, Kraeber-Bodéré F et al：Prognostic impact of serum calcitonin and carcinoembryonic antigen doubling-times in patients with medullary thyroid carcinoma. J Clin Endocrinol Metab 90：6077-6084, 2005

42) Elisei R, Cosci B, Romei C et al：Prognostic significance of somatic RET oncogene mutations in sporadic medullary thyroid cancer：a 10-year follow-up study. J Clin Endocrinol Metab 93：682-687, 2008

43) Raue F, Frank-Raue K：Genotype-phenotype correlation in multiple endocrine neoplasia type 2. Clinics (Sao Paulo) 67 Suppl 1：69-75, 2012

44) 岡本高宏, 伊藤康弘, 小野田尚佳ほか：甲状腺腫瘍診療ガイドライン2018. 日内分泌・甲状腺外会誌 35 Suppl.3：1-87, 2018

各論 4

皮膚癌（悪性黒色腫）

堀本浩平　宇原　久

Kohei Horimoto　Hisashi Uhara

要　旨

　BRAF V600 遺伝子変異の検索は，悪性黒色腫に対する分子標的薬である BRAF 阻害薬の適用を決める検査として有用である。NTRK 融合遺伝子の検索は ROS1/TRK 阻害薬であるエヌトレクチニブの適用を決める検査として有用である。KIT 遺伝子変異があればイマチニブが効く可能性がある（本邦保険適用外）。

キーワード

　BRAF 阻害薬，MEK 阻害薬，NTRK 融合遺伝子，ROS1/TRK 阻害薬

はじめに

　悪性黒色腫に対する化学療法は殺細胞性抗癌剤であるダカルバジンを中心とした多剤併用療法が中心であった。免疫チェックポイント阻害薬では，2014年にニボルマブが本邦で承認され，その後イピリムマブ，ペムブロリズマブ，ニボルマブ/イピリムマブ併用療法が相次いで承認された。分子標的薬では，2014年にベムラフェニブ（BRAF阻害薬），2016年にダブラフェニブ/トラメチニブ（BRAF/MEK阻害薬）併用療法，2019年にエンコラフェニブ/ビニメチニブ（BRAF/MEK阻害薬）併用療法が承認された。また，ニボルマブ，ペムブロリズマブ，ダブラフェニブ/トラメチニブについては，その後，術後補助療法（1年間限定）も承認された。

　悪性黒色腫においては，MAPK経路とPI3K経路の活性化が関係しており，MAPK経路のシグナルであるBRAFが最も重要である（図1）。BRAFをコードするBRAF遺伝子の変異が起こると，BRAFが恒常的に活性化して下流のMEK，ERKを介したシグナルが増強され，細胞の異常増殖と不死化が促進される。BRAF変異の検索は，BRAF阻害薬の効果を予測するためのコンパニオン診断として重要である。ただし，BRAF阻害薬のみでBRAFをブロックした場合，上流のRASからCRAF，MEKを介するなどして下流にシグナルが伝達するために耐性が出現し，BRAF阻害薬の効果が早期に減弱する。BRAF阻害薬にMEK阻害薬を併用投与することによって抗腫瘍効果が持続し，二次的な皮膚癌の発生も抑えられる。現在はBRAF/MEK阻害薬併用療法が主流となっており，BRAF阻害薬単独での治療が行われることはほとんどない。

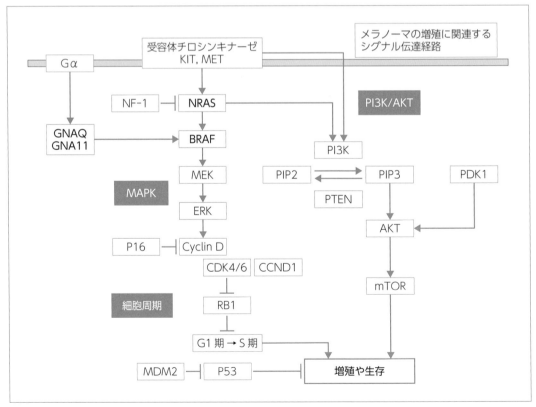

図1　悪性黒色腫におけるシグナル伝達経路　　　　　　　　　（文献1を参考にして作成）

各論
4
皮膚癌（悪性黒色腫）

　BRAF 変異の陽性率は, 悪性黒色腫の病型によって大きく異なる。従来, 悪性黒色腫は Clark 分類によって 4 型（結節型, 表在拡大型, 悪性黒子型, 末端黒子型）に分類されていたが, 2018 年の WHO の分類[1]で, 紫外線曝露量, 発生部位, 遺伝子変異に基づいた分類が提案された（表 1）。BRAF 変異の陽性率は, 日光曝露の関与が比較的弱い Low-CSD type, 日光曝露の関与が強い High-CSD type, acral type の順に高く, その他の type の陽性率は非常に低い。白人の悪性黒色腫では High と Low-CSD type が多いため, BRAF 変異の陽性率は 40-60% 程度であるが[2], 日本人では acral type と mucosal type が多いため, 陽性率は 30% 弱である[3]。本邦人における発生部位別の陽性率は, 被髪頭部で 80%, 体幹四肢で 56-72%, 頸部も 44% と比較的高いが, 手掌足底では 9-13% と低い[4]。

　BRAF 遺伝子は 7 番染色体長腕（7q34）に位置し, 全長は 190 kb で 18 のエクソンと 21 のイントロンから構成される。BRAF 変異で最も多いのは, エクソン 15 のコドン 600 におけるバリンからグルタミン酸への変化（V600E）が 75.4%, 次いでバリンからリシンへの変化（V600K）が 17.2%, その他に V600D や V600R などがあるがその比率は非常に低い[5]。本邦で悪性黒色腫の BRAF 遺伝子変異の検索方法は 2 種類あり, いずれもホルマリン固定パラフィン包埋処理をした組織（未染標本スライド 5-10 枚）を用いて, リアルタイム PCR で判定する。①コバス BRAF V600 変異検出キットは, BRAF 阻害薬であるベムラフェニブの適用の可否を判定する。V600E, V600D, V600E2, V600K を検出可能であるが, 変異の種類は区別できない。② THX-ID-BRAF キットは, BRAF/MEK 阻害薬であるダブラフェニブ/トラメチニブ, あるいはエンコラフェニブ/ビニメチニブ併用療法の適用の可否を判定する。V600E, V600K が検出可能であり, 変異の種類が区別できる。BRAF 変異の検索は, 1 人の患者につき原則 1 回しか行うことができない。本邦では, ベムラフェニブは単剤療法しか承認されていないため（海外ではベムラフェニブ/コビメチニブ併用療法の承認あり）, 実臨床では必然的に②を選択することになる。

　悪性黒色腫における BRAF 変異の検索は, 病期を確定してからその必要性を判断する。本邦で BRAF/MEK 阻害薬併用療法の適用となるのは, ①根治切除不能な症例と②根治切除後の術

表 1　悪性黒色腫の WHO 分類（2018）

経路	Low-CSD	High-CSD		Low to no -CSD					
	I	II	III	IV	V	VI	VII	VIII	IX
	Low-CSD melanoma （表在拡大型）	High-CSD melanoma （悪性黒子型）	Desmoplastic melanoma	Malignant Spitz tumor（Spitz melanoma）	末端黒子型	粘膜型	先天性母斑由来	青色母斑由来	ブドウ膜黒色腫
遺伝子変異	BRAF (V600E), NRAS, TERT, CDKN2A, TP53, PTEN	NRAS, BRAF (V600E 以外), KIT, NF1, TERT, CDKN2A, TP53, PTEN, RAC1	NF1,ERBB2, MAP2K1, MAP3K1, BRAF, EGFR, MET, TERT, NFKBIE, NRAS, PIK3CA, PTPN11	HRAS, ALK, ROS1, RET, NTRK1, NTRK3, BRAF, MET, CDK2A	KIT, NRAS, BRAF, HRAS, KRAS, NTRK3, ALK, NF1, CDKN2A, TERT, CCND1, GAB2	KIT, NRAS, KRAS, NF1 BRAF, CDNK2A, SF3B1, CCND1, CDK4, MDM2	NRAS, BRAF (V600E), BRAF	GNAQ, GNA11, CYSLTR2, BAP1, EIF1AX, SF3B1	GNAQ, GNA11, CYSLTR2, BAP1, EIF1AX, SF3B1, PLCB4

後化学療法の2つである。①は，診断確定時に既にリンパ節転移・遠隔転移が存在する，あるいは根治切除後に転移を生じた StageⅢ-Ⅳの症例，粘膜（眼球，鼻腔，口腔，消化管，陰部，肛門）由来で根治的切除が困難な症例（転移の有無は問わない）を含む。②に関しては，保険適用上の病期の規定はないが，臨床試験[6] の結果を踏まえて，「皮膚悪性腫瘍ガイドライン第3版」[4] では StageⅢA 以上の症例に対する導入が推奨されている。BRAF 変異の検索には作製後3年以内の組織検体の使用が望ましいとされており，将来転移が生じる可能性を考慮して，StageⅠ-Ⅱの症例でも病気確定時に BRAF 変異の検索を行う場合がある。また，原発巣と転移巣のいずれの検体を用いるかについては「皮膚悪性腫瘍ガイドライン第3版」[7] に記載されており，過度の侵襲がなく転移巣が利用できる場合には転移巣を用いることが推奨されている（推奨度 B）。体表に近く摘出が容易なリンパ節転移があれば，その組織検体を用いるのが望ましい。

CQ 1 BRAF 遺伝子変異は悪性黒色腫の治療選択に有用か？

Answer

悪性黒色腫に対して BRAF 遺伝子変異の検索を行うことを強く推奨する。（推奨グレード A）

解 説

　進行期悪性黒色腫に対する BRAF/MEK 阻害薬併用療法の効果に関する文献は，2010 年以降で，第Ⅰ/Ⅱ相ランダム比較試験の報告が1編，第Ⅲ相ランダム化比較試験の報告が4編あった（表2）。BRAF 変異を有する StageⅢC，Ⅳの悪性黒色腫を対象として，ダブラフェニブ/トラメチニブ併用療法とベムラフェニブ単剤療法を比較した試験（COMBI-v）[9] では，併用療法の奏効率が有意に高く，無再発生存期間，全生存期間が有意に延長した。ダブラフェニブ/トラメチニブ併用療法とダブラフェニブ単剤療法を比較した試験（COMBI-d）では，奏効率，無再発生存期間，全生存期間の全てにおいて併用群が有意に優れていた[10]。これら2つの試験を合わせた解析[13] では，BRAF/MEK 阻害薬併用療法の5年無再発生存率が19%，5年生存率が34%であった。サブグループ解析[13] では，治療中に完全奏効（CR）となった19%の症例では5年生存率が71%と非常に良好であった。治療開始時の LDH の正常値群と高値群を比較すると，5年無再発生存率（25% vs 8%），5年生存率（43% vs 16%）とも正常値群が有意に優れていた。また，治療開始時の転移臓器数が3個未満の群では5年生存率が55%と予後良好であった。BRAF 変異を有する StageⅢB-Ⅳの悪性黒色腫を対象としたエンコラフェニブ/ビニメチニブ併用療法，エンコラフェニブ単剤療法，ベムラフェニブ単剤療法の比較試験（COLUMBUS）では，奏効率，全生存期間，無増悪生存期間の全てにおいて併用療法が有意に優れていた[12]。いずれの試験も多施設国際共同で行われた大規模試験であり，研究デザインの質は高い。また，日本人のみを対象にした BRAF 変異を有する進行期悪性黒色腫に対するダブラフェニブ/トラメチニブ併用療法の解析[14] では，奏効率は72.3%，無再発生存期間の中央値は12カ月，全生存期間の

表2　進行期悪性黒色腫に対する BRAF/MEK 阻害薬の比較試験

著者, 報告年	試験デザイン		ORR	median PFS (month)	median OS (month)
Flaherty ら[10], 2012	第I／II相 ランダム化比較試験	ダブラフェニブ/トラメチニブ vs ダブラフェニブ	76% vs 54%	9.4 vs 5.8	NA
Robert ら[11], 2015	第III相 ランダム化比較試験	ダブラフェニブ/トラメチニブ vs ベムラフェニブ (COMBI-v)	64% vs 51%	11.4 vs 7.3	NA vs 17.2
Long[12] ら, 2017	第III相 ランダム化比較試験	ダブラフェニブ/トラメチニブ vs ダブラフェニブ (COMBI-d)	68% vs 55%	11.0 vs 8.8	25.1 vs 18.7
Ascierto[13] ら, 2016	第III相 ランダム化比較試験	ベムラフェニブ/コビメチニブ vs ベムラフェニブ (coBRIM)	70% vs 50%	12.3 vs 7.2	22.3 vs 17.4
Ascierto ら[14] 2020	第III相 ランダム化比較試験	エンコラフェニブ/ビニメチニブvsエンコラフェニブvsベムラフェニブ (COUMBUS)	63.5% vs 51.5% vs 40.8%	14.9 vs 9.6 vs 7.3	33.6 vs 23.5 vs 16.9

NA：not available, OS：全生存期間, PFS：無再発生存期間, ORR：奏効率

表3　Stage III の悪性黒色腫に対する BRAF/MEK 阻害薬によるアジュバント療法の比較試験

著者, 発表年	試験デザイン		3年 RFSR	3年 OSR	5年 RFSR	5年 DMFSR
Dummer[17] ら, 2020	第III相 ランダム比較試験	ダブラフェニブ/トラメチニブ vs プラセボ (COMBI-AD)			52% vs 36%	65% vs 54%
Long[18] ら, 2017	第III相 ランダム比較試験	ダブラフェニブ/トラメチニブ vs プラセボ	58% vs 39%	86% vs 77%		

RFSR：無再発生存率, OSR：全生存率, DMFSR：無再発生存率

中央値は23カ月であり，海外の治療成績と比較して遜色がなかった．特筆すべきは，日本人に多い acral type，mucosal type の奏効率が66.7％，それ以外の type の奏効率が74.4％であり，BRAF 変異が陽性であれば type や人種に関わらず BRAF/MEK 阻害薬併用療法の効果は期待できると言える．

また，根治術後の BRAF 変異を有する StageIII の悪性黒色腫を対象とした BRAF/MEK 阻害薬によるアジュバント療法の効果に関する文献は，2010年以降で，第III相ランダム化比較試験が2編あった（表3）．Dummer ら[15] は，ダブラフェニブ/トラメチニブによるアジュバント療法とプラセボの比較試験（COMBI-AD）を行い，5年無再発生存率，5年無遠隔転移生存率がアジュバント療法で有意に高く，再発リスクが49％，遠隔転移リスクが45％低下することを示した．Long ら[16] は，アジュバント療法が再発リスクを53％，遠隔転移リスクを49％，死亡リスクを43％低下させることを示し，全生存率に関してもその優位性を示した．これらの試験データから，BRAF/MEK 阻害薬併用療法は，進行期悪性黒色腫に対する化学療法，そしてアジュバント療法のいずれにおいてもその効果が示されており，悪性黒色腫において BRAF 遺伝子変異の検索は治療選択に必須であるといえる．

CQ 2 BRAF 遺伝子以外に悪性黒色腫の治療選択に有用なマーカーはあるか？

Answer

悪性黒色腫に対して，KIT，NRAS，NTRK 遺伝子の変異を検索することを考慮してもよい。（推奨グレード B）

解　説

　悪性黒色腫における BRAF 以外の遺伝子変異は，NTRK，KIT，NRAS が知られている。32 編の論文から 6,299 例の悪性黒色腫を解析したメタアナリシスでは，BRAF，NRAS，KIT 変異の陽性率はそれぞれ 38.5％，16.4％，10％であった[17]。

　悪性黒色種における NTRK 融合遺伝子の陽性率は非常に低く，0.21-0.31％と報告されている[18,19]。また悪性黒色腫の type によって陽性率は異なり，spitzoid melanoma で 21-29％，acral type で 2-5％，それ以外の皮膚・粘膜原発悪性黒色腫では 1％未満と報告されている[20]。「NCCN ガイドライン」[21] では，これらの遺伝子変異が存在した場合に，ROS1/TRK 阻害薬であるエヌトレクチニブとラロトレクチニブ（NTRK 融合遺伝子陽性），KIT 阻害薬であるイマチニブ（KIT 変異陽性），ビニメチニブ（NRAS 変異陽性）を第 2 選択薬として推奨している。なお，本邦で保険適用があるのはエヌトレクチニブのみである。また，NTRK 融合遺伝子変異は，がん遺伝子パネル検査，あるいは研究レベルでなければ検索ができない。

　NTRK は膜受容体型チロシンキナーゼで，NTRK1，NTRK2，NTRK3 の 3 種類があり，リガンドである神経栄養因子が結合することで，PLC-γ，MAPK，PI3K などの経路が活性化される[19]。転座によって，NTRK をコードする NTRK1/NTRK2/NTRK3 遺伝子と他の遺伝子が融合して生じる NTRK 融合遺伝子は様々な癌種のドライバー因子であり，一部の癌腫を除いてその陽性率は非常に低いが，化学療法の非常に有効なターゲットとなる[19]。ROS1/TRK 阻害薬であるエヌトレクチニブは，NTRK 融合遺伝子によって産生される TRKA/TRKB/TRKC 融合タンパク，および ROS1 融合遺伝子によって産生される ROS1 融合タンパクを阻害することによって抗腫瘍効果を発揮し，本邦では NTRK 融合遺伝子陽性の進行再発固形癌，あるいは ROS1 融合遺伝子陽性の非小細胞肺癌に適用がある。症例数が非常に少ないため，NTRK 融合遺伝子陽性の悪性黒色腫のみを対象としたエヌトレクチニブの治療効果に関する文献はない。NTRK 融合遺伝子陽性の進行再発性固形癌に対してエヌトレクチニブを投与した 2 つの海外第 I 相試験（STARTRK-1，ALKA-372-001）を統合した報告（n＝119）[22] では，奏効率は 57％，奏効期間の中央値は 10 カ月であった。この試験に含まれる悪性黒色腫の症例数の記載はないが，癌腫にかかわらず一律の効果があったと報告されている。また，日本人を含めて TRK 融合遺伝子陽性の進行再発性固形癌を対象としてエヌトレクチニブを投与した海外第 II 相試験（STAR-TRK-2）には悪性黒色腫は含まれていない。ラロトレクチニブは，エヌトレクチニブと同様に TRKA/TRKB/TRKC 融合タンパクを選択的に阻害し，海外では NTRK 融合遺伝子陽性の進行再発性固形癌に対して適用があるが，本邦では未承認である。承認の根拠となった臨床試験には，成人を対象とした第 I 相試験（LOXO-TRK-14001），成人・小児を対象とした第 II 相試験

（NAVIGATE），小児を対象とした第 I / II 相試験（SCOUT）がある。これらの試験のデータを
まとめた文献は 2 編あり，Drilon[23] らの報告（n＝55（悪性黒色腫 4 例））では，奏効率は 75%
で，治療後 1 年の時点で 71% が奏効を維持しており，55% の症例が無増悪を維持していた（無
再発生存期間は未達）。Hong[24] らの報告（n＝159（悪性黒色腫 7 例））では，奏効率は 79%（悪
性黒色腫は 43%）であり，奏効期間の中央値は 35.2 カ月（悪性黒色腫は未達）であった。

　KIT は膜受容体型チロシンキナーゼであり（図 1），悪性黒色腫においても KIT 遺伝子の変
異が MAPK や PI3K 経路を関した腫瘍の増殖や浸潤に関与している[25]。KIT 変異は，acral type，
mucosal type，high-CSD type で陽性率が高く，10-20% に認められる[25]。KIT 変異陽性の悪
性黒色腫を対象とした KIT 阻害薬の効果に関する文献は，2010 年以降で，第 II 相試験が 8 編
（ニロチニブ 5 編[26-30]，イマチニブ 3 編[31-33]）あった。また，マルチキナーゼ阻害薬（KIT 阻害
作用あり）を用いた第 II 相試験は 4 編（スニチニブ 3 編[34-36]，ダサチニブ 1 編[37]）あった。その
中で「NCCN ガイドライン」[21] で投与が推奨されているイマチニブを用いた臨床試験のデータ
を示す。Guo[31] らは，c-KIT 変異を有する Stage IV の悪性黒色腫を対象としてイマチニブを投
与する第 II 相試験を行った（n＝43）。奏効率は 23.3%，無増悪生存期間の中央値は 3.5 カ月，1
年生存率は 51.0% であり，特定の部位（エクソン 11，13）に変異があると奏効率が高い傾向が
みられた。Carvajal[32] らは，KIT 変異を有する Stage IV の悪性黒色腫を対象としてイマチニブ
を投与する多施設共同第 II 相試験を行った（n＝28）。奏効率は 16%，無増悪生存期間の中央値
は 12 カ月，全生存期間の中央値は 46.3 週間であり，特定のアレルに変異がある場合にのみ効
果があることが示唆された。Hodi[33] らは，KIT 変異（点変異 33%，増幅 46%，両者 21%）を
有する Stage IV の悪性黒色腫（mucosal, acral, high-CSD type）に対してイマチニブを投与す
る多施設共同第 II 相試験を行った（n＝25）。奏効率は 29%，無増悪生存期間の中央値は 3.7 カ
月，全生存期間の中央値は 12.9 カ月であり，KIT 変異群は増幅群と比較して，奏効率（53.8%
vs 0%），病勢コントロール率（77% vs 18%）が有意に高かったが，無増悪生存期間と全生存
期間には差がなかった。

　NRAS は BRAF の上流に位置し（図 1），NRAS 遺伝子の変異によって MAPK 経路の恒常的
な活性化が起こる。NRAS 変異陽性の悪性黒色腫に対して，NRAS をターゲットとした治療の
報告はなく，その下流の MEK をターゲットとしたビニメチニブ（MEK 阻害薬）による治療が
試みられている。NRAS 変異を有する悪性黒色腫を対象としたビニメチニブの効果に関する文
献は，2010 年以降で，第 II 相，第 III 相比較試験が 1 編ずつあった。Ascierto[38] らは，NRAS あ
るいは BRAF 変異が陽性の Stage III-IV の悪性黒色腫に対してビニメチニブを投与し，両群で
その効果を比較する第 II 相非ランダム化比較試験を行った（n＝71）。奏効率（20% vs 20%），
病勢コントロール率（63% vs 51%）に有意差はなかった。Dummer[39] らは，NRAS 変異を有
する Stage III C，IV の悪性黒色腫を対象として，ビニメチニブとダカルバジンを比較する第 III
相ランダム化比較試験（NEMO）を行った（n＝402）。ビニメチニブ群の奏効率が有意に高く
（41% vs 9%），無増悪生存期間を有意に延長し（2.8 カ月 vs 1.5 カ月），増悪のリスクを 38% 低
下させたが，全生存期間に差はなかった（11 カ月 vs 10.1 カ月）。

　KIT，NRAS，NTRK 変異を対象とした化学療法の効果を示す試験データはまだ充分とは言
えないが，既存の化学療法の効果が乏しい場合，あるいは副作用で投与が不能になった場合の
第 2 選択以降の化学療法として考慮してもよい。ただし，これらの遺伝子変異の検索にはがん
遺伝子パネル検査が必須であり，実際に変異が検出された場合でも，NTRK 融合遺伝子を対象

としたエヌトレクチニブ以外は本邦で保険適用がないため，治験や患者療養申出制度による受け皿試験などを利用する必要があり，治療のハードルは高い。

■文献

1) Elder DE, Barnhill RL, Bastian BC et al：Melanocytic tumours. WHO Classification of Skin Tumours（Elder DE, et al eds），4th ed, IARC Lyon, p65-152, 2018

2) Elder DE, Massi D, Scolyer R et al：WHO Classification of Skin Tumours, 4th Ed, Geneva, Switzerland, WHO Press：p66-152, 2018

3) Ashida A, Uhara H, Kiniwa Y et al：Assessment of BRAF and KIT mutations in Japanese melanoma patients. J Dermatol Sci 66：240-242, 2012

4) 芦田敦子：メラノーマの遺伝子異常．日皮会誌 128：1301-1308, 2018

5) Greaves WO, Verma S, Patel KP et al：Frequency and spectrum of BRAF mutations in a retrospective, single-institution study of 1112 cases of melanoma. J Mol Diagn 15：220-226, 2013

6) Dummer R, Hauschild A, Santinami M et al：Five-Year Analysis of Adjuvant Dabrafenib plus Trametinib in Stage III Melanoma. N Engl J Med 383：1139-1148, 2020

7) 中村泰大，浅井純，井垣浩ほか：皮膚悪性腫瘍ガイドライン第3版 メラノーマ診療ガイドライン 2019. 日皮会誌 129：1759-1843, 2019

8) Flaherty KT, Infante JR, Daud A et al：Combined BRAF and MEK inhibition in melanoma with BRAF V600 mutations. N Engl J Med 367：1694-1703, 2012

9) Robert C, Karaszewska B, Schachter J et al：Improved Overall Survival in Melanoma with Combined Dabrafenib and Trametinib. N Engl J Med 372：30-39, 2015

10) Long GV, Flaherty KT, Stroyakovskiy D et al：Dabrafenib plus trametinib versus dabrafenib monotherapy in patients with metastatic BRAF V600E/K-mutant melanoma：Long-term survival and safety analysis of a phase 3 study. Ann Oncol 28：1631-1639, 2017

11) Ascierto PA, McArthur GA, Dréno B et al：Cobimetinib combined with vemurafenib in advanced BRAF（V600）-mutant melanoma（coBRIM）：updated efficacy results from a randomised, double-blind, phase 3 trial. Lancet Oncol 17：1248-1260, 2016

12) Ascierto PA, Dummer R, Gogas HJ et al：Update on tolerability and overall survival in COLUMBUS：landmark analysis of a randomised phase 3 trial of encorafeniba plus binimetinib vs vemurafenib or encorafenib in patients with BRAF V600-mutant melanoma. Eur J Cancer 126：33-44, 2020

13) Robert C, Grob JJ, Stroyakovskiy D et al：Five-Year Outcomes with Dabrafenib plus Trametinib in Metastatic Melanoma. N Engl J Med 381：626-636, 2019

14) Takahashi A, Namikawa K, Nakano E et al：Real-world efficacy and safety data for dabrafenib and trametinib combination therapy in Japanese patients with BRAF V600 mutation-positive advanced melanoma. J Dermatol 47：257-264, 2020

15) Dummer R, Brase JC, Garrett J et al：Adjuvant dabrafenib plus trametinib versus placebo in patients with resected, BRAF（V600）-mutant, stage III melanoma（COMBI-AD）：exploratory biomarker analyses from a randomised, phase 3 trial. Lancet Oncol 21：358-372, 2020

16) Long GV, Hauschild A, Santinami M et al：Adjuvant Dabrafenib plus Trametinib in Stage III BRAF-Mutated Melanoma. N Engl J Med 377：1813-1823, 2017

17) Gutiérrez-Castañeda LD, Nova JA, Tovar-Parra JD：Frequency of mutations in BRAF, NRAS, and KIT in different populations and histological subtypes of melanoma：a systemic review. Melanoma Res 30：62-70, 2020

18) Forsythe A, Zhang W, Phillip Strauss U et al：A systematic review and meta-analysis of neurotrophic tyrosine receptor kinase gene fusion frequencies in solid tumors. Ther Adv Med Oncol 12：1758835920975613, 2020 doi：10.1177/17588359 20975613. eCollection 2020

19) Okamura R, Boichard A, Kato S et al：Analysis of NTRK alterations in pan-cancer adult and pediatric malignancies：Implications for NTRK-targeted therapeutics. JCO Precis Oncol 2018：PO.18.00183, 2018 doi：10.1200/PO.18.00183. Epub 2018 Nov 15.

20) Forschner A, Forchhammer S, Bonzheim I：NTRK gene fusions in melanoma：detection, prevalence and potential therapeutic implications. J Dtsch Dermatol Ges 18：1387-1392, 2020

21) NCCN Clinical Practice Guidelines in Oncology（NCCN Guidelines®）Melanoma：Cutaneous Version 1.2021-November 25, 2020

22) Drilon A, Siena S, Ou SI et al：Safety and Antitumor Activity of the Multitargeted Pan-TRK, ROS1, and ALK Inhibitor Entrectinib：Combined Results from Two Phase I Trials（ALKA-372-001 and STARTRK-1）. Cancer Discov 7：400-409, 2017

23) Drilon A, Laetsch TW, Kummar S et al：Efficacy of Larotrectinib in TRK Fusion-Positive Cancers in Adults and Children. N Engl J Med 378：731-739, 2018

24) Hong DS, DuBois SG, Kummar S et al：Larotrectinib in patients with TRK fusion-positive solid tumours：a pooled analysis of three phase 1/2 clinical trials. Lancet Oncol 21：531-540, 2020

25) 芦田敦子，木庭幸子，宇原久ほか：皮膚悪性腫瘍 —基礎と臨床の最新研究動向— 悪性黒色腫 悪性黒色腫の分子生物学 分子生物学 チロシンキナーゼ KIT. 日臨 71：134-138, 2013

26) Cho JH, Kim KM, Kwon M et al：Nilotinib in patients with metastatic melanoma harboring KIT gene aberration. Invest New Drugs 30：2008-2014, 2012

27) Lee SJ, Kim TM, Kim YJ et al：Phase II Trial of Nilotinib in Patients With Metastatic Malignant Melanoma Harboring KIT Gene Aberration：A Multicenter Trial of Korean Cancer Study Group (UN10-06). Oncologist 20：1312-1319, 2015

28) Carvajal RD, Lawrence DP, Weber JS et al：Phase II Study of Nilotinib in Melanoma Harboring KIT Alterations Following Progression to Prior KIT Inhibition. Clin Cancer Res 21：2289-2296, 2015

29) Delyon J, Chevret S, Jouary T et al：STAT3 Mediates Nilotinib Response in KIT-Altered Melanoma：A Phase II Multicenter Trial of the French Skin Cancer Network. J Invest Dermatol 138：58-67, 2018

30) Guo J, Carvajal RD, Dummer R et al：Efficacy and safety of nilotinib in patients with KIT-mutated metastatic or inoperable melanoma：final results from the global, single-arm, phase II TEAM trial. Ann Oncol 28：1380-1387, 2017

31) Guo J, Si L, Kong Y et al：Phase II, open-label, single-arm trial of imatinib mesylate in patients with metastatic melanoma harboring c-Kit mutation or amplification. J Clin Oncol 29：2904-2909, 2011

32) Carvajal RD, Antonescu CR, Wolchok JD et al：KIT as a therapeutic target in metastatic melanoma. JAMA 305：2327-2334, 2011

33) Hodi FS, Corless CL, Giobbie-Hurder A et al：Imatinib for melanomas harboring mutationally activated or amplified KIT arising on mucosal, acral, and chronically sun-damaged skin. J Clin Oncol 31：3182-3190, 2013

34) Mahipal A, Tijani L, Chan K et al：A pilot study of sunitinib malate in patients with metastatic uveal melanoma. Melanoma Res 22：440-446, 2012

35) Buchbinder EI, Sosman JA, Lawrence DP et al：Phase 2 study of sunitinib in patients with metastatic mucosal or acral melanoma. Cancer 121：4007-4015, 2015

36) Decoster L, Vande Broek I, Neyns B et al：Biomarker Analysis in a Phase II Study of Sunitinib in Patients with Advanced Melanoma. Anticancer Res 35：6893-6899, 2015

37) Kalinsky K, Lee S, Rubin KM et al：A phase 2 trial of dasatinib in patients with locally advanced or stage IV mucosal, acral, or vulvovaginal melanoma：A trial of the ECOG-ACRIN Cancer Research Group (E2607). Cancer 123：2688-2697, 2017

38) Ascierto PA, Schadendorf D, Berking C et al：MEK162 for patients with advanced melanoma harbouring NRAS or Val600 BRAF mutations：a non-randomised, open-label phase 2 study. Lancet Oncol 14：249-256, 2013

39) Dummer R, Schadendorf D, Ascierto PA et al：Binimetinib versus dacarbazine in patients with advanced NRAS-mutant melanoma (NEMO)：a multicentre, open-label, randomised, phase 3 trial. Lancet Oncol 18：435-445, 2017

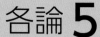

各論 5

食道癌

谷島　聡　鈴木　隆　島田英昭

Satoshi Yajima　Takashi Suzuki　Hideaki Shimada

要旨

　食道扁平上皮癌の腫瘍マーカーとして一般的に SCC 抗原，CEA，p53 抗体，CYFRA21-1 が用いられているが CYFRA21-1 は保険適用とはなっていない。SCC 抗原，CEA に比べて p53 抗体は比較的早期に陽性となるため診断補助として有用である。CEA は扁平上皮癌においては偽陽性率が高く利用価値は低い。食道腺癌では胃癌と同様に CEA，CA19-9 の 2 種類の腫瘍マーカーが有用である。SCC 抗原，p53 抗体，CYFRA21-1 は特に治療後のモニタリングに有用と考えられる。

キーワード

　食道癌，腫瘍マーカー，SCC 抗原，CYFRA21-1，p53 抗体

はじめに

　血液腫瘍マーカーは簡便な検査であり，癌の存在診断，再発リスクの予測，治療効果予測，術後再発のモニタリングなどに広く利用されている[1]。しかし，食道癌における腫瘍マーカーの有用性を検証した研究は少ないため具体的な根拠が乏しい。2017 年の食道癌診療ガイドラインでは「治療により一旦完治が得られた患者において，腫瘍マーカー（CEA，SCC 抗原など）の定期的な測定を行うことを推奨するか？」との CQ に対して「定期的な測定を行うことを弱く推奨する（合意率 90％［18/20］，エビデンスの強さ D）」と記載されている[2]。食道扁平上皮癌の腫瘍マーカーとして SCC 抗原，CEA，p53 抗体の 3 種類が保険適用となっているが，CYFRA21-1 は保険適用ではない（表 1）。

表 1　食道扁平上皮癌における腫瘍マーカーの臨床病理学的意義

腫瘍マーカー	相関関係の有無				
	予後	治療感受性	T	N	M
SCC 抗原	あり	傾向あり	あり	あり	あり
p53 抗体	なし	あり	あり	あり	なし
CEA	なし	なし	なし	なし	なし
CYFRA21-1	あり	傾向あり	あり	あり	傾向あり

CQ 1　食道扁平上皮癌の診断に腫瘍マーカー検査を推奨するか？

Answer

　食道扁平上皮癌において SCC 抗原，p53 抗体は陽性率が高いため診断補助として検査することを強く推奨する。（推奨グレード C1）

解　説

　各種腫瘍マーカー陽性率を図 1 に示す[3]。全体として陽性率が高いのは SCC 抗原であるが，Stage I においては p53 抗体の陽性率が最も高い。両者とも各 Stage での陽性率は，Stage と正の相関関係を示し Stage III あるいは Stage IV では 30％以上の陽性率である。偽陽性率は両者とも 5％未満である。

　食道癌では過半数の症例で何らかの p53 遺伝子機能異常が認められており変異型 p53 タンパクにより癌患者血清中に p53 抗体が出現する。p53 遺伝子異常は発癌の初期段階から認められることより，早期癌の診断としても有用である[4,5]。

　食道扁平上皮癌の診断において腫瘍マーカーとして第 1 選択は SCC 抗原を推奨し，第 2 選択として p53 抗体を推奨する。無症状の対象者における食道癌スクリーニング検査としての腫瘍マーカーの有用性に関する根拠はない。

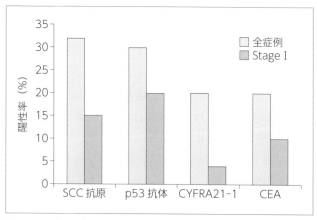

図1　食道扁平上皮癌における各種腫瘍マーカー陽性率の比較

　CEA は食道扁平上皮癌でも 20-30％の陽性率を示すが，SCC 抗原あるいは p53 抗体に比較して全体の陽性率も Stage I での陽性率も低く偽陽性率も高いため有用性は低い。CEA の偽陽性の原因としては，食道癌患者で頻度が高いと思われる喫煙，加齢，肝疾患などの影響があるので注意が必要である。また，臨床病理学的因子や治療後の予後との関連性も低く悪性度の評価という観点でも有用性は低い。

　CYFRA21-1 は，食道癌に対して保険適用となっていないが，肺癌（特に肺扁平上皮癌），子宮頸癌などで利用されていることから，食道扁平上皮癌においても実臨床で広く利用されている。早期癌での陽性率は低いが，進行癌では 20-30％前後の陽性率を示す。SCC 抗原と同様に腫瘍容量に依存する蛋白であるので Stage の進行とともに陽性率が高くなる[6]。CYFRA21-1 の半減期は 2〜3 時間前後なので鋭敏に変化する。なお，肺炎，肺結核，気管支拡張症などの組織障害がある場合にも値が上昇するため偽陽性に留意が必要である[7]。

CQ 2　食道腺癌の診断で推奨される腫瘍マーカー何か？

Answer

CEA，CA19-9，p53 抗体の 3 種類の腫瘍マーカーを強く推奨する。(推奨グレード C1)

解　説

　基本的には，胃腺癌における腫瘍マーカーと同様で，CEA，CA19-9 の 2 種類の腫瘍マーカーが有用である[8]。いずれも腫瘍の進展とともに陽性率が上昇して，stage との相関ならびに生命予後との相関を認める[9]。p53 抗体は胃腺癌では保険適用ではないが，食道腺癌は p53 抗体の保険適用内であり，扁平上皮癌と同様に有用であることから推奨できる[10, 11]。

CQ 3 食道癌治療後のモニタリングに腫瘍マーカー検査を推奨するか？

Answer

SCC 抗原は半減期が短いため治療後早期のモニタリングに利用することを強く推奨する。p53 抗体は微量の抗原にも反応することから治療後の微小残存癌細胞のモニタリングに利用することを弱く推奨する。CEA は偽陽性率が高いことからモニタリングに利用しないことを弱く推奨する。（推奨グレード C1）

解 説

治療後のモニタリングでは，半減期を十分に考慮する必要がある。SCC 抗原の半減期は 2～3 時間なので治療経過を反映して鋭敏に変化するが CEA の血中濃度の半減期は 7 日間である。

SCC 抗原は正常な扁平上皮にも存在しているため，アトピー性皮膚炎や天疱瘡，乾癬などの皮膚疾患，気管支喘息や気管支炎，肺炎，結核などの肺疾患，腎不全，透析患者，長年の喫煙者などでも陽性となる。また，肝細胞や胸腺細胞にも発現するため，肝炎，肝硬変，胸腺腫瘍でも陽性となる。さらに，SCC 抗原には日内変動があり 1 日約 25% 程度の変動をすることに留意する必要がある。

p53 抗体の半減期は一般的な IgG 抗体の半減期と同様で 30 日程度[12]と長いため治療後のモニタリングでは 1 カ月に 1 回程度の検査が適切であると思われる。根治手術後の p53 抗体価は低下することが多く，術後に p53 抗体が低下しない症例では再発リスクが高い。微量の抗原にも反応することから，治療後の微小残存癌細胞に対しても抗体は持続的に陽性を呈し陰性化しないことより治療経過を判定できる腫瘍マーカーと考えられている[13-15]。p53 抗体は，p53 遺伝子異常を有するほかの癌種でも陽性となることに注意が必要である。特に食道癌を有する典型的な高齢男性においては，重複癌の可能性が高いことに注意が必要である。半減期が長く個体差があることから推奨レベルを「弱く推奨」とした。

CEA は偽陽性率が高いこと，食道扁平上皮癌でのモニタリングに関する論文がないことからモニタリングに利用しないことを弱く推奨する。

CQ 4 腫瘍マーカーは予後を反映するか？

Answer

治療開始前に SCC 抗原や CYFRA21-1 が陽性である症例は予後不良である。p53 抗体は予後を反映しない。（推奨グレード C1）

食道癌手術症例においては，SCC 抗原陽性例は陰性例に比較して有意に予後不良である。ステージ別に予後を比較しても陽性例は陰性例に比較して予後不良であり，独立した予後不良因子である[16-19]。CYFRA21-1 についても同様の傾向であり，陽性症例は陰性症例に比較して有意に予後不良である[19, 20]。p53 抗体陽性例は進行度と関連するが独立した予後不良後因子ではない。ただし，抗体高値症例（10 U/mL 前後以上）では，予後不良の傾向があった[21-23]。この傾向は放射線化学療法施行症例でも同様である[24-26]。

■文献

1) Toh Y, Kitagawa Y, Kuwano H et al：A nation-wide survey of follow-up strategies for esophageal cancer patients after a curative esophagectomy or a complete response by definitive chemoradiotherapy in Japan. Esophagus 13：173-181, 2016

2) 日本食道学会 編：食道癌診療ガイドライン. 2017年版, 金原出版, 東京, 2017.

3) Shimada H, Yajima S, Oshima Y et al：Impact of serum biomarkers on esophageal squamous cell carcinoma. Esophagus 9：131-140, 2012

4) Shimada H, Takeda A, Arima M et al：Serum p53 antibody is a useful tumor marker in superficial esophageal squamous cell carcinoma. Cancer 89：1677-1683, 2000

5) Kunizaki M, Hamasaki K, Wakata K et al：Clinical Value of Serum p53 Antibody in the Diagnosis and Prognosis of Esophageal Squamous Cell Carcinoma. Anticancer Res 38：1807-1813, 2018 doi：10.21873/anticanres.12419. PMID：29491120.

6) Mei X, Zhu X, Zuo L et al：Predictive significance of CYFRA21-1, squamous cell carcinoma antigen and carcinoembryonic antigen for lymph node metastasis in patients with esophageal squamous cancer. Int J Biol Markers 34：200-204, 2019 doi：10.1177/1724600819847999. Epub 2019 May 15. PMID：31088185.

7) Okamura K, Takayama K, Izumi M et al：Diagnostic value of CEA and CYFRA 21-1 tumor markers in primary lung cancer. Lung Cancer 80：45-49, 2013 doi：10.1016/j.lungcan.2013.01.002. Epub 2013 Jan 23. PMID：23352032

8) Shimada H, Noie T, Ohashi M et al：Clinical significance of serum tumor markers for gastric cancer：a systematic review of literature by the Task Force of the Japanese Gastric Cancer Association. Gastric Cancer 17：26-33, 2014

9) Jing JX, Wang Y, Xu XQ et al：Tumor Markers for Diagnosis, Monitoring of Recurrence and Prognosis in Patients with Upper Gastrointestinal Tract Cancer. Asian Pac J Cancer Prev 15, 10267-10272, 2014

10) Xu YW, Chen H, Guo HP et al：Combined detection of serum autoantibodies as diagnostic biomarkers in esophagogastric junction adenocarcinoma. Gastric Cancer 22：546-557, 2019 doi：10.1007/s10120-018-0894-y

11) Shimada H, Nagata M, Cho A et al：Long-term monitoring of serum p53 antibody after neoadjuvant chemotherapy and surgery for esophageal adenocarcinoma：report of a case. Surg Today 44：1957-1961, 2014

12) 天野邦彦, 隈元謙介, 桑原公亀ほか：血清抗 p53 抗体の大腸癌治療モニタリングマーカーとしての有用性の検討. 癌と化療 39：2170-2172, 2012

13) Shimada H, Shiratori T, Takeda A et al：Perioperative changes of serum p53 antibody titer is a predictor for survival in patients with esophageal squamous cell carcinoma. World J Surg 33：272-277, 2009 doi：10.1007/s00268-008-9821-4. PMID：19052812.

14) Kochi R, Yajima S, Nanami T et al：Five-year postsurgical monitoring of serum p53 antibody for locally advanced esophageal squamous cell carcinoma. Clin J Gastroenterol 11：278-281, 2018 doi：10.1007/s12328-018-0839-3. Epub 2018 Mar 1. PMID：29497977.

15) Yamashita K, Makino T, Tanaka K et al：Peritherapeutic Serum p53 Antibody Titers are Predictors of Survival in Patients with Esophageal Squamous Cell Carcinoma Undergoing Neoadjuvant Chemotherapy and Surgery. World J Surg 41：1566-1574, 2017 doi：10.1007/s00268-017-3894-x. PMID：28108772.

16) Shimada H, Nabeya Y, Okazumi S et al：Prediction of survival with squamous cell carcinoma antigen in patients with resectable esophageal squamous cell carcinoma. Surgery 133：486-494, 2003

17) Wu LL, Liu X, Huang W et al：Preoperative squamous cell carcinoma antigen and albumin serum levels predict the survival of patients with stage T1-3N0M0 esophageal squamous cell carcinoma：

a retrospective observational study. J Cardiothorac Surg 15：115, 2020 doi：10.1186/s13019-020-01163-6. PMID：32456707；PMCID：PMC7249314.

18）Yang Y, Huang X, Zhou L et al：Clinical use of tumor biomarkers in prediction for prognosis and chemotherapeutic effect in esophageal squamous cell carcinoma. BMC Cancer 19：526, 2019 doi：10.1186/s12885-019-5755-5. PMID：31151431；PMCID：PMC6544972.

19）Cao X, Zhang L, Feng GR et al：Preoperative Cyfra21-1 and SCC-Ag serum titers predict survival in patients with stage II esophageal squamous cell carcinoma. J Transl Med 10：197, 2012

20）Shimada H, Nabeya Y, Okazumi S et al：Prognostic significance of CYFRA 21-1 in patients with esophageal squamous cell carcinoma. J Am Coll Surg 196：573-578, 2003

21）Suzuki T, Yajima S, Ishioka N et al：Prognostic significance of high serum p53 antibody titers in patients with esophageal squamous cell carcinoma. Esophagus 15：294-300, 2018

22）Suzuki T, Yajima S, Okumura A et al：Clinical impact of preoperative serum p53 antibody titers in 1487 patients with surgically treated esophageal squamous cell carcinoma：a multi-institutional study. Esophagus 18：65-71, 2021

23）Shimada H, Nabeya Y, Okazumi S et al：Prognostic significance of serum p53 antibody in patients with esophageal squamous cell carcinoma. Surgery 132：41-47, 2002

24）Shimada H, Kitabayashi H, Nabeya Y et al：Treatment response and prognosis of patients after recurrence of esophageal cancer. Surgery 133：24-31, 2003

25）Blanchard P, Quero L, Pacault V et al：Prognostic significance of anti-p53 and anti-KRas circulating antibodies in esophageal cancer patients treated with chemoradiotherapy. BMC Cancer 12：119, 2012

26）Suzuki T, Okamura A, Watanabe M et al：Neoadjuvant Chemoradiotherapy with Cisplatin Plus Fluorouracil for Borderline Resectable Esophageal Squamous Cell Carcinoma. Ann Surg Oncol 27：1510-1517, 2020 doi：10.1245/s10434-019-08124-x. Epub 2019 Dec 9. PMID：31820213.

各論6

胃　癌

八代正和

Masakazu Yashiro

要旨

　腫瘍マーカーは胃癌診療の補助ツールとして汎用されている。胃癌特異的なマーカーがなく，腫瘍マーカーの癌診断能は低いが，再発や治療モニターとしての有効性は高い。血清腫瘍マーカーは単独では感度が低いため，組み合わせて測定されることも多い。また，患者の臨床病理学的背景や保険適用を考慮して使い分けることも必要である。血清腫瘍マーカーの他に，HER2，MSI，腹腔内洗浄細胞診が胃癌診療に重要なマーカーである。また最近，がん遺伝子パネル検査やリキッドバイオプシーが胃癌診療の補助マーカーとして注目されている。

キーワード

　胃癌，腫瘍マーカー，再発治療モニター，癌分子標的治療

はじめに

　腫瘍マーカーは癌細胞が発現や産生する物質を同定することで癌の存在・量・性質を判断する指標であり，胃癌の診療補助ツールとして汎用されている（表1）。胃癌特異的な腫瘍マーカーがないため存在診断としての意義は小さいが，予後再発予測，治療法選択，治療効果予測に有用である[1,2]。また，近年のゲノム解析技術の進歩により，がん遺伝子パネル検査や，DNA，RNA，エキソソームレベルの新規分子腫瘍マーカーが報告されている。胃癌マーカーについて主にクリニカルクエスチョン形式で記載する。

表1　胃癌腫瘍マーカーの種類

Ⅰ．血清マーカー*
　1．癌胎児性抗原：CEA（carcinoembryonic antigen）
　2．シアリルルイス A グループ：CA19-9（carbohydrate antigen），CA50
　3．シアリル Tn グループ：CA72-4，STN（sialyl Tn antigen）
　4．シアリル Lex グループ：SLX，NCC-ST-439（national cancer center-stomach-439）
　5．ムチン抗原グループ：CA125，AFP（alfa-fetoprotein）
Ⅱ．胃癌リスク検診（ヘリコバクターピロリ抗体検査/血清ペプシノゲン値）*
Ⅲ．組織マーカー
　1．HER2（human epidermal growth factor receptor-2）*
　2．PD-1（programmed cell death protein 1）/PDL1（PD1 Ligand 1）
Ⅳ．MSI（microsatellite instability）診断*
Ⅴ．腹腔内洗浄細胞診*
Ⅵ．がん遺伝子パネル検査*
　1．OncoGuide™NCC オンコパネルシステム
　2．FoundationOne CDx がんゲノムプロファイル
Ⅶ．リキッドバイオプシー
　1．末梢循環腫瘍細胞（CTC）
　2．ctDNA
　3．エクソソーム

*保険収載あり。

Ⅰ　血清腫瘍マーカー

1）CEA

　癌胎児性抗原（CEA：Carcinoembryonic antigen）は1965年 Gold と Freeman[3] により同定された糖蛋白である。胃癌の陽性率は1-4割と報告され2割台の報告が多い。病期が進むに従い陽性率が高くなり，StageⅠ胃癌の CEA 陽性率は1割程度で，StageⅣ胃癌の CEA 陽性率は4割程度となる[4]。CEA は臓器特異性が低いため早期診断スクリーニングには適していない。一方，進行胃癌の予後因子であり，術後の再発予測因子である[5]ことから術前 CEA 値が高い患者は CEA フォローが有用である。また CEA 値は腫瘍深達度，分化型，リンパ節転移，漿膜浸潤，脈管浸潤と関連がある[4]。半減期は約7日間と長く，治療効果を見るためには2週間以上経過後に測定すべきである。

2) CA19-9

CA19-9（carbohydrate antigen 19-9）は，1979 年 Koprowski ら[6]によって同定された。胃癌全体の陽性率は 2-4 割で 2 割台の報告が多い。病期別では Stage が進むにしたがって陽性率が高くなる[4]。胃癌の分化度，腫瘍径，腹膜転移，進行度，リンパ節転移[5]に相関する。また予後因子として有用であり，再発判定にも有用とされる[5]。化学療法時の CA19-9 値の変動は治療効果と相関し，化学療法モニターとして有用である[9]。胃癌の陽性率は膵癌や胆管癌に比べると低く，CEA など他のマーカーと併用されることが多い。半減期は 12 時間と短い。

3) CA72-4

癌関連 72-4 抗原（CA72-4：carbohydrate antigen 72-4）の胃癌陽性率は約 3 割（15-70%）である[4]。CEA，CA19-9 に比し特異度が高い[4]。リンパ節転移，漿膜浸潤，腹膜播種，未分化型，Stage III・IV で陽性率が高く，CEA と異なり未分化型胃癌，特にスキルス胃癌や腹膜播種症例に高い陽性率を示す[14]。CA72-4 単独は胃癌再発の感度が 35% であるが，CEA あるいは CA19-9 と組み合わせで感度が 62% となり[5]，特異度を損ねることなく陽性率が高い[7]。

4) STN（sialyl Tn antigen）

STN は深達度の深い腫瘍，脈管侵襲，および腹膜播種症例に高率に上昇するとされている。胃癌全体の陽性率は約 3 割で，組織学的進行度が進むにつれて陽性率も高くなり，stage IV では約 6 割とされる。

5) CA125（carbohydrate antigen 125）

CA125 値は，1981 年 Bast ら[8]がヒト卵巣漿液性腺癌患者の腹水培養系より作成したモノクローナル抗体によって認識される癌性糖鎖抗原で，腹膜転移に対する感度 40%，特異度 90% で，他の腫瘍マーカーに比べ診断能が高い[4]。CA125 は腹膜炎で上昇することから，胃癌の漿膜への露出，腹膜転移，遠隔転移を反映しやすく，Stage IV および非切除例で高値を示す。初診時の腹膜転移に対する CA125 の感度は 46% とされ[9]，さらに予後にも相関する[10]。半減期 5 日。

6) NCC-ST-439（national cancer center-stomach-439）

ヒト胃癌細胞株 St-4 を用いて作成されたモノクローナル抗体[19]により認識される II 型糖鎖。SLX（sialyl Lewis X antigen）と互いに相関があり，一方 ErbB-2 タンパクと逆相関する。胃癌全体の陽性率は 17.7% で，Stage I／II は 0%，Stage III／IV 20-30% とされる。偽陽性が少ない。シアリル Lex グループである。

7) AFP（α-fetoprotein）

Abelev ら[11]により 1963 年発見された胎児性蛋白で，胃癌における陽性症例が散見される[12]。陽性率は 2-5%。AFP 上昇がみられた胃癌の 7 割に肝転移を認める。AFP 産生胃癌は，髄様型，2 型に多く肝転移を起こし易いことから，AFP 値は胃癌肝転移の診断補助に用いられる。半減期 5-7 日。

8) その他

NSE（neuron specific enolase）は胃小細胞癌に高値で，hCG（humanchorionic gonadotropin）は絨毛癌に高値である。

表2 ABC（D）分類と胃癌リスク検診

区分	ピロリ菌	ペプシノーゲン	胃癌発症リスク	胃内視鏡
A	−	−	極めて低い	
B	+	−	あり	最低3年に1回
C	+	+	高い	最低2年に1回
D	−	+	極めて高い	毎年

Ⅱ 胃癌リスク検診（ABC（D）検診）：ヘリコバクターピロリ抗体検査/血清ペプシノゲン値

ABC（D）検診（胃癌リスク検診）とは，血液検査にてヘリコバクターピロリ菌感染（血清ピロリ菌 IgG 抗体検査値）と胃粘膜萎縮（血清ペプシノゲン値）を判定し，その組み合わせにより胃癌危険度を4分類して胃癌発症リスク判定し精密検査（胃内視鏡）を勧奨する検診である[13]（表2）。ただし，ペプシノゲン法やピロリ菌抗体による癌検診は死亡率減少のエビデンスに乏しく，胃癌検診には画像診断の併用が必要である。

Ⅲ 癌組織診断

1) HER2 (Human epidermal growth factor receptor-2)

HER2 は細胞分化増殖シグナルに関与している。免疫組織化学染色（IHC）法や FISH（fluorescence in situ hybridization）あるいは DISH（dual color in situ hybridization）法にて，胃癌の約2割に HER2 遺伝子の増幅や HER2 蛋白の過剰発現を認める[14]。HER2 陽性は分化型胃癌や胃食道接合部癌に多い。胃癌は乳癌に比し腫瘍内 HER2 不均一性が多い。胃癌治療ガイドラインは HER2 陽性例にトラスツズマブと XP 療法（カペシタビン＋シスプラチン）の併用を推奨している。

2) PD-1 (programmed cell death protein 1) / PDL1 (programmed cell death protein 1 ligand 1)

免疫チェックポイント阻害剤投与の判定に免疫組織化学試験による PD-1 や PDL1 発現の明らかな有用性は見いだされなかった。

Ⅳ MSI 診断

DNA ミスマッチ修復遺伝子異常によるマイクロサテライト不安定性（microsatellite instability：MSI）は，散発性胃癌の発癌機構の一つとされる。胃癌における MSI-High の頻度は The Cancer Genome Atlas 研究では5-22％とされる[15,16]。胃癌治療ガイドラインはがん化学療法後に増悪した進行・再発の MSI-High 胃癌に抗 PD-1 抗体薬「キイトルーダ」（一般名：ペムブロリズマブ）の単剤投与を推奨している。

各論

6

胃

癌

Ⅴ 腹腔洗浄細胞診

　腹膜転移は漿膜面に浸潤した癌細胞が腹腔内に遊離し腹膜に着床・増殖する現象である。腹腔洗浄細胞診（peritoneal cytology：CY）は腹腔内遊離癌細胞の存在診断に有効な方法である。CY陽性は腹膜再発と有意に相関するため[17,18]，CY陽性症例は胃癌取扱い規約でStageⅣである。洗浄細胞診の正診率は40-70%前後。スキルス胃癌は他の胃癌と比較してCY陽性率が有意に高率である[19]。一方，血中あるいは洗浄腹水中の腫瘍マーカー値と腹膜転移とのエビデンスは乏しい。

Ⅵ がん遺伝子パネル検査（総説1：遺伝子パネル検査　参照）

　「OncoGuide™NCCオンコパネルシステム」，「FoundationOne CDxがんゲノムプロファイル」の2種類が国内で保険適用となっている。これらのがん遺伝子パネル検査は，癌組織の異常遺伝子を特定することで薬の有効性や安全性を予測するコンパニオン診断システムで，がん個別化医療における癌分子標的治療薬など癌治療薬選択のための検査である。免疫チェックポイント阻害薬の適応判定も兼ねている。

Ⅶ リキッドバイオプシー（Liquid Biopsy）

　血液中の癌成分を同定する方法。その臨床的意義は研究段階であるが，新たなバイオマーカー測定手技として有望視されている。

1）末梢循環腫瘍細胞（circulating tumour cell：CTC）

　CTCとは癌患者の血中を循環する腫瘍細胞で，CTC同定検査は癌患者の予後や転移予測，抗癌剤治療効果判定などに有用性が期待されている。

2）ctDNA（circulating tumor DNA）

　血液中に遊離した癌細胞由来のDNA断片のことで，癌の診断や予後，治療奏効性の予測に有用とされる。

3）エクソソーム

　細胞から分泌される30-100 nmの分泌型膜小胞で，蛋白質，mRNA，miRNA（マイクロRNA）が含まれている。胃癌に特徴的なエクソソームがいくつか報告されている[20]。

CQ 1 　胃癌診療に推奨される腫瘍マーカー（組み合わせ）は何か？

Answer

　CEA，CA19-9，CA72-4，STN，SLX，NCC-ST-439の中から2〜3項目の組み合わせを選ぶことを弱く推奨する。(推奨グレード B)

表3 腫瘍マーカーの検体検査実施料と悪性腫瘍特異物質治療管理料

検査項目	検体検査実施料* (悪性腫瘍であることが強く疑われる患者)		悪性腫瘍特異物質治療管理料** (悪性腫瘍であると既に診断が確定した患者)
	1項目の場合	2項目以上の場合	
CEA	102点	2項目 230点 3項目 290点 4項目以上 408点	1項目 360点 2項目以上 400点 初回月加算 150点
CA19-9	127点		
CA72-4	146点		
STN	146点		
SLX	148点		
NCC-ST-439	118点		

*腫瘍マーカー検体検査実施料は，悪性腫瘍が強く疑われた場合に，悪性腫瘍の診断までの間に1回を限度として算定される。

**悪性腫瘍特異物質治療管理料は，悪性腫瘍確定患者に腫瘍マーカー検査結果に基づいて行った治療管理に，月1回に限り算定される。

解 説

胃癌の血清腫瘍マーカーは，CEA，CA19-9，CA72-4，CA125，STN，SLX，NCT-ST-439，AFPなどが有用とされているが[21]，これらの中で保険適用のマーカーはCEA，CA19-9，CA72-4，STN，SLX，NCC-ST-439である。いずれのマーカーも単独では胃癌に対する感度が十分ではなく，また胃癌多様性のため産生マーカーも多種であることから，複数の組み合わせを推奨する。複合糖鎖（CEA）とI型糖鎖（CA19-9）との組み合わせが一般的であるが，胃癌患者背景も考慮して抗原性が異なり，相関性の低い2～3項目の組み合わせを選ぶことが良い。ただし，腫瘍マーカーの組み合せは感度をあげるが特異度は低下する。また，検体検査実施料と悪性腫瘍特異物質治療管理料を考慮することも必要である（表3）。

CQ 2 胃癌の発癌リスク判定に推奨されるマーカーは何か？

Answer

血清ピロリ菌IgG抗体検査と血清ペプシノゲン値測定による胃癌リスク検診を発癌リスク判定として弱く推奨する。(推奨グレードB)

解 説

ヘリコバクターピロリ菌感染と胃粘膜萎縮が胃癌発生の危険因子であることから，血清ピロリ菌IgG抗体検査値と血清ペプシノゲン値をマーカーとした胃癌発癌リスク判定を弱く推奨する[22]。しかしながら，ヘリコバクターピロリ抗体，ペプシノゲン法，あるいはその併用法は死亡率減少効果のエビデンスが不十分であるため対策型検診として実施することは勧められない[23, 24]。

CQ 3　胃癌の早期発見に有用なマーカーはどれか？

Answer

胃癌早期診断目的の腫瘍マーカー検査は推奨しない。（推奨グレード C2）

解　説

　腫瘍マーカーは診断感度や特異度が低く早期胃癌診断には効力を発揮しない[25]。特に，胃癌特異的なマーカーがないこと，および Stage I の陽性率が低いことから早期胃癌発見の有用性が確立された腫瘍マーカーはなく，早期胃癌診断目的の腫瘍マーカー検査は推奨しない。なお，術後再発の早期発見には有用である。

CQ 4　胃癌の進行度（Stage 分類）に有用なマーカーはどれか？

Answer

胃癌の進行度判断目的の腫瘍マーカー検査は推奨しない。（推奨度なし）

解　説

　胃癌 Stage 分類において腫瘍マーカー値は参考にとどめるべきである。ただし，CEA 高値例はリンパ節転移や腹膜転移合併が多く，CA72-4 陽性例は Stage IV が多いことから，早期胃癌と診断された症例でも腫瘍マーカー高値例は進行癌を疑う必要はある[4]。

CQ 5　胃癌の予後予測に有用なマーカーは何か？

Answer

胃癌の予後予測検査の一つとして腹腔洗浄細胞診を強く推奨する。（推奨グレード A）

解　説

　胃癌術後の予後予測に腹腔洗浄細胞診（CY）は有効であり Stage 分類項目に含まれている[26]。一方，血清腫瘍マーカーは胃癌患者予後との有意な相関性は示されていない[21, 27]。

CQ 6 胃癌の術後再発フォローのマーカーは何か？

Answer

胃癌の術後再発フォローに血清腫瘍マーカー測定を弱く推奨する。(推奨グレード B)

解 説

　胃癌術後再発モニタリングに CEA，CA19-9，CA72-4，CA125，AFP が有用とされる[21]。画像診断で再発が発見されるよりも数カ月前から血清腫瘍マーカー上昇症例があるため，術前血清腫瘍マーカー高値で術後も正常値にならない症例や再上昇する場合は再発を疑い画像診断精査をすすめる[4]。術後3年間は3カ月から半年間のフォローで，4年目以降は半年から1年ごとのフォローでよいとされる。CEA はリンパ節転移や肝転移，CA19-9 はリンパ節転移，AFP は肝転移，CA125 は腹膜転移に上昇しやすい。ただし，術後再発フォローアップによる予後改善の科学的根拠は乏しい。

CQ 7 胃癌の治療法選択に有用なマーカーは何か？

Answer

胃癌抗癌剤選択に胃癌組織 HER2 検査を強く推奨する。(推奨グレード A)

解 説

　胃癌組織 HER2 検査は化学療法選定に有用である[21]。ToGA 試験の結果，HER2 陽性の切除不能な進行再発胃癌患者に対するトラスツズマブを含む化学療法が新たな標準治療となったことにより，化学療法施行前に HER2 検査を行うことが胃癌ガイドラインで推奨されている。また，免疫チェックポイント阻害剤ペムブロリズマブ投与の判定に胃癌組織 MSI 検査が有用とされている[28]。一方，血清マーカーと治療法との関連性はなく治療法選択に有用な血清マーカーはない。

CQ 8 胃癌の治療効果判定に有用な腫瘍マーカーは何か？

Answer

胃癌の治療効果判定のための腫瘍マーカー測定は推奨しない。（推奨度なし）

解 説

　胃癌取扱い規約や胃癌治療ガイドラインは，「治療奏効率判定は腫瘍縮小率が基準であり腫瘍マーカーは参考に留める」と記載している[21]。

CQ 9 胃癌の分子標的阻害剤選択に「がん遺伝子パネル検査」は有用か？

Answer

分子標的阻害剤選択にがん遺伝子パネル検査が期待される。（推奨グレード C1）

解 説

　がん遺伝子パネル検査として「OncoGuide™NCC オンコパネルシステム」および「FoundationOne CDx がんゲノムプロファイル」の２種類が保険適用となり，新規治療薬選定のコンパニオン検査の一つとして期待される[29]。しかし，胃癌において「がん遺伝子パネル検査」の予後比較試験は行われていない。大規模臨床試験に基づく「がん遺伝子パネル検査」の検証が必要である[30]。

おわりに

　腫瘍マーカー検査は用途が広く，迅速，安価のため胃癌診療に汎用されている。しかし一方で，胃癌特異的なマーカーはなくまた偽陽性も多いため腫瘍存在判断に難渋することもある。腫瘍マーカーの利点と欠点を十分把握し，有効な臨床応用に努めなければならない。今後，胃癌特異性の高い腫瘍マーカーの開発を期待する。

■ 文献

1) Cristescu R, Lee J, Nebozhyn M et al：Molecular analysis of gastric cancer identifies subtypes associated with distinct clinical outcomes. Nat Med 21：449-456, 2015

2) Matsuoka T, Yashiro M：Biomarkers of gastric cancer：Current topics and future perspective. World J Gastroenterol 24：2818-2832, 2018

3) Gold P, Freedman SO：Demonstration of Tumor-Specific Antigens in Human Colonic Carcinomata by Immunological Tolerance and Absorption Techniques. J Exp Med 121：439-462, 1965

4) Shimada H, Noie T, Ohashi M et al：Clinical significance of serum tumor markers for gastric cancer：a systematic review of literature by the Task Force of the Japanese Gastric Cancer Association. Gastric Cancer 17：26-33, 2014

5) Takahashi Y, Takeuchi T, Sakamoto J et al：The usefulness of CEA and/or CA19-9 in monitoring for recurrence in gastric cancer patients：a prospective clinical study. Gastric Cancer 6：142-145, 2003

6) Koprowski H, Steplewski Z, Mitchell K et al：Colorectal carcinoma antigens detected by hybridoma antibodies. Somatic Cell Genet 5：957-971, 1979

7) Chen XZ, Zhang WK, Yang K et al：Correlation between serum CA724 and gastric cancer：multiple analyses based on Chinese population. Mol Biol Rep 39：9031-9039, 2012

8) Bast RC, Jr., Feeney M, Lazarus H et al：Reactivity of a monoclonal antibody with human ovarian carcinoma. J Clin Invest 68：1331-1337, 1981

9) Emoto S, Ishigami H, Yamashita H et al：Clinical significance of CA125 and CA72-4 in gastric cancer with peritoneal dissemination. Gastric Cancer 15：154-161, 2012

10) Hwang GI, Yoo CH, Sohn BH et al：Predictive value of preoperative serum CEA, CA19-9 and CA125 levels for peritoneal metastasis in patients with gastric carcinoma. Cancer Res Treat 36：178-181, 2004

11) Abelev GI, Perova SD, Khramkova NI et al：Production of embryonal alpha-globulin by transplantable mouse hepatomas. Transplantation 1：174-180, 1963

12) Bourreille J, Metayer P, Sauger F et al：［Existence of alpha feto protein during gastric-origin secondary cancer of the liver］. Presse Med 78：1277-1278, 1970

13) Uemura N, Okamoto S, Yamamoto S et al：Helicobacter pylori infection and the development of gastric cancer. N Engl J Med 345：784-789, 2001

14) Matsuoka T, Yashiro M：Recent advances in the HER2 targeted therapy of gastric cancer. World J Clin Cases 3：42-51, 2015

15) The Cancer Genome Atlas Research Network：Comprehensive molecular characterization of gastric adenocarcinoma. Nature 513：202-209, 2014

16) Shitara K, Özgüroğlu M, Bang YJ et al：KEYNOTE-061 investigators. Pembrolizumab versus paclitaxel for previously treated, advanced gastric or gastro-oesophageal junction cancer（KEYNOTE-061）：a randomised, open-label, controlled, phase 3 trial. Lancet 392：123-133, 2018

17) Pecqueux M, Fritzmann J, Adamu M et al：Free intraperitoneal tumor cells and outcome in gastric cancer patients：a systematic review and meta-analysis. Oncotarget 6：35564-35578, 2015

18) Katsuragi K, Yashiro M, Sawada T et al：Prognostic impact of PCR-based identification of isolated tumour cells in the peritoneal lavage fluid of gastric cancer patients who underwent a curative R0 resection. Br J Cancer 97：550-556, 2007

19) Noda S, Yashiro M, Toyokawa T et al：Borrmann's macroscopic criteria and p-Smad2 expression are useful predictive prognostic markers for cytology-positive gastric cancer patients without overt peritoneal metastasis. Ann Surg Oncol 18：3718-3725, 2011.

20) Wu Z, Xu Z, Yu B et al：The potential diagnostic value of exosomal long noncoding rnas in solid tumors：a meta-analysis and systematic review. Biomed Res Int 2020 Aug 15：2020：6786875, 2020

21) 日本胃癌学会 編：胃癌治療ガイドライン医師用 2018 年 1 月改訂，第 5 版，金原出版

22) Terasawa T, Nishida H, Kato K et al：Prediction of gastric cancer development by serum pepsinogen test and Helicobacter pylori seropositivity in Eastern Asians：a systematic review and meta-analysis. PLoS One 9：e109783, 2014

23) Hamashima C；Systematic Review Group and Guideline Development Group for Gastric Cancer Screening Guidelines：Update version of the Japanese Guidelines for Gastric Cancer Screening. Jpn J Clin Oncol 48：673-683, 2018

24)「有効性評価に基づく胃がん検診ガイドライン」2014 年度版

25) NCCN ガイドライン（National Comprehensive Cancer Network guidelines）http://www.nccn.org/professionals/physician_gls/f_guidelines.asp

26) 日本胃癌学会 編：胃癌取扱い規約 2017 年 10 月改訂，第 15 版，金原出版

27) Virgilio E, Proietti A, D'Urso R et al：Measuring Intragastric Tumor Markers in Gastric Cancer Patients：a Systematic Literature Review on Significance and Reliability. Anticancer Res 37：2817-2821, 2017 doi：10.21873/anticanres.11632.

28) Gu L, Chen M, Guo D et al：PD-L1 and gastric cancer prognosis：A systematic review and meta-analysis. PLoS One 12：e0182692, 2017 doi：10.1371/journal.pone.0182692. eCollection 2017.

29) Sunami K, Ichikawa H, Kubo T et al：Feasibility and utility of a panel testing for 114 cancer-associated genes in a clinical setting：A hospital-based study. Cancer Sci 110：1480-1490, 2019

30) Matsuoka T, Yashiro M：Precision medicine for gastrointestinal cancer：Recent progress and future perspective. World J Gastrointest Oncol 12：1-20, 2020

大腸癌

横井圭悟　山下継史　内藤　剛

Keigo Yokoi　Keishi Yamashita　Takeshi Naito

要 旨

　大腸癌診療において，現在日常的に使用されている腫瘍マーカーは血清CEA値，便潜血検査，RAS/BRAF変異検査，マイクロサテライト不安定性／ミスマッチ修復遺伝子変異（MSI/dMMR）である。近年，大腸癌領域における診断，予後予測，治療指標マーカーの進歩は著しく，日常診療レベルに新たな分子マーカーが次々と導入されている。本稿では複数の海外ガイドラインで推奨されている腫瘍マーカーを中心に，今後有望である腫瘍マーカーについても解説する。

キーワード

　大腸癌，腫瘍マーカー

はじめに

　　現在，大腸癌は日本のがん死亡原因の第2位（男性3位，女性1位）であり食の欧米化に伴い男女ともに罹患率・死亡率ともに上昇傾向にある。大腸癌の臨床において日常的にいくつかの腫瘍マーカーを使用しているが，中でも血清 CEA 値の有用性については他にも多くの議論がなされているため，海外のガイドラインに記載されている事項について列挙する。海外のガイドラインにおいて近年，上記に加えてマイクロサテライト不安定性/ミスマッチ修復遺伝子変異（MSI/dMMR），RAS 変異，BRAF 変異についての評価が有用であることが報告されており，それらについても解説し，その他海外の主要なガイドラインにおいて推奨されている腫瘍マーカーについても述べる。CA19-9 については本邦の大腸癌診療ガイドラインにおいて術後サーベイランスとして測定することが記載されているが，海外のガイドラインでは否定，もしくは記載がないことが多いためその他の腫瘍マーカーとして扱った。

CQ 1 日常臨床において大腸癌で用いられる腫瘍マーカーは何か？

Answer

　主な腫瘍マーカーは血清 CEA 値，便潜血検査，RAS 変異検査，BRAF 変異検査，MSI 検査である。（推奨度なし）

解　説

　　現在，大腸癌の臨床において日常的に用いられている腫瘍マーカーは血清 CEA 値，便潜血検査，RAS 変異検査，BRAF 変異検査，MSI（microsatellite instability）検査である。中でも血清 CEA 値は古典的な最も利用されている腫瘍マーカーで，根治療法後のサーベイランスや全身療法中のモニタリングのサロゲートマーカーとして利用されている。

CQ 2 スクリーニング試験として血清 CEA 値測定は有用か？

Answer

　血清 CEA 値測定は大腸癌スクリーニングとしては推奨できない（ASCO2006 update, EGTM2003, NACB2008）[1-3]。（推奨グレード D）

解 説

　血清 CEA 値 2.5 µg/L をスクリーニングのカットオフ値として用いた場合に Dukes' A/B 大腸癌で感度は 30-40％，特異度 87％と報告され[4] 感度が低いことからスクリーニング検査としては推奨できない。

CQ 3 　術前血清 CEA 値は大腸癌術後補助化学療法の適応症例選別に用いられるか？

Answer

術前の血清 CEA 値上昇は予後不良との相関が認められるが，術後補助化学療法の恩恵を受ける大腸癌患者の選別には用いられない（ASCO2006 update, EGTM2014, NACB2008）[1,3,5]。
（推奨グレード C2）

解 説

　術前血清 CEA 値が予後指標として用いられるかどうかについては多くの研究がなされている。Dukes' B 大腸癌に限定した解析では前向き研究[6,7]，後ろ向き研究[8-10] において予後不良因子であった。その他の Stage においても血清 CEA 値が予後不良因子であったという報告がいずれも後ろ向き研究で認められるが[11-15]，Dukes' C 大腸癌では予後予測には使用できないとする報告もある[16]。

CQ 4 　術後サーベイランスの手段として血清 CEA 値は有効か？

Answer

大腸癌術後サーベイランスとして，血清 CEA 値の測定をするべきである。（推奨グレード A）

解 説

　測定間隔は表 1 に示すように，ガイドラインによって異なる。血清 CEA 値の上昇に対しては再検査を行ってから他の検査による評価を行うべきである（NCCN2016, ASCO2006 update, EGTM2014, NACB2008, ESMO2010）[1,3,5,17,18]。
　大腸癌根治術後のサーベイランスにおいてインテンシブフォローアップによって予後が改善することが複数のランダム化比較試験（RCT）[18-22] やメタアナリシス[23-29] において示されている。このうち血清 CEA 値または CT を含めたプログラムにてのみ全生存率（OS）に有意な差

表1 海外ガイドラインで推奨する術後サーベイランスとしての CEA の測定間隔

NCCN2016	2 年間は 3–6 カ月毎	その後 3 年間は 6 カ月毎
EGTM2014	3 年間は 2–3 カ月毎	その後 2 年間は 6 カ月毎
ESMO2010	3 年間は 3–6 カ月毎	その後 2 年間は 6–12 カ月毎
NACB2008	少なくとも 3 年間は 3 カ月毎	
ASCO2006	少なくとも 3 年間は 3 カ月毎	

がみられた[24,26] 報告や，血清 CEA 値を含めたプログラムでのみ OS の有意な延長がみられた[27] 報告がされている。血清 CEA 値を含めたインテンシブフォローアップはコストの面でも優れているとされる[30-32]。血清 CEA 値の転移巣同定率は他の検査に比べて高いことを示した報告もある[33-36]。

最近では，根治術後のフォローアップでの血清 CEA 値上昇の約半数は，単回または数回の上昇のみでとどまった偽陽性であり，そのほとんどが 5-15 ng/mL の範囲であったと報告されている[37]。

全身化学療法中の転移性大腸癌のモニタリングとして，血清 CEA 値の定期的な測定（1-3 カ月毎）は有用である。血清 CEA 値の上昇は CT 検査と同等に病勢進行の指標となる（ASCO2006 update, EGTM2014, NACB2008）[1,3,5]。

全身化学療法中のモニタリング手段として血清 CEA 値測定の有用性が後ろ向き研究を中心に報告されている[33,38-44]。後ろ向き研究で，化学療法開始後一過性の血清 CEA 値上昇はむしろ良好な予後と相関している可能性がある[45,46]。

CQ 5 大腸癌スクリーニング検査として便鮮血反応は有効か？

Answer

大腸癌スクリーニングとして便潜血検査（FOB）が推奨される。(推奨グレード A)

解 説

便潜血免疫法（FIT）は便潜血化学法と比較して感度・特異度に優れている（NCCN2015 EGTM2014, NACB2008, USPSTF2008, 大腸癌検診ガイドライン 2005）[3,5,47,48]。

便潜血検査の施行頻度については NCCN ガイドラインの大腸癌スクリーニングにおいて単独の場合は年1回，S 状結腸内視鏡検査と併用する場合は3年に1回施行し，平均的リスクの患者では，年1回の便潜血検査を大腸内視鏡検査と併施行する必要はないとされる[47]。

化学法による大腸癌スクリーニングは，大腸癌死亡率を低下させることが RCT[49-51]，メタアナリシス[52,53] によって示されているが，免疫法が大腸癌の発生率，死亡率を減少させることを報告した大人数での研究はない[3]。

最近のメタアナリシスでは免疫法の感度は 79%，特異度が 94% であることが示された[54]。複

数の比較試験により，免疫法は高感度の化学法よりも感度が高いことが示されている[55-61]。

CQ 6 転移性大腸癌症例すべてに RAS 遺伝子変異検査を行うべきか？

Answer

抗 EGFR 抗体薬の有用性を事前に調べるために全例において遺伝子変異を調べるべきである。
（推奨グレード A）

解 説

　既知の KRAS/NRAS 変異を持つ患者は抗 EGFR 抗体（セツキシマブ，パニツムマブ）による治療効果が低いため，転移性大腸癌のすべての患者において腫瘍組織の KRAS/NRAS タイピングを強く推奨する（NCCN2016, EGTM2014, ASCO2015）[5,17,62]。

　KRAS エクソン 2,3 の変異は約 40％の大腸癌において認められるとされている[63]。システマティックレビュー[64] を含む数々の試験で，KRAS エクソン 2 変異のある転移性大腸癌において抗 EGFR 抗体の有用性が否定された[64-72]。エクソン 2 以外にも KRAS エクソン 3,4，NRAS エクソン 2,3,4 の変異も同様に抗 EGFR 抗体による治療効果がないことが示されている[73-75]。近年のメタアナリシスにおいても KRAS/NRAS 変異は抗 EGFR 抗体不応と関連していることがいわれている[76,77]。さらに，左側大腸癌（下行結腸癌，S 状結腸癌，直腸癌）においては 1 次治療における抗 EGFR 抗体薬の効果が高いが，右側大腸癌（盲腸，上行結腸，横行結腸）に対しては乏しいことが報告されており，「大腸癌治療ガイドライン医師用 2019 年版」では切除不能進行・再発大腸癌に対する薬物療法において 1 次治療の方針を決定する際のプロセスで RAS 変異の評価の後に腫瘍占拠部位の評価についても記載されている[78]。

CQ 7 BRAF 変異（V600E）検査は Stage IV 大腸癌の治療方針決定に必要か？

Answer

BRAF 変異検査は Stage IV 大腸癌に対する化学療法レジメン決定のプロセスにおいて有用である。（推奨グレード B）

解 説

　KRAS 蛋白の下流で活性化される BRAF 蛋白をコードする BRAF は 5-9％の大腸癌において変異がみられる[79]。KRAS/NRAS 変異がないにもかかわらず，抗 EGFR 抗体への治療抵抗を

示す症例が存在し，同一経路の下流シグナル分子と考えられる BRAF 変異が注目された。BRAF 変異症例では抗 EGRF 抗体による治療効果が認められず[74,80]，BRAF 変異が予後不良因子であることも報告されている[63,81,82]。「大腸癌治療ガイドライン」では化学療法（1 次療法）のレジメン決定プロセスに RAS/BRAF 変異の評価が含まれており，薬物療法開始前に RAS/BRAF 変異を評価すると記載されている[78]。BRAF V600E 検査は本邦において保険収載されている。

　BRAF 変異症例に対する BRAF 阻害薬の有効性は悪性黒色腫で示されていたが，近年大腸癌でもその有効性が報告されている。「NCCN ガイドライン」では 1）イリノテカン＋抗 EGFR 抗体薬＋vemurafenib（BRAF 阻害薬），2）抗 EGFR 抗体薬＋dabrafenib（BRAF 阻害薬）＋trametinib（MEK 阻害薬），3）抗 EGFR 抗体薬＋encorafenib（BRAF 阻害薬）＋binimetinib（MEK 阻害薬）併用療法が推奨されるレジメンとして掲載されている[17]。BRAF 阻害薬は悪性黒色腫に対しては 50％以上の奏効率を示しているが，大腸癌では奏効率が極めて低く，5％程度であった。悪性黒色腫に比べて大腸癌では MAPK シグナルにおける BRAF 以下の遺伝子産物によるネガティブフィードバック機構が発達しているために，BRAF の阻害によってこのフィードバックも阻害され，BRAF の上流から BRAF をバイパスして MAPK シグナルが活性化することが原因と考えられている[83]。このため，BRAF 以下の MAPK シグナルに存在する MEK の阻害薬および，MAPK シグナルの最上流である EGFR 阻害薬を加えることによって奏効率が極めて上昇したのである[84-87]。

CQ 8
マイクロサテライト不安定性（MSI）検査，ミスマッチ修復遺伝子産物の組織免疫染色はリンチ症候群のスクリーニングに有用か？

Answer

　マイクロサテライト不安定性（MSI）検査，ミスマッチ修復遺伝子産物の組織免疫染色はリンチ症候群のスクリーニングに有用である。（推奨グレード A）

解　説

　マイクロサテライト不安定性（MSI）検査，ミスマッチ修復遺伝子産物の組織免疫染色はリンチ症候群のスクリーニングに有用である。これらの検査を施行する対象となる患者についてはガイドラインによって差異が認められる（EGTM2014, ASCO2014, NCCN2020, 遺伝性大腸癌診療ガイドライン 2012）[5,40,88,89]。

　リンチ症候群は MMR（Mismatch repair 遺伝子）関連遺伝子の生殖細胞系列変異に起因する常染色体優性遺伝性疾患である。約 3％の大腸癌がリンチ症候群に関連している[90]。本疾患の原因遺伝子として MLH1（MutL Homolog 1），MSH2（MutS homolog 2），PMS2（Postmeiotic Segregation increased 2），MSH6 が挙げられる。これらの遺伝子変異によってその遺伝子産物の欠失（dMMR），さらに MSI が起きる。MSI 検査は保険収載されている。ランダム化比較試験は行われていないが，観察的研究でリンチ症候群に対して密度の高いサーベイランスが，癌罹患率や死亡率を低下させるとされる[91,92]。これらのデータから，散発性大腸癌の中に含まれ

るリンチ症候群をできるだけ同定して適切な医療指導をすることの重要性が提唱されている。リンチ症候群のスクリーニングとして MSI/MMR 蛋白測定が用いられていたが，これはアムステルダム基準や改定ベセスダ基準を満たす患者に限られていた。しかし，近年のエキスパートパネルではすべての大腸癌患者に対する検査を推奨している。BRAF 変異検査はリンチ症候群と重なることがほとんどないことが知られており，リンチ症候群の除外診断に用いることができる（詳細は総説 4 RAS/BRAF を参照）。

CQ 9　MSI/dMMR を有する大腸癌に対し術後補助化学療法は有効か？

Answer

MSI/dMMR を有する患者において 5-FU 系による補助化学療法の効果が低いことが報告されている。（推奨グレード B）

解 説

MSI/dMMR が認められる大腸癌患者は予後が良好であるとされている。Stage Ⅱ 大腸癌患者で MSI/dMMR であった場合一部の患者を除いて 5-FU 系の術後補助化学療法による恩恵を受けないために術後補助化学療法を施行するべきではない（EGTM2014, NCCN2020）[5, 17]。

術後補助化学療法の対象として EGTM2014 では MSI 陽性で予後不良因子である T4 や脈管侵襲が認められる場合は化学療法の候補から除外されるべきではないとしている[5]。

いくつかのランダム化比較試験，後ろ向き研究で MSI の存在または MMR 蛋白質の活性低下が良好な予後と相関している[93-97]。また，MSI/dMMR の患者において 5-FU による術後補助化学療法の効果が低いことが 2 つのシステマティックレビューを含めて報告されている[93, 94, 98-100]。一方で dMMR の患者では予後が良好であることが示されたものの，予後の差が補助化学療法による恩恵の差であるかどうかについては統計学的な有意差を出せなかったとする報告もある[95, 96]。

CQ 10　Stage Ⅳ 大腸癌において MSI/dMMR を有する腫瘍に対して免疫チェックポイント阻害薬は有効か？

Answer

MSI/dMMR を有する大腸癌に対してチェックポイント阻害薬が有効であるとの報告が認められる。（推奨グレード A）

解　説

MSI/dMMR を有する切除不能進行大腸癌に対する免疫チェックポイント阻害薬（Pembroli-zumab, Nivolumab）の有用性を示す報告がされており[101,102]，「大腸癌治療ガイドライン医師用2019 年版」においても 2 次治療以降の治療手段として記載されている[78]。

その他の腫瘍マーカーに関して

1) CA19-9

CA19-9 を大腸癌のスクリーニング，診断，ステージング，サーベイランス，治療モニタリングとして使用するにはデータが不十分である（ASCO2006 update）[1]。

予後不良因子，サーベイランスマーカーとしての有用性についていくつかの研究[13,103-108] がなされているが，CA19-9 単独での有用性を示した報告は 1 つであった[108]。

2) 便中 DNA 検査

既知の DNA 変異を便中脱落腫瘍細胞から検出する便中 DNA 検査が大腸癌スクリーニングに有効である可能性があるとして海外のガイドラインにおいてしばしば登場する。便潜血検査と比較して感度が高いという報告もあるが，適切な遺伝子の組み合わせは明らかでなく，明確に推奨しているガイドラインは存在しない。米国では 2014 年 8 月に FDA が便中 DNA 検査として Cologuard® を認可した[109]。

3) Septin-9

血清中の Septin-9 遺伝子の高メチル化が大腸癌スクリーニングに有用であった[109-113]。FITと血清 Septin-9 の高メチル化を大腸癌スクリーニングの手段として比較した試験では Septin-9 の FIT に対する非劣性が示され[114]，別の試験では FIT にて比べて検診の受診率が高いことも示された[115]。血清 Septin-9 DNA メチル化検査は 2016 年に FDA の承認を受けている。

4) Multigene assays

いくつかの multigene assay が Stage Ⅱ，Ⅲ大腸癌の補助化学療法の患者選択の指標として期待されている。Oncotype DX colon cancer assay，ColoPrint，ColDx での予後予測が報告されている[116-118]。

NCCN2016 ではこれらの assay が補助化学療法の決定因子となるかどうかについてはデータが不十分としている。

5) PIK3CA

PIK3CA（phosphatidylinositol-4, 5-bisphosphonate 3-kinase, catalytic subunit alpha poly-peptide gene）変異を持つ大腸癌患者では診断後のアスピリン常用によって予後が改善したという報告がある[119] 一方で，予後に有意な差を認めなかったとするメタアナリシスも報告されている[120]。PIK3CA は KRAS タンパク活性化の下流で制御されるタンパクであると考えられ，その活性化変異は大腸癌の約 15％に認められる[121]。PIK3CA 変異を持つ患者において抗 EGFR 抗体抵抗性が認められるとの報告があり，RAS/RAF 変異と同義に考えられることもある[122-125]。

6) HER2 増幅

HER2 増幅は乳癌や胃癌において治療方針決定にかかわる分子マーカーである。しかし，大

腸癌における異常頻度は稀（3％程）で，RAS/BRAF wild type において濃縮されその頻度が高くなる[126,127]。HER2 増幅は抗 EGFR 抗体による治療に対する抵抗性を予測するマーカーであると考えられる[127,128]。

おわりに

　大腸癌における有用な腫瘍マーカーについて列挙した。今後はガイドラインなどにはまだ記載されていないものの，リキッドバイオプシー（血中 ctDNA-circulating tumor-derived DNA 測定等）を用いた早期の再発診断，EGFR 抗体薬へ抵抗性獲得の予測などが新たな腫瘍マーカー候補として期待されている。

■文献

1) Locker GY, Hamilton S, Harris J et al：ASCO 2006 Update of Recommendations for the Use of Tumor Markers in Gastrointestinal Cancer. J Clin Oncol 24：5313-5327, 2006

2) Duffy MJ, Van Dalen A, Haglund C et al：Clinical utility of biochemical markers in colorectal cancer：European Group on Tumour Markers (EGTM) guidelines. Eur J Cancer 39：718-727, 2003

3) Sturgeon CM, Duffy MJ, Stenman U-H et al：National Academy of Clinical Biochemistry Laboratory Medicine Practice Guidelines for Use of Tumor Markers in Testicular, Prostate, Colorectal, Breast, and Ovarian Cancers. Clin Chem 54：e11-e79, 2008

4) Fletcher RH：Carcinoembryonic antigen. Ann Intern Med 104：66-73, 1986

5) Duffy MJ, Lamerz R, Haglund C et al：Tumor markers in colorectal cancer, gastric cancer and gastrointestinal stromal cancers：European group on tumor markers 2014 guidelines update. Int J Cancer 134：2513-2522, 2014

6) Harrison LE, Guillem JG, Paty P et al：Preoperative carcinoembryonic antigen predicts outcomes in node-negative colon cancer patients：a multivariate analysis of 572 patients. J Am Coll Surg 185：55-59, 1997

7) Carriquiry L a, Pineyro A：Should carcinoembryonic antigen be used in the management of patients with colorectal cancer? Dis Colon Rectum 42：921-929, 1999

8) Wanebo HJ, Rao B, Pinsky CM et al：Preoperative Carcinoembryonic Antigen Level as a Prognostic Indicator in Colorectal Cancer. N Engl J Med 299：448-451, 1978

9) Blake KE, Dalbow MH, Concannon JP et al：Clinical significance of the preoperative plasma carcinoembryonic antigen (CEA) level in patients with carcinoma of the large bowel. Dis Colon Rectum 25：24-32, 1982

10) Chu DZ, Erickson CA, Russell MP et al：Prognostic significance of carcinoembryonic antigen in colorectal carcinoma. Serum levels before and after resection and before recurrence. Arch Surg 126：314-316, 1991

11) Thirunavukarasu P, Sukumar S, Sathaiah M et al：C-stage in colon cancer：implications of carcinoembryonic antigen biomarker in staging, prognosis, and management. J Natl Cancer Inst 103：689-697, 2011

12) Park YJ, Park KJ, Park JG et al：Prognostic factors in 2230 Korean colorectal cancer patients：analysis of consecutively operated cases. World J Surg 23：721-726, 1999

13) Chen CC, Yang SH, Lin JK et al：Is it reasonable to add preoperative serum level of CEA and CA19-9 to staging for colorectal cancer? J Surg Res 124：169-174, 2005

14) Huh JW, Oh BR, Kim HR et al：Preoperative carcinoembryonic antigen level as an independent prognostic factor in potentially curative colon cancer. J Surg Oncol 101：396-400, 2010

15) Peng Y, Wang L, Gu J：Elevated preoperative carcinoembryonic antigen (CEA) and Ki67 is predictor of decreased survival in IIA stage colon cancer. World J Surg 37：208-213, 2013

16) Katoh H, Yamashita K, Kokuba Y et al：Diminishing impact of preoperative carcinoembryonic antigen (CEA) in prognosis of Dukes' C colorectal cancer. Anticancer Res 28：1933-1941, 2008

17) NCCN Guidelines Version 2.2020 Colon Cancer. National comprehensive cancer network.

18) Labianca R, Nordlinger B, Beretta GD et al：Primary colon cancer：ESMO Clinical Practice Guidelines for diagnosis, adjuvant treatment and follow-up. Ann Oncol 21：v70-v77, 2010

19) Rodriguez-Moranta F, Joan Saló, Angels Arcusa et al：Postoperative Surveillance in Patients With Colorectal Cancer Who Have Undergone Curative Resection：A Prospective, Multicenter, Randomized, Controlled Trial. J Clin Oncol 24：386-393, 2006

20) Secco GB, Fardelli R, Gianquinto D et al：Efficacy and cost of risk-adapted follow-up in patients after colorectal cancer surgery：a prospective, randomized and controlled trial. Eur J Surg Oncol 28：418-423, 2002

21) Pietra N, Sarli L, Costi R et al：Role of follow-up in management of local recurrences of colorectal cancer：a prospective, randomized study. Dis Colon Rectum 41：1127-1133, 1998

22) Tsikitis VL, Malireddy K, Green EA et al：Postoperative surveillance recommendations for early stage colon cancer based on results from the clinical outcomes of surgical therapy trial. J Clin Oncol 27：3671-3676, 2009

23) Jeffery GM, Hickey BE, Hider PN et al：Follow-up strategies for patients treated for non-metastatic colorectal cancer. Cochrane database Syst Rev（1）：CD002200, 2002

24) Figueredo A, Rumble RB, Maroun J et al：Follow-up of patients with curatively resected colorectal cancer：a practice guideline. BMC Cancer 3：26, 2003

25) Tjandra JJ, Chan MKY：Follow-Up After Curative Resection of Colorectal Cancer：A Meta-Analysis. Dis Colon Rectum 50：1783-1799, 2007

26) Renehan AG, Egger M, Saunders MP et al：Impact on survival of intensive follow up after curative resection for colorectal cancer：systematic review and meta-analysis of randomised trials. BMJ 324：813, 2002

27) Bruinvels DJ, Stiggelbout AM, Kievit J et al：Follow-up of patients with colorectal cancer. A meta-analysis. Ann Surg 219：174-182, 1994

28) Rosen M, Chan L, Beart RW et al：Follow-up of colorectal cancer：a meta-analysis. Dis Colon Rectum 41：1116-1126, 1998

29) Scheer A, Auer RAC：Surveillance after Curative Resection of Colorectal Cancer. Clin Colon Rectal Surg 22：242-250, 2009

30) Graham RA, Wang S, Catalano PJ et al：Postsurgical Surveillance of Colon Cancer：preliminary cost analysis of physician examination, carcinoembryonic antigen testing, chest x-ray, and colonoscopy. Ann Surg 228：59-63, 1998

31) Borie F, Combescure C, Daurès J-P et al：Cost-effectiveness of two follow-up strategies for curative resection of colorectal cancer：comparative study using a Markov model. World J Surg 28：563-569, 2004

32) Renehan AG, O'Dwyer ST, Whynes DK：Cost effectiveness analysis of intensive versus conventional follow up after curative resection for colorectal cancer. BMJ 328：81, 2004

33) Trillet-Lenoir V, Chapuis F, Touzet S et al：Any clinical benefit from the use of oncofoetal markers in the management of chemotherapy for patients with metastatic colorectal carcinomas? Clin Oncol（R Coll Radiol）16：196-203, 2004

34) Sugarbaker PH, Gianola FJ, Dwyer A et al：A simplified plan for follow-up of patients with colon and rectal cancer supported by prospective studies of laboratory and radiologic test results. Surgery 102：79-87, 1987

35) Rocklin MS, Senagore AJ, Talbott TM：Role of carcinoembryonic antigen and liver function tests in the detection of recurrent colorectal carcinoma. Dis Colon Rectum 34：794-797, 1991

36) Nicolini A, Ferrari P, Duffy MJ et al：Intensive risk-adjusted follow-up with the CEA, TPA, CA19.9, and CA72.4 tumor marker panel and abdominal ultrasonography to diagnose operable colorectal cancer recurrences：effect on survival. Arch Surg 145：1177-1183, 2010

37) Litvak A, Cercek A, Segal N et al：False-positive elevations of carcinoembryonic antigen in patients with a history of resected colorectal cancer. J Natl Compr Canc Netw 12：907-913, 2014

38) Shani A, O'Connell MJ, Moertel CG et al：Serial plasma carcinoembryonic antigen measurements in the management of metastatic colorectal carcinoma. Ann Intern Med 88：627-630, 1978

39) Allen-Mersh TG, Kemeny N, Niedzwiecki D et al：Significance of a fall in serum CEA concentration in patients treated with cytotoxic chemotherapy for disseminated colorectal cancer. Gut 28：1625-1629, 1987

40) Moertel CG, Fleming TR, Macdonald JS et al：An evaluation of the carcinoembryonic antigen（CEA）test for monitoring patients with resected colon cancer. JAMA 270：943-947, 1993

41) Ward U, Primrose JN, Finan PJ et al：The use of tumour markers CEA, CA-195 and CA-242 in evaluating the response to chemotherapy in patients with advanced colorectal cancer. Br J Cancer 67：1132-1135, 1993

42) Tsavaris N, Vonorta K, Tsoutsos H et al：Carcinoembryonic antigen（CEA）, alpha-fetoprotein, CA 19.9 and CA 125 in advanced colorectal cancer（ACC）. Int J Biol Markers 8：88-93, 1993

43) Hanke B, Riedel C, Lampert S et al：CEA and CA 19-9 measurement as a monitoring parameter in

metastatic colorectal cancer（CRC）under pallia-
tive first-line chemotherapy with weekly 24-hour
infusion of high-dose 5-fluorouracil（5-FU）and
folinic acid（FA）. Ann Oncol 12：221-226, 2001

44）Wang W-S, Lin J-K, Lin T-C et al：Tumor mark-
er CEA in monitoring of response to tegafur-ura-
cil and folinic acid in patients with metastatic col-
orectal cancer. Hepatogastroenterology 49：388-
392, 2002

45）Ailawadhi S, Sunga A, Rajput A et al：Chemo-
therapy-induced carcinoembryonic antigen surge
in patients with metastatic colorectal cancer. On-
cology 70：49-53, 2006

46）Strimpakos AS, Cunningham D, Mikropoulos C et
al：The impact of carcinoembryonic antigen flare
in patients with advanced colorectal cancer re-
ceiving first-line chemotherapy. Ann Oncol 21：
1013-1019, 2010

47）NCCN Guidelines Version 1.2015 Colorectal Can-
cer Screening.

48）平成16年度 厚生労働省 がん研究助成金「がん検
診の適切な方法とその評価法の確立に関する研究」
班 編：有効性評価に基づく大腸がん検診ガイドラ
イン，2005

49）Kronborg O, Fenger C, Olsen J et al：Randomised
study of screening for colorectal cancer with fae-
cal-occult-blood test. Lancet 348：1467-1471,
1996

50）Hardcastle JD, Chamberlain JO, Robinson MH et
al：Randomised controlled trial of faecal-oc-
cult-blood screening for colorectal cancer. Lancet
348：1472-1477, 1996

51）Mandel JS, Bond JH, Church TR et al：Reducing
Mortality from Colorectal Cancer by Screening
for Fecal Occult Blood. N Engl J Med 328：1365-
1371, 1993

52）Holme Ø, Bretthauer M, Fretheim A et al：Flexi-
ble sigmoidoscopy versus faecal occult blood test-
ing for colorectal cancer screening in asymptom-
atic individuals（Review）.（9）, 2014

53）Hewitson P, Glasziou P, Watson E et al：Cochrane
systematic review of colorectal cancer screening
using the fecal occult blood test（Hemoccult）：An
update. Am J Gastroenterol 103：1541-1549, 2008

54）Lee JK, Liles EG, Bent S et al：Accuracy of fecal
immunochemical tests for colorectal cancer：sys-
tematic review and meta-analysis. Ann Intern
Med 160：171, 2014

55）Allison JE, Sakoda LC, Levin TR et al：Screening
for colorectal neoplasms with new fecal occult
blood tests：Update on performance characteris-
tics. J Natl Cancer Inst 99：1462-1470, 2007

56）van Rossum LG, van Rijn AF, Laheij RJ et al：
Random Comparison of Guaiac and Immunochem-

ical Fecal Occult Blood Tests for Colorectal Can-
cer in a Screening Population. Gastroenterology
135：82-90, 2008

57）Park DI, Ryu S, Kim YH et al：Comparison of
guaiac-based and quantitative immunochemical
fecal occult blood testing in a population at aver-
age risk undergoing colorectal cancer screening.
Am J Gastroenterol 105：2017-2025, 2010

58）Hol L, van Leerdam ME, van Ballegooijen M et
al：Screening for colorectal cancer：randomised
trial comparing guaiac-based and immunochemi-
cal faecal occult blood testing and flexible sig-
moidoscopy. Gut 59：62-68, 2010

59）Parra-Blanco A, Gimeno-García AZ, Quintero E et
al：Diagnostic accuracy of immunochemical ver-
sus guaiac faecal occult blood tests for colorectal
cancer screening. J Gastroenterol 45：703-712,
2010

60）Faivre J, Dancourt V, Denis B et al：Comparison
between a guaiac and three immunochemical fae-
cal occult blood tests in screening for colorectal
cancer. Eur J Cancer 48：2969-2976, 2012

61）Imperiale TF：Noninvasive screening tests for
colorectal cancer. Dig Dis 30：16-26, 2012

62）Allegra CJ, Rumble RB, Hamilton SR et al：Ex-
tended RAS Gene Mutation Testing in Metastatic
Colorectal Carcinoma to Predict Response to An-
ti-Epidermal Growth Factor Receptor Monoclonal
Antibody Therapy：American Society of Clinical
Oncology Provisional Clinical Opinion Update
2015. J Clin Oncol 34：179-185, 2016

63）Roth AD, Tejpar S, Delorenzi M et al：Prognostic
role of KRAS and BRAF in stage II and III re-
sected colon cancer：Results of the translational
study on the PETACC-3, EORTC 40993, SAKK
60-00 trial. J Clin Oncol 28：466-474, 2010

64）Dahabreh IJ, Terasawa T, Castaldi PJ et al：Sys-
tematic review：Anti-epidermal growth factor
receptor treatment effect modification by KRAS
mutations in advanced colorectal cancer. Ann In-
tern Med 154：37-49, 2011

65）Khambata-Ford S, Garrett CR, Meropol NJ et al：
Expression of epiregulin and amphiregulin and
K-ras mutation status predict disease control in
metastatic colorectal cancer patients treated with
cetuximab. J Clin Oncol 25：3230-3237, 2007

66）Lievre A, Bachet J-B, Boige V et al：KRAS Muta-
tions As an Independent Prognostic Factor in Pa-
tients With Advanced Colorectal Cancer Treated
With Cetuximab. J Clin Oncol 26：374-379, 2008

67）De Roock W, Piessevaux H, De Schutter J et al：
KRAS wild-type state predicts survival and is
associated to early radiological response in meta-
static colorectal cancer treated with cetuximab.

Ann Oncol 19：508-515, 2008

68) Amado RG, Wolf M, Peeters M et al：Wild-type KRAS is required for panitumumab efficacy in patients with metastatic colorectal cancer. J Clin Oncol 26：1626-1634, 2008

69) Karapetis CS, Khambata-Ford S, Jonker DJ et al：K-ras mutations and benefit from cetuximab in advanced colorectal cancer. N Engl J Med 359：1757-1765, 2008

70) Baselga J, Rosen N：Determinants of RASistance to anti-epidermal growth factor receptor agents. J Clin Oncol 26：1582-1584, 2008

71) Van Cutsem E, Köhne C-H, Hitre E et al：Cetuximab and chemotherapy as initial treatment for metastatic colorectal cancer. N Engl J Med 360：1408-1417, 2009

72) Bokemeyer C, Bondarenko I, Makhson A et al：Fluorouracil, leucovorin, and oxaliplatin with and without cetuximab in the first-line treatment of metastatic colorectal cancer. J Clin Oncol 27：663-671, 2009

73) Price TJ, Bruhn MA, Lee CK et al：Correlation of extended RAS and PIK3CA gene mutation status with outcomes from the phase III AGITG MAX STUDY involving capecitabine alone or in combination with bevacizumab plus or minus mitomycin C in advanced colorectal cancer. Br J Cancer 112：963-970, 2015

74) Douillard J-Y, Oliner KS, Siena S et al：Panitumumab-FOLFOX4 treatment and RAS mutations in colorectal cancer. N Engl J Med 369：1023-1034, 2013

75) Heinemann V, von Weikersthal LF, Decker T et al：FOLFIRI plus cetuximab versus FOLFIRI plus bevacizumab as first-line treatment for patients with metastatic colorectal cancer (FIRE-3)：A randomised, open-label, phase 3 trial. Lancet Oncol 15：1065-1075, 2014

76) Sorich MJ, Wiese MD, Rowland A et al：Extended RAS mutations and anti-EGFR monoclonal antibody survival benefit in metastatic colorectal cancer：a meta-analysis of randomized, controlled trials. Ann Oncol 26：13-21, 2015

77) Therkildsen C, Bergmann TK, Henrichsen-Schnack T et al：The predictive value of KRAS, NRAS, BRAF, PIK3CA and PTEN for anti-EGFR treatment in metastatic colorectal cancer：A systematic review and meta-analysis. Acta Oncol 53：852-864, 2014

78) Hashiguchi Y, Muro K, Saito Y et al：Japanese Society for Cancer of the Colon and Rectum (JSCCR) guidelines 2019 for the treatment of colorectal cancer. Int J Clin Oncol 25：1-42, 2020

79) Tol J, Nagtegaal ID, Punt CJA：BRAF mutation in metastatic colorectal cancer. N Engl J Med 361：98-99, 2009

80) Maughan TS, Adams RA, Smith CG et al：Addition of cetuximab to oxaliplatin-based first-line combination chemotherapy for treatment of advanced colorectal cancer：Results of the randomised phase 3 MRC COIN trial. Lancet 377：2103-2114, 2011

81) Price TJ, Hardingham JE, Lee CK et al：Impact of KRAS and BRAF gene mutation status on outcomes from the phase III AGITG MAX trial of capecitabine alone or in combination with bevacizumab and mitomycin in advanced colorectal cancer. J Clin Oncol 29：2675-2682, 2011

82) Van Cutsem E, Kohne CH, Lang I et al：Cetuximab plus irinotecan, fluorouracil, and leucovorin as first-line treatment for metastatic colorectal cancer：updated analysis of overall survival according to tumor KRAS and BRAF mutation status. J Clin Oncol 29：2011-2019, 2011

83) Corcoran RB, Ebi H, Turke AB et al：EGFR-mediated reactivation of MAPK signaling contributes to insensitivity of BRAF-mutant colorectal cancers to RAF inhibition with vemurafenib. Cancer Discov 2：227-235, 2012

84) Corcoran RB, Atreya CE, Falchook GS et al：Combined BRAF and MEK Inhibition With Dabrafenib and Trametinib in BRAF V600-Mutant Colorectal Cancer. J Clin Oncol 33：4023-4031, 2015

85) Kopetz S, Grothey A, Yaeger R et al：Encorafenib, binimetinib, and cetuximab in BRAF V600E-mutated colorectal cancer. N Engl J Med 381：1632-1643, 2019

86) van Geel RMJM, Tabernero J, Elez E et al：A Phase Ib Dose-Escalation Study of Encorafenib and Cetuximab with or without Alpelisib in Metastatic BRAF-Mutant Colorectal Cancer. Cancer Discov 7：610-619, 2017

87) Corcoran RB, André T, Atreya CE et al：Combined BRAF, EGFR, and MEK Inhibition in Patients with BRAFV600E-Mutant Colorectal Cancer. Cancer Discov 8：428-443, 2018

88) Lothe RA, Peltomaki P, Meling GI et al：Genomic instability in colorectal cancer：relationship to clinicopathological variables and family history. Cancer Res 53：5849-5852, 1993

89) Allegra CJ, Rumble RB, Hamilton SR et al：Extended RAS Gene Mutation Testing in Metastatic Colorectal Carcinoma to Predict Response to Anti-Epidermal Growth Factor Receptor Monoclonal Antibody Therapy：American Society of Clinical Oncology Provisional Clinical Opinion Update 2015. J Clin Oncol 34：179-185, 2015

90) De La Chapelle A, Hampel H : Clinical relevance of microsatellite instability in colorectal cancer. J Clin Oncol 28 : 3380-3387, 2010

91) De Jong AE, Hendriks YMC, Kleibeuker JH et al : Decrease in mortality in Lynch syndrome families because of surveillance. Gastroenterology 130 : 665-671, 2006

92) Vasen HFA, Abdirahman M, Brohet R et al : One to 2-Year Surveillance Intervals Reduce Risk of Colorectal Cancer in Families With Lynch Syndrome. Gastroenterology 138 : 2300-2306, 2010

93) Sargent DJ, Marsoni S, Monges G et al : Defective mismatch repair as a predictive marker for lack of efficacy of fluorouracil-based adjuvant therapy in colon cancer. J Clin Oncol 28 : 3219-3226, 2010

94) Ribic CM, Sargent DJ, Moore MJ et al : Tumor microsatellite-instability status as a predictor of benefit from fluorouracil-based adjuvant chemotherapy for colon cancer. N Engl J Med 349 : 247-257, 2003

95) Bertagnolli MM, Redston M, Compton CC et al : Microsatellite Instability and Loss of Heterozygosity at Chromosomal Location 18q : Prospective Evaluation of Biomarkers for Stages II and III Colon Cancer--A Study of CALGB 9581 and 89803. J Clin Oncol 29 : 3153-3162, 2011

96) Hutchins G, Southward K, Handley K et al : Value of mismatch repair, KRAS, and BRAF mutations in predicting recurrence and benefits from chemotherapy in colorectal cancer. J Clin Oncol 29 : 1261-1270, 2011

97) Roth AD, Delorenzi M, Tejpar S et al : Integrated analysis of molecular and clinical prognostic factors in stage II/III colon cancer. J Natl Cancer Inst. 104 : 1635-1646, 2012

98) Des Guetz G, Schischmanoff O, Nicolas P et al : Does microsatellite instability predict the efficacy of adjuvant chemotherapy in colorectal cancer? A systematic review with meta-analysis. Eur J Cancer 45 : 1890-1896, 2009

99) Jover R, Zapater P, Castells A et al : The efficacy of adjuvant chemotherapy with 5-fluorouracil in colorectal cancer depends on the mismatch repair status. Eur J Cancer 45 : 365-373, 2009

100) Guastadisegni C, Colafranceschi M, Ottini L et al : Microsatellite instability as a marker of prognosis and response to therapy : A meta-analysis of colorectal cancer survival data. Eur J Cancer 46 : 2788-2798, 2010

101) Le DT, Uram JN, Wang H et al : PD-1 Blockade in Tumors with Mismatch-Repair Deficiency. N Engl J Med 372 : 2509-2520, 2015

102) Overman MJ, McDermott R, Leach JL et al : Nivolumab in patients with metastatic DNA mismatch repair-deficient or microsatellite instability-high colorectal cancer (CheckMate 142) : an open-label, multicentre, phase 2 study. Lancet Oncol 18 : 1182-1191, 2017

103) Yakabe T, Nakafusa Y, Sumi K et al : Clinical significance of CEA and CA19-9 in postoperative follow-up of colorectal cancer. Ann Surg Oncol 17 : 2349-2356, 2010

104) Kouri M, Pyrhönen S, Kuusela P : Elevated CA19-9 as the most significant prognostic factor in advanced colorectal carcinoma. J Surg Oncol 49 : 78-85, 1992

105) Morita S, Nomura T, Fukushima Y et al : Does Serum CA19-9 Play a Practical Role in the Management of Patients with Colorectal Cancer? Dis Colon Rectum 47 : 227-232, 2004

106) Eche N, Pichon MF, Quillien V et al : [Standards, options and recommendations for tumor markers in colorectal cancer]. Bull Cancer 88 : 1177-1206, 2001

107) Barillari P, Bolognese A, Chirletti P et al : Role of CEA, TPA, and Ca 19-9 in the early detection of localized and diffuse recurrent rectal cancer. Dis Colon Rectum 35 : 471-476, 1992

108) Ueda T, Shimada E, Urakawa T : The clinicopathologic features of serum CA 19-9-positive colorectal cancers. Surg Today 24 : 518-525, 1994

109) Imperiale TF, Ransohoff DF, Itzkowitz SH et al : Multitarget stool DNA testing for colorectal-cancer screening. N Engl J Med 370 : 1287-1297, 2014

110) Grützmann R, Molnar B, Pilarsky C et al : Sensitive detection of colorectal cancer in peripheral blood by septin 9 DNA methylation assay. PLoS One 3 : e3759, 2008

111) DeVos T, Tetzner R, Model F et al : Circulating methylated SEPT9 DNA in plasma is a biomarker for colorectal cancer. Clin Chem 55 : 1337-1346, 2009

112) Tänzer M, Balluff B, Distler J et al : Performance of epigenetic markers SEPT9 and ALX4 in plasma for detection of colorectal precancerous lesions. PLoS One 5 : e9061, 2010

113) Warren JD, Xiong W, Bunker AM et al : Septin 9 methylated DNA is a sensitive and specific blood test for colorectal cancer. BMC Med 9 : 133, 2011

114) Johnson DA, Barclay RL, Mergener K et al : Plasma Septin9 versus fecal immunochemical testing for colorectal cancer screening : a prospective multicenter study. PLoS One 9 : e98238, 2014

115) Liles EG, Coronado GD, Perrin N et al : Uptake of a colorectal cancer screening blood test is higher than of a fecal test offered in clinic : A randomized trial. Cancer Treat Res Commun 10 (Decem-

ber 2016）：27-31, 2017

116）Salazar R, Roepman P, Capella G et al：Gene expression signature to improve prognosis prediction of stage II and III colorectal cancer. J Clin Oncol 29：17-24, 2011

117）Gray RG, Quirke P, Handley K et al：Validation Study of a Quantitative Multigene Reverse Transcriptase-Polymerase Chain Reaction Assay for Assessment of Recurrence Risk in Patients With Stage II Colon Cancer. J Clin Oncol 29：4611-4619, 2011

118）Kennedy RD, Bylesjo M, Kerr P et al：Development and independent validation of a prognostic assay for stage ii colon cancer using formalin-fixed paraffin-embedded tissue. J Clin Oncol 29：4620-4626, 2011

119）Liao X, Lochhead P, Nishihara R et al：Aspirin use, tumor PIK3CA mutation, and colorectal-cancer survival. N Engl J Med 367：1596-1606, 2012

120）Paleari L, Puntoni M, Clavarezza M et al：PIK3CA Mutation, Aspirin Use after Diagnosis and Survival of Colorectal Cancer. A Systematic Review and Meta-analysis of Epidemiological Studies. Clin Oncol（R Coll Radiol）28：317-326, 2016

121）Liao X, Morikawa T, Lochhead P et al：Prognostic role of PIK3CA mutation in colorectal cancer：Cohort study and literature review. Clin Cancer Res 18：2257-2268, 2012

122）Jhawer M, Goel S, Wilson AJ et al：PIK3CA mutation/PTEN expression status predicts response of colon cancer cells to the epidermal growth factor receptor inhibitor cetuximab. Cancer Res 68：1953-1961, 2008

123）De Roock W, Claes B, Bernasconi D et al：Effects of KRAS, BRAF, NRAS, and PIK3CA mutations on the efficacy of cetuximab plus chemotherapy in chemotherapy-refractory metastatic colorectal cancer：a retrospective consortium analysis. Lancet Oncol 11：753-762, 2010

124）Sartore-Bianchi A, Martini M, Molinari F et al：PIK3CA mutations in colorectal cancer are associated with clinical resistance to EGFR-targeted monoclonal antibodies. Cancer Res 69：1851-1857, 2009

125）Huang L, Liu Z, Deng D et al：Anti-epidermal growth factor receptor monoclonal antibody-based therapy for metastatic colorectal cancer：a meta-analysis of the effect of PIK3CA mutations in KRAS wild-type patients. Arch Med Sci 10：1-9, 2014

126）Sartore-Bianchi A, Trusolino L, Martino C et al：Dual-targeted therapy with trastuzumab and lapatinib in treatment-refractory, KRAS codon 12/13 wild-type, HER2-positive metastatic colorectal cancer（HERACLES）：a proof-of-concept, multicentre, open-label, phase 2 trial. Lancet Oncol 17：738-746, 2016

127）Martin V, Landi L, Molinari F et al：HER2 gene copy number status may influence clinical efficacy to anti-EGFR monoclonal antibodies in metastatic colorectal cancer patients. Br J Cancer 108：668-675, 2013

128）Sartore-Bianchi A, Amatu A, Porcu L et al：HER2 Positivity Predicts Unresponsiveness to EGFR-Targeted Treatment in Metastatic Colorectal Cancer. Oncologist 24：1395-1402, 2019

各論 8

GIST

長　晴彦

Haruhiko Cho

要　旨

　Gastrointestinal Stromal Tumor（GIST）の発生には，主に c-kit 遺伝子や PDGFRA 遺伝子の変異が関与する。腫瘍組織における遺伝子変異の発現形式は，予後や分子標的治療薬（特にイマチニブ）の効果と関連するが，実際のイマチニブ耐性変異の頻度は低いため，遺伝子変異解析は特に画像で効果判定できない術後イマチニブ補助療法を行う際などの限定的な活用が見込まれている。

キーワード

GIST，c-kit，PDGFRA

はじめに

GIST の代表的なドライバー遺伝子変異として c-kit 遺伝子，PDGFRA 遺伝子があり，両者で全 GIST の 90％以上を占める[1]。特に，c-kit エクソン 11 変異が全体の約 75％を占め，かつイマチニブ感受性も高いことから，GIST では遺伝子変異解析を積極的に行う意義は乏しいとされた。しかし，ランダム化比較試験でハイリスク GIST に対する術後補助療法の有効性が示され，本邦の「GIST 診療ガイドライン」[2]でも 3 年の術後イマチニブ治療が推奨されると，発生頻度こそ少ないが，薬剤耐性変異を治療開始前に除外する必要性が見直されるようになった。本稿では，予後因子，効果予測因子の両面から，GIST での遺伝子変異解析の意義について概説する。

CQ 1 GIST で最も頻度の高い遺伝子変異は何か？

Answer

GIST の約 80-85％が c-kit 遺伝子変異であり，特にエクソン 11 変異が約 75％と最も多い。（推奨度なし）

解 説

GIST の発生に関与する代表的遺伝子変異として，c-kit, PDGFRA があり，前者が全 GIST の約 80-85％，後者が約 10％を占める[1]。それ以外の特殊な変異として，NF1, SDH, BRAF があるが，いずれも稀である。Carney triad と呼ばれる女児に好発する，胃 GIST/ 傍神経節腫，肺軟骨腫を 3 主徴とする病態では，現在まで原因遺伝子変異は特定されていない。c-kit ではエクソン 11 変異が約 75％と最も多く，エクソン 9 が約 10％，エクソン 13 と 17 がそれぞれ最大 2％程度である。PDGFRA ではエクソン 18 変異が 10％弱で最も多く，エクソン 12, 14 がそれぞれ 1-2％程度の発生頻度である。

CQ 2 GIST の予後予測に遺伝子変異解析は有用か？

Answer

遺伝子変異形式は予後との相関を認めるが，治療因子に修飾されるため予後予測としては有用でない。（推奨グレード C2）

解 説

　一般的に PDGFRA 変異と wild-type は c-kit より予後良好なことが多く，c-kit エクソン 11 の一部にも予後良好な集団が存在する。エクソン 11 の変異はコドン 550 番から 592 番までと範囲が広く，かつ欠失・置換・重複・挿入など多彩な形式を有することが特徴である。その中で，点突然変異やタンデム重複型変異は比較的予後良好[3] なのに対し，コドン 557 番と 558 番の欠失を含む変異（del 557-558）は予後不良である。イマチニブ術後補助療法を受けていない症例の予後解析において，del 557-558 は独立した予後不良因子となることが，複数の研究で報告されている[4-6]。

　一方，イマチニブ術後補助療法を受けた症例を対象とした解析では，イマチニブの 3 年間投与を行った場合，del 557-558 と他の c-kit エクソン 11 変異グループとの間に無再発生存期間の差は認めなかった[7]。この結果は，仮に本質的に予後不良な遺伝子変異を有していたとしても，その変異がイマチニブ耐性変異でなければ，生存期間に対する負のインパクトは術後補助療法の効果により相殺されることを示唆している。以上より，GIST 遺伝子変異解析は，イマチニブ術後補助療法が実臨床に導入される以前の予後因子であり，ガイドラインの推奨を背景にイマチニブ補助療法が普及した現在は，積極的に行う意義は乏しい。術後補助療法を行うべきか判断に迷う場合などの限定的な使用が望ましい。

CQ 3 イマチニブ耐性 GIST 遺伝子変異は何か？

Answer

　PDGFRA 遺伝子エクソン 18 のコドン 842 番点突然変異のうち，D842V 変異はイマチニブ耐性とされる。そのほか，c-kit にも PDGFRA にも変異のない GIST（いわゆる wild-type GIST）もイマチニブの効果は期待できない。（推奨度なし）

解 説

　PDGFRA 変異 GIST の 89.6％（259/289）がエクソン 18 変異で，65％（188/289）がエクソン 18 コドン 842 点突然変異，62.6％（181/289）がエクソン 18 D842V 変異と報告されており[8]，D842V 変異は PDGFRA 変異の中で最も頻度が高い変異形式である。臨床データは十分でないが，*in vitro* のデータ（異なる 4 タイプの PDGFRA 変異遺伝子を導入した BA/F3 細胞を用いた検討で D842V 変異導入細胞だけがイマチニブ曝露濃度が上昇しても細胞増殖が抑制されなかった）から，PDGFRA エクソン 18 D842V 変異はイマチニブ耐性遺伝子変異と考えられている。

　c-kit にも PDGFRA にも変異のない GIST（いわゆる wild-type GIST）は，NF1，SDH，BRAF などの変異 GIST も含む多様な集団だが，全体としてイマチニブ奏効率が低いことが知られている。いわゆる wild-type GIST に対するイマチニブの RECIST 奏効率（CR＋PR）は，

表1 遺伝子変異部位とイマチニブ奏効率

| | イマチニブ奏効率（CR＋PR） | | |
	c-kit エクソン9	c-kit エクソン11	Wild-type
B2222 試験	47.8%	83.5%	0.0%
S0033 試験	37.5%	63.6%	37.3%

B2222 試験（イマチニブ 400 mg/日投与と 600 mg/日投与の効果を比較した第Ⅱ相試験）で 0%（0/9），S0033 試験（イマチニブ 400 mg/日投与と 800 mg/日投与の効果を比較した第Ⅲ相試験）で 37.3%（25/67）と，c-kit 変異 GIST と比べて低かった[9, 10]（表1）。

CQ 4　進行再発 GIST の薬物治療効果予測に遺伝子変異解析は有用か？

Answer

イマチニブに対する奏効率と 1 次遺伝子変異，スニチニブに対する奏効率と 1 次/2 次遺伝子変異，レゴラフェニブに対する奏効率と 1 次/2 次遺伝子変異には相関があり，有用性を認める。ただし，保険適用の制限や，解析結果を薬剤選択に反映できないことには注意が必要である。（推奨グレード C1）

解　説

CQ3 で述べた B2222 試験において，イマチニブ（600 mg/日投与群も含む）の奏効率は，c-kit エクソン 11 で 83.5%（71/85）と最も高く，c-kit エクソン 9 では 47.8%（11/23），エクソン 13 で 100%（2/2），エクソン 17 で 50%（1/2）であった。PDGFRA 変異症例は，エクソン 18 D842V で 0%（0/3），D842V 以外は 66.7%（2/3）であった。

イマチニブ耐性には 1 次耐性（投与開始 180 日以内）と 2 次耐性（投与開始 180 日以降）があり，2 次耐性ではオリジナルの 1 次遺伝子変異に加え，新たにイマチニブ耐性の 2 次遺伝子変異を獲得していることが多い。イマチニブ耐性時の 2 次遺伝子変異出現率は，c-kit エクソン 11 で 61%（27/44），c-kit エクソン 9 で 15%（3/19），いわゆる wild-type で 0%（0/9）と報告されている[11]。c-kit エクソン 9 といわゆる wild-type で 2 次変異の出現率が低いのは，イマチニブ奏効率が低いため，2 次変異獲得前にイマチニブ 1 次耐性になることが多いためと考えられている。スニチニブの 1 次遺伝子変異の部位別奏効率は，c-kit エクソン 11 で 5% だったのに対し，エクソン 9 では 37% であった。また，1 次変異が c-kit エクソン 9 またはいわゆる wild-type の場合，無増悪生存期間は c-kit エクソン 11 と比較して有意に延長していた。2 次変異の部位別では，ATP binding pocket（エクソン 13/14）の場合は 11%（2/18）で画像上も奏効が得られ，無増悪生存期間の中央値が 7.8 カ月だったのに対し，kinase activation loop（エクソン 17/18）では奏効率 0%（0/13），無増悪生存期間の中央値も 2.3 カ月であった。

GRID 試験（イマチニブおよびスニチニブ耐性 GIST に対するレゴラフェニブの効果を評価す

る第Ⅲ相ランダム化比較試験）における 1 次遺伝子変異とクリニカルベネフィット率（CR また
は PR または 16 週以上 SD 維持）の関係は，c-kit エクソン 11 で 79%（15/19），c-kit エクソ
ン 9 で 67%（2/3）であった[12]。中でも，いわゆる wild-type に属する SDH（コハク酸脱水素
酵素）遺伝子異常群 6 例の全例がクリニカルベネフィットを達成したことは，もともと増殖ス
ピードが遅い腫瘍であることを差し引いても注目に値する。2 次変異に関しては，スニチニブ
耐性とされる kinase activation loop はレゴラフェニブに奏効することが，台湾で行われた
phase Ⅱ試験で確認されている[13]。同試験では c-kit エクソン 17 に 2 次変異を獲得した 18 例に
対しレゴラフェニブの投与を行い，投与 16 週時点でのクリニカルベネフィット率は 93.3%
（14/15）で，画像評価でも 33.3%（6/18）に PR が得られた。

　これらの結果は，GIST の薬物治療において，遺伝子変異パターンが効果予測となり得るこ
とを示唆している。一方，遺伝子変異解析は，1 患者につき 1 回しか行えないなどの制約があ
る。また，各薬剤の適用疾患は，イマチニブは GIST 全般だが，スニチニブはイマチニブ耐性
GIST，レゴラフェニブは化学療法（イマチニブおよびスニチニブ）後に増悪した GIST，とな
っており，例え遺伝子検索で特定の薬剤の効果が低いと予想されても，イマチニブ/スニチニブ
/レゴラフェニブの投与順を変えることは，わが国の保険適用上できない。

CQ 5 　ハイリスク GIST の術後イマチニブ補助療法の患者選択に遺伝子変異解析は有用か？

Answer

　イマチニブ耐性変異 GIST に対し無効な治療を長期間行うことを回避する意味において遺伝子
変異解析は有用だが，PDGFRA 変異解析の保険適用は認められていない。（推奨グレード C2）

解　説

　「GIST 診療ガイドライン」[2] は，ハイリスク GIST に対し，3 年間の術後イマチニブ補助療法
を推奨している。微小転移を標的とする術後補助療法においては，再発腫瘍の出現時を除いて，
腫瘍の効果判定ができない。無効かつ有害事象を伴う治療を長期間行うことを回避する意味で，
PDGFRA エクソン 18 D842V などのイマチニブ耐性遺伝子変異を除外診断する意義はある。た
だし，PDGFRA エクソン 18 D842V の頻度は，GIST 全体の数%に過ぎず，また，GIST に対
する PDGFRA 変異解析は，2020 年 12 月現在，保険適用がない。病理所見で細胞形態が PDG-
FRA 変異 GIST の特徴である類上皮細胞であった場合は，PDGFRA エクソン 18 D842V の可
能性が高く，イマチニブ耐性を念頭に置く必要がある。

■文献
1) 廣田誠一：GIST の原因遺伝子と標的治療の基礎. 医のあゆみ 245：917-924, 2013
2) 日本癌治療学会，日本胃癌学会，GIST 研究会 編：GIST 診療ガイドライン 2014 年 4 月改訂，第 3 版，金原出版，東京，2014
3) Joensuu H, Rutkowski P, Nishida T et al：KIT and PDGFRA mutations and risk of GI stromal tumor recurrence. J Clin Oncol 33：634-642, 2015

4) Wardelmann E, Losen I, Hans V et al : Deletion of Trp-557 and Lys-558 in the juxtamembrane domain of the c-kit protooncogene is associated with metastatic behavior of gastrointestinal stromal tumors. Int J Cancer 106 : 887-895, 2003

5) Martin J, Poveda A, Llombart-Bosch A et al : Spanish Group for Sarcoma Research. Deletions affecting codons 557-558 of the c-KIT gene indicate a poor prognosis in patients with completely resected gastrointestinal stromal tumors : a study by the Spanish Group for Sarcoma Research (GEIS). J Clin Oncol 23 : 6190-6198, 2005

6) Wozniak A, Rutkowski P, Piskorz A et al : Prognostic value of KIT/PDGFRA mutations in gastrointestinal stromal tumours (GIST) : Polish Clinical GIST Registry experience. Ann Oncol 23 : 353-360, 2012

7) Joensuu H, Wardelmann E, Sihto H et al : Effect of KIT and PDGFRA mutations on survival in patients with gastrointestinal stromal tumors treated with adjuvant imatinib : An exploratory analysis of a randomized clinical trial. JAMA Oncol 3 : 602-609, 2017

8) Corless CL, Schroeder A, Griffith D et al : PDGFRA mutations in gastrointestinal stromal tumors : frequency, spectrum and in vitro sensitivity to imatinib. J Clin Oncol 23 : 5357-5364, 2005

9) Heinrich MC, Corless CL, Demetri GD et al : Kinase mutations and imatinib response in patients with metastatic gastrointestinal stromal tumor. J Clin Oncol 21 : 4342-4349, 2003

10) Heinrich MC, Owzar K, Corless CL : Correlation of kinase genotype and clinical outcome in the North American Intergroup Phase III Trial of imatinib mesylate for treatment of advanced gastrointestinal stromal tumor : CALGB 150105 Study by Cancer and Leukemia Group B and Southwest Oncology Group. J Clin Oncol 26 : 5360-5367, 2008

11) Heinrich MC, Maki RG, Corless CL et al : Primary and secondary kinase genotypes correlate with the biological and clinical activity of sunitinib in imatinib-resistant gastrointestinal stromal tumor. J Clin Oncol 26 : 5352-5359, 2008

12) Ben-Ami E, Barysauskas CM, von Mehren M et al : Long-term follow-up results of the multicenter phase II trial of regorafenib in patients with metastatic and/or unresectable GI stromal tumor after failure of standard tyrosine kinase inhibitor therapy. Ann Oncol 27 : 1794-1799, 2016

13) Yeh CN, Chen MH, Chen YY et al : A phase II trial of regorafenib in patients with metastatic and/or a unresectable gastrointestinal stromal tumor harboring secondary mutations of exon 17. Oncotarget 8 : 44121-44130, 2017

各論 9

肝 癌

得平卓也　渡邊綱正　安田　宏　伊東文生

Takuya Ehira　Tsunamasa Watanabe　Hiroshi Yasuda　Fumio Itoh

要 旨

　原発性肝癌の90％以上を占める肝細胞癌は，主にウイルス肝炎などの慢性肝疾患を背景に発症し，AFP，PIVKA-Ⅱといった腫瘍マーカーが，診断，サーベイランス，治療効果指標として用いられる。画像診断の進歩した今日では診断的意義は低下したが，腫瘍マーカーの上昇を指標により高感度な画像検査を施行するなど補完的な役割で用いられる。また，C型肝炎ウイルス排除後の発癌リスクとして，AFP高値や線維化マーカーであるM2BPGi高値が報告され，発癌サーベイランスに有用な可能性がある。

キーワード

　肝細胞癌，AFP，PIVKA-Ⅱ，M2BPGi

はじめに

　本邦における肝癌患者の死亡者数は 2002 年をピークに減少傾向に転じ，現在，部位別死亡者数では肺，胃，大腸，膵臓に次いで第 5 位である[1]。その背景には，肝癌のうち 90％以上を占める肝細胞癌は，B 型肝炎ウイルス（HBV），C 型肝炎ウイルス（HCV）の持続感染に伴う慢性肝疾患が原因となるが，近年は肝炎治療の飛躍的な進歩により，ウイルス肝炎（特に HCV）に関連した肝癌は減少傾向であることが挙げられる。一方で，食生活の欧米化などに伴う非アルコール性脂肪肝炎（NASH）などのメタボリック症候群に起因する非ウイルス性肝癌は増加しており，これらを背景とした肝硬変からの発癌が増加し，1991 年の 10％から 2015 年には 32.5％まで増加していた[2]。そして，B 型肝炎や C 型肝炎のウイルスコントロール下での発癌も存在し，特に HCV 排除後の発癌，いわゆる SVR 後発癌が散見され，HCV 治療後も注意が必要である。

　本稿では肝癌の早期発見に導くためのサーベイランスとして重要な分子腫瘍マーカーおよび SVR 後発癌のリスクである線維化マーカー M2BPGi について解説する。

CQ 1 肝癌に用いられる腫瘍マーカーは何か？

Answer

　肝細胞癌において用いられる腫瘍マーカーはα-フェトプロテイン（AFP），レクチン結合型 AFP（AFP-L3），PIVKA-II である。(推奨グレード A)

CQ 2 腫瘍マーカーは肝癌の早期診断に有用か？

Answer

　画像診断の補完的な役割として有用である。特に発癌リスク集団においては，腫瘍マーカー高値で精密な検査を追加することで癌が早期発見できる可能性がある。治療に伴う腫瘍マーカーの変動は再発の早期診断に有用な可能性もある。(推奨グレード A)

CQ 3 腫瘍マーカーは肝癌の予後因子として有用か？

Answer

　腫瘍マーカー単独では予後因子とはならないが，AFP-L3 分画は肝癌の生物学的悪性度の指標になる可能性がある。予後因子としてよりは治療による腫瘍減少効果を客観的に評価することや，上昇を指標に高感度な画像検査を施行する補完的な役割である。(推奨グレード A)

解 説 （CQ1-3 について）

　本邦では，肝細胞癌の腫瘍マーカーとして AFP，PIVKA-Ⅱ，AFP-L3 分画の 3 種類が保険適用となっている。肝細胞癌における腫瘍マーカーは診断，サーベイランス，治療効果指標として用いられる（表1)[3]。

　診断目的の腫瘍マーカー測定としては，確定診断に用いる場合とサーベイランスにおける次のプロセスへのきっかけとして用いる場合がある。進行癌が多数を占めていた時代には AFP が確定診断に有用であったが，画像診断の進歩した今日では診断における AFP の意義は低下し必須では無く，補助診断として有用とされる[3]。また，小肝細胞癌の診断においては 2 種類以上の腫瘍マーカーを測定することが推奨されている[1]。サーベイランスにおいては，画像検査が中心となるが，低侵襲な超音波検査などで病変の検出がなくとも，腫瘍マーカーの上昇を指標により高感度の画像検査を施行し，早期診断に寄与する可能性があるといった補完的な役割で用いられる。各腫瘍マーカーにはその数値に影響を及ぼす因子が存在しており，肝細胞癌が存在しない状態でも高値を示すこともあり注意が必要である。Wang らはメタ解析で，AFP，AFP-L3 分画，PIVKA-Ⅱを組み合わせることで診断およびスクリーニングに有用であると報告している[4]。

表 1 肝細胞癌の腫瘍マーカー

腫瘍マーカー	異常値	感度	特異度	特徴
AFP (α-fetoprotein)	20 ng/mL ≦	49〜71%	49〜86%	胎児の肝臓と卵黄嚢で産生される結合蛋白であり妊娠でも上昇する。 肝細胞の再生で産生されるため，慢性肝炎や肝硬変などでも上昇がみられる。 肝以外に AFP を産生する他癌（胃，卵巣など）がある。
AFP-L3	10%≦	22〜33%	93〜99%	AFP 値のうちレクチン結合型 AFP の分画である。 AFP 値との相関関係はないが，L3 高値の場合は肝癌の存在が示唆される。 高い特異性が特徴である。 進行度や予後との相関が示唆される。
PIVKA-Ⅱ	40 mAU/mL ≦	15〜54%	95〜99%	DCP（des gamma carboxy prothrimbin）とも呼ばれる。 Vitamin K 不足やワルファリン投与で上昇する。 進行度や脈管浸潤との相関があり，悪性度の指標として用いられる。

　治療効果指標に関して，治療前に上昇した腫瘍マーカーの絶対値を治療後に再度測定することによって，治療による腫瘍減少効果を客観的に評価可能とされる。肝移植および肝切除では，目的とした腫瘍が完全に摘除されたかは病理学的に評価可能であるのに対し，局所治療，肝動脈化学塞栓療法（TACE），全身化学療法においては，一般的に効果判定として画像検査が用いられる。そのため，治療後の影響（リピオドール集積や肝内脈管構造の変化など）により正確な治療効果の評価が困難な場合も多く，腫瘍マーカーによる補完的な効果判定が有用と考えられる[3]。

　腫瘍マーカー単独では予後因子とはならない。しかし，肝細胞癌に特異性が高くカットオフ値10％とされるAFP-L3分画について，Tamuraらは AFP-L3分画が15％以上を呈する肝細胞癌において，治療後の生存率に有意な低下を認め，生物学的悪性度の指標としても有用であると報告した[5]。さらに Cheng らのメタ解析でも，治療前の L3分画が高値例では予後不良であり，治療前の L3分画が重要な予後因子であると報告している[6]。

CQ 4 原疾患治療後の腫瘍マーカーによってサーベイランス頻度を左右するか？

Answer

HCV 治療後の AFP 高値や線維化マーカーである M2BPGi 高値は発癌リスクの可能性がある。
（推奨グレード C1）

解 説

　HCV 治療は 2014 年に登場した DAAs（direct acting antiviral agents）により飛躍的に進歩し，ゲノタイプによらず，また，慢性肝炎や代償性肝硬変だけではなく非代償性肝硬変や透析患者等でも高い確率で HCV 排除（SVR）が可能となった[7]。その結果，今後，C 型肝炎患者全体の発癌率は低下するが，それと引き換えに SVR 後発癌の数は増加することが予測される。SVR 後 5 年・10 年の発癌率は，それぞれ 2.3-8.8％，3.1-11.1％と報告されており[8]，ウイルスが排除されても発癌リスクの高い状態が長期間残存することを示唆している。

　DAAs 治療後の経過観察期間はインターフェロン（IFN）ベース治療と比べ短いものの，IFNベース治療と DAAs 治療では治療法の違いによる SVR 後の発癌および再発に差がないことは示されている[9-11]。SVR 後発癌のリスク因子としては，高齢・男性・飲酒・脂肪化・糖尿病などもリスク因子として重要とされているが[7]，最も明確なリスク因子は線維化の程度とされる[12]。DAAs 治療は従来の IFN ベース治療と比べ，治療対象患者が高齢・線維化進展例など肝発癌のリスクが高いこと[13]を踏まえると，DAAs 治療後は IFN ベース治療よりも注意深く肝発癌のスクリーニングが必要とされるため，客観的指標となるバイオマーカーの同定は重要であり，近年報告がなされている。

　AFP は前述のように肝癌のスクリーニングや診断時に用いるものであるが，HCV 排除後の肝発癌のリスクマーカーの一つになることを 2013 年に Asahina ら[13]が，2014 年に Oze ら[14]が

報告した。治療開始時点で AFP 値が上昇している症例の多くは，治療開始後より AFP 値が低下するが，治療後の AFP 値が十分に低下しない例では発癌リスクの高いことが確認された。以前より知られていた治療後の ALT 高値に加え，治療後 AFP 高値も発癌の高リスクであり[15]，発癌予測のサロゲートマーカーとなりうる。

また，肝線維化マーカーとされる M2BPGi は 2014 年に Yamasaki ら[16]が，2015 年に Sasaki ら[17]が肝発癌との関連を報告している。特に治療後の M2BPGi 高値は SVR 後発癌のリスク因子とされている[15]。また，2020 年に Nakagawa ら[18]による多施設共同の前向き観察研究では SVR 時の M2BPGi 高値が肝発癌の進行や再発と関連し，また，非肝癌例での予後との関連を報告している。

おわりに

肝癌は明らかなリスク因子が同定されている数少ない悪性腫瘍であり，早期発見には高リスク集団のサーベイランスが有用である。また，HCV 排除後も発癌が報告されることから，排除後も定期的なスクリーニングを行う必要があり，そのリスク因子の同定は重要である。したがって現在行われている画像診断と分子腫瘍マーカーの組み合わせによる肝癌の早期検出対策は有効と考えられる。しかし，肝癌が発症する背景のウイルス性肝疾患も非ウイルス性肝疾患も病態が進行しない限り自覚症状を伴わないため，市中には未だ発見されていない無症状の肝癌高リスク集団が多数存在すると予想される。これらの患者を抽出し，背景肝疾患の治療を行うことが肝癌撲滅には最も効果的と考えられる。また，肝癌の死因は半数が癌死であるものの，20％前後は肝不全死であり，背景肝機能の維持も予後に大きく寄与している。したがって，肝癌の長期予後の改善には，画像診断と腫瘍マーカーを組み合わせた早期発見と再発モニタリング，および原疾患治療による肝予備能の維持が必須と考えられる。

■文献

1) 国立がん研究センターがん情報サービス「がん登録・統計」（人口動態統計）
2) Tateishi R, Uchino K, Koike K et al：A nationwide survey on non-B, non-C hepatocellular carcinoma in Japan：2011-2015 update. J Gastroenterol 54：367-376, 2019
3) 日本肝臓学会 編：肝癌診療ガイドライン 2017 年版 補訂版, 金原出版, 東京, 2020
4) Wang X, Zhang Y, Jiang J et al：Evaluation of the Combined Application of AFP, AFP-L3%, and DCP for Hepatocellular Carcinoma Diagnosis：A Meta-analysis. BioMed Research International. Volume 2020 Sep 17；2020：5087643.
5) Tamura Y, Igarashi M, Suda T et al：Fucosylated fraction of alpha-fetoprotein as a predictor of prognosis in patients with hepatocellular carcinoma after curative treatment. Dig Dis Sci 55：2095-2101, 2010
6) Cheng J, Wang W, Wang B et al：Prognostic role of pre-treatment serum AFP-L3% in hepatocellular carcinoma：systematic review and meta-analysis. PLoS One 9：e87011, 2014
7) 日本肝臓学会 肝炎診療ガイドライン作成委員会 編：C 型肝炎治療ガイドライン 2019 年版
8) Hiramatsu N, Oze T, Takehara T et al：Suppression of hepatocellular carcinoma development in hepatitis C patients given interferon-based antiviral therapy. Hepatol Res 45：152-161, 2015
9) Waziry R, Hajarizadeh B, Dore GJ et al：Hepatocellular carcinoma risk following direct-acting antiviral HCV therapy：A systematic review, meta-analyses, and meta-regression. J Hepatol 67：1204-1212, 2017
10) Li DK, Ren Y, Fierer DS et al：The short-term incidence of hepatocellular carcinoma is not increased after hepatitis C treatment with direct-acting antivirals：An ERCHIVES study. Hepatology 67：2244-2253, 2017
11) Nagata H, Nakagawa M, Watanabe M et al：Effect of interferon-based and -free therapy on early oc-

currence and recurrence of hepatocellular carcinoma in chronic hepatitis C. J Hepatol 67：933-939, 2017

12) Morgan RL, Baack B, Falch-Ytter Y et al：Eradication of hepatitis C virus infection and the development of hepatocellular carcinoma：a meta-analysis of observational studies. Ann Intern Med 158：329-337, 2013

13) Asahina Y, Tsuchiya K, Izumi N et al：α-fetoprotein levels after interferon therapy and risk of hepatocarcinogenesis in chronic hepatitis C. Hepatology 58：1253-1262, 2013

14) Oze T, Hiramatsu N, Takehara T et al：Post-treatment Levels of α-Fetoprotein Predict Incidence of Hepatocellular Carcinoma After Interferon Therapy. Clin Gastroenterol Hepatol 12：1186-1195, 2014

15) Yasui Y, Kurosaki M, Izumi N et al：Wisteria floribunda agglutinin-positive Mac-2 binding protein predicts early occurrence of hepatocellular carcinoma after sustained virologic response by direct-acting antivirals for hepatitis C virus. Hepatol Res 48：1131-1139, 2018

16) Yamasaki K, Tateyama M, Yatsuhashi H et al：Elevated Serum Levels of Wisteria floribunda Agglutinin-Positive Human Mac-2 Binding Protein Predict the Development of Hepatocellular Carcinoma in Hepatitis C Patients. Hepatorogy 60：1563-1570, 2014

17) Sasaki R, Yamasaki K, Yatsuhashi H et al：Serum Wisteria Floribunda Agglutinin-Positive Mac-2 Binding Protein Values Predict the Development of Hepatocellular Carcinoma among Patients with Chronic Hepatitis C after Sustained Virological Response. PLoS One 10：eOl29053, 2015

18) Nakagawa M, Nawa N, Asahina Y et al：Mac-2 binding protein glycosylation isomer as a novel predictive biomarker for patient survival after hepatitis C virus eradication by DAAs. J Gastroenterol 55：990-999, 2020

各論 10

胆道癌

中原一有　伊東文生

Kazunari Nakahara　Fumio Itoh

要旨

　胆道癌に特異的な腫瘍マーカーはない。最も使用されているものは CA19-9 および CEA であるが，腫瘍マーカーのみで十分な正診率が得られるものはなく，あくまで画像診断などの補助的診断としての位置づけである。腫瘍マーカーによる早期診断は困難であるものの，CA19-9 は，治療経過や再発のモニタリングとしての補助的診断や予後因子として有用とされる。一方，CEA は他の腫瘍マーカーとの組み合わせにより正診率が向上するとの報告はみられるが，診断や予後因子としての有用性までは示されていない。

キーワード

　胆道癌，腫瘍マーカー，診断，CA19-9

はじめに

　胆道癌は胆管上皮から発生し，発生臓器部位によって肝門部領域胆管癌，遠位胆管癌，胆嚢癌，乳頭部癌に大きく分類される。肝内胆管癌は，日本肝胆膵外科学会により作成された「胆道癌取扱い規約（第6版）」[1] では肝癌に分類されているが，化学療法による治療の際には胆道癌と同様に扱われる場合が多いため，本項でも胆道癌の範疇とする。また，腫瘍マーカーとは，一般的に非侵襲的に採取された生体材料から検出されるものと定義されることが多く，本項では生体材料として血液を用いた腫瘍マーカーに限定し，胆汁やその他の生体材料を用いたものは除いた。

CQ 1　胆道癌の診断において使用される腫瘍マーカーは何か？

Answer

　最も使用されている腫瘍マーカーは CA19-9 および CEA であるが，胆道癌に特異的な腫瘍マーカーはなく，画像診断などの補助的診断として用いられる。(推奨グレード B)

解　説

　胆道癌に特異的な腫瘍マーカーはなく，他の癌腫においても利用されているマーカーが用いられている。現在，国内の実臨床にて胆道癌の腫瘍マーカーとして使用されているものを表1に示すが，これらのうち最も使用されているものは，CA19-9 および CEA である[2]。単独の腫瘍マーカーにて十分な正診率が得られるものはなく，複数の腫瘍マーカーの組み合わせにより正診率が向上するとの報告がみられるが[3-5]，組み合わせの種類等についてのコンセンサスは得

表1　実臨床で使用されている胆道癌の腫瘍マーカー

腫瘍マーカー	主な対象癌腫	特徴
CA19-9	膵癌，胆道癌，胃癌，大腸癌，卵巣癌	シアリルルイス A 抗原。ルイス血液型の影響あり。
CEA	大腸癌，胃癌，胆道癌，膵癌，肺癌，乳癌，卵巣癌，甲状腺髄様癌	癌胎児性抗原。肝機能，甲状腺機能の影響あり。
DUPAN-2	膵癌，胆道癌	シアリルルイス C 抗原。胆管炎，黄疸の影響あり。
SPan-1	膵癌，胆道癌	シアリルルイス A 抗原類似抗原。肝炎，肝硬変の影響あり。
CA50	膵癌，胆道癌，胃癌，大腸癌，卵巣癌	シアリルルイス A 抗原類似抗原。透析，肝硬変の影響あり。
SLX	肺癌，卵巣癌，膵癌，胆道癌	シアリルルイス X-i 抗原。肝炎，肝硬変の影響あり。
NCC-ST-439	膵癌，胆道癌，乳癌，大腸癌，肺癌	SLX 類似抗原。肝炎，肝硬変の影響あり。
STN	卵巣癌，胃癌，膵癌，胆道癌	シアリル Tn 抗原。婦人科疾患の影響あり。
CA125	卵巣癌，子宮体癌，胆道癌，膵癌	子宮内膜症，腹膜炎，胸膜炎の影響あり。

られていない。また，あくまで腫瘍マーカーは補助的診断としての位置づけであり，診察や画像検査などで胆道癌が疑われる場合の補助的診断として腫瘍マーカーを測定する。他の消化器癌と同様に腫瘍マーカーによる早期診断は困難とされている。

CQ 2 胆道癌の診断において CA19-9 は有用か？

Answer

画像診断などの補助的診断として有用である。(推奨グレード A)

解 説

CA19-9 は，大腸癌培養株 SW1116 を免疫抗原として作製されたモノクローナル抗体 NS19-9 によって認識される糖鎖抗原で，抗原決定部位はシアルルイス A (Lea) とされる。正常胆管，唾液腺，気管支腺などに存在し，消化器癌，特に膵癌，胆道癌で陽性となり，胆道癌の補助的診断，治療経過，再発モニターとして使用されている。また，予後因子として有用であるとの報告もある[6-11]。

胆道癌における CA19-9 の感度および特異度は，カットオフ値の設定によっても異なるが，感度は約 50-80％，特異度が約 70-100％と報告されている (表 2)[3, 12-23]。システマティックレビューのメタ解析では，感度は 72％，特異度は 84％であり，実用的で有用なマーカーであると

表 2 胆道癌における CA19-9 の感度，特異度

報告者	症例数 (胆道癌/対照群)	対照疾患	カット オフ値	感度	特異度
Lumachi F[3]	24/25	良性肝疾患	37 U/mL	74.1%	84.8%
Voigtländer T[12]	49/48	原発性硬化性胆管炎，胆管結石	130 U/mL	53%	82%
Leelawat K[13]	59/128	良性胆道疾患	100 U/mL	68%	87%
Li YG[14]	115/205	良性疾患，献血者	37 U/mL	68.4%	75.0%
Charatcharoenwitthaya P[15]	23/207	原発性硬化性胆管炎	20 U/mL	78%	67%
Uenishi T[16]	71/90	良性肝疾患	39 U/mL	62.0%	92.2%
John AR[17]	68/38	良性肝腫瘍，良性胆道疾患	35 U/mL	67.5%	86.8%
Levy C[18]	14/194	原発性硬化性胆管炎	129 U/mL	78.6%	98.5%
Tangkijvanich P[19]	45/10	良性胆道疾患	100 U/mL	64.4%	100%
Qin XL[20]	35/92	良性胆道疾患	37 U/mL	77.14%	84.78%
Siqueira E[21]	12/43	原発性硬化性胆管炎	180 U/mL	75.0%	97.3%
Patel AH[22]	36/41	良性肝疾患	100 U/mL	53%	76%
Chalasani N[23]	13/41	原発性硬化性胆管炎	100 U/mL	75%	80%

報告されている[24]。しかし，感度は決して高いとはいえず，スクリーニングや診断には不十分であるため，あくまで補助的診断としての位置づけであり，治療経過や再発のモニターとしての役割が重要と考える。

また，日本人の5-10%存在するとされるルイス式血液型のルイスA陰性者はCA19-9が陰性となるため，DUPAN-2やSPan-1を測定するなどの注意が必要である[25,26]。さらにCA19-9は，閉塞性黄疸[27,28]，胆管炎や胆嚢炎などの胆道炎[29,30]などでは偽陽性を示すことがあるため，1回の測定だけで診断の補助とせず，それらの病態が改善した後に再度測定を行うべきである。つまり，閉塞性黄疸や急性胆道炎を伴う場合には，胆道ドレナージや抗菌薬治療により黄疸や胆道炎の改善後に再評価を行うことが重要である。

CQ 3 胆道癌の診断において CEA は有用か？

Answer

胆道癌における診断や予後因子としての有用性は示されていない。(推奨グレード C1)

解 説

CEA は，膜結合型の糖蛋白質で，上皮細胞の細胞間接着や分化に関わる抗原である。正常組織では，胃，大腸，胆嚢，胆管，膵，気管支，肺胞，乳腺，皮膚などの上皮組織に発現し，胆道癌を含む消化器癌や肺癌，乳癌，卵巣癌など多くの癌腫（腺癌）で上昇する。胆道癌における診断や予後因子としての有用性は示されていないが[6,16,20,31]，その他の腫瘍マーカーとの組み合わせにより正診率が向上するとの報告がみられる[3,4]。

また，CEA は，喫煙，高齢，慢性肺疾患，肝硬変，腎不全，甲状腺機能低下症などの良性疾患でも上昇し，偽陽性を示すことがあるため注意が必要である。一方で，CA19-9 のように胆汁うっ滞や黄疸による影響は受けにくいとされている[32]。

おわりに

胆道癌の診断は，画像検査や病理学的検査が主流であり，腫瘍マーカーはあくまで補助的診断としての役割であるが，生体材料として血液を用いた腫瘍マーカー測定は簡便に施行でき，実用的である。胆道癌に特異的な腫瘍マーカーはなく，CA19-9 や CEA が最も用いられているが，決して感度は高いとはいえず，偽陽性を呈する病態も多い。よって，そのような点に十分留意した上で，補助的診断として使用すべきである。

■文献

1）日本肝胆膵外科学会　編：胆道癌取扱い規約，第6版，金原出版，東京，2013

2）Tshering G, Dorji PW, Chaijaroenkul W et al：Biomarkers for the Diagnosis of Cholangiocarcinoma：A Systematic Review. Am J Trop Med Hyg 98：1788-1797, 2018

3）Lumachi F, Lo Re G, Tozzoli R et al：Measurement of serum carcinoembryonic antigen, carbohydrate antigen 19-9, cytokeratin-19 fragment and matrix metalloproteinase-7 for detecting cholangiocarcinoma：a preliminary case-control study. Anticancer Res 34：6663-6667, 2014

4）Li Y, Li DJ, Chen J et al：Application of Joint Detection of AFP, CA19-9, CA125 and CEA in Identification and Diagnosis of Cholangiocarcinoma. Asian Pac J Cancer Prev 16：3451-3455, 2015

5）Tao LY, Cai L, He XD et al：Comparison of serum tumor markers for intrahepatic cholangiocarcinoma and hepatocellular carcinoma. Am Surg 76：1210-1203, 2010

6）Juntermanns B, Radunz S, Heuer M et al：Tumor markers as a diagnostic key for hilar cholangiocarcinoma. Eur J Med Res 15：357-361, 2010

7）Kondo N, Murakami Y, Uemura K et al：Elevated perioperative serum CA 19-9 levels are independent predictors of poor survival in patients with resectable cholangiocarcinoma. J Surg Oncol 110：422-429, 2014

8）Liu ZH, Chen Z, Ma LL et al：Factors influencing the prognosis of patients with intrahepatic cholangiocarcinoma. Acta Gastroenterol Belg 75：215-218, 2012

9）Liu SL, Song ZF, Hu QG et al：Serum carbohydrate antigen（CA）19-9 as a prognostic factor in cholangiocarcinoma：a meta-analysis. Front Med China 4：457-462, 2010

10）Harder J, Kummer O, Olschewski M et al：Prognostic relevance of carbohydrate antigen 19-9 levels in patients with advanced biliary tract cancer. Cancer Epidemiol Biomarkers Prev 16：2097-2100, 2007

11）Grunnet M, Christensen IJ, Lassen U et al：Decline in CA19-9 during chemotherapy predicts survival in four independent cohorts of patients with inoperable bile duct cancer. Eur J Cancer 51：1381-1388, 2015

12）Voigtländer T, David S, Thamm K et al：Angiopoietin-2 and biliary diseases：elevated serum, but not bile levels are associated with cholangiocarcinoma. PLoS One 9：e97046, 2014

13）Leelawat K, Narong S, Wannaprasert J et al：Prospective study of MMP7 serum levels in the diagnosis of cholangiocarcinoma. World J Gastroenterol 16：4697-4703, 2010

14）Li YG, Zhang N：Clinical significance of serum tumour M2-PK and CA19-9 detection in the diagnosis of cholangiocarcinoma. Dig Liver Dis 41：605-608, 2009

15）Charatcharoenwitthaya P, Enders FB, Halling KC et al：Utility of serum tumor markers, imaging, and biliary cytology for detecting cholangiocarcinoma in primary sclerosing cholangitis. Hepatology 48：1106-1117, 2008

16）Uenishi T, Yamazaki O, Tanaka H et al：Serum cytokeratin 19 fragment（CYFRA21-1）as a prognostic factor in intrahepatic cholangiocarcinoma. Ann Surg Oncol 15：583-589, 2008

17）John AR, Haghighi KS, Taniere P et al：Is a raised CA 19-9 level diagnostic for a cholangiocarcinoma in patients with no history of sclerosing cholangitis？ Dig Surg 23：319-324, 2006

18）Levy C, Lymp J, Angulo P et al：The value of serum CA 19-9 in predicting cholangiocarcinomas in patients with primary sclerosing cholangitis. Dig Dis Sci 50：1734-1740, 2005

19）Tangkijvanich P, Thong-ngam D, Theamboonlers A et al：Diagnostic role of serum interleukin 6 and CA 19-9 in patients with cholangiocarcinoma. Hepatogastroenterology 51：15-19, 2004

20）Qin XL, Wang ZR, Shi JS et al：Utility of serum CA19-9 in diagnosis of cholangiocarcinoma：in comparison with CEA. World J Gastroenterol 10：427-432, 2004

21）Siqueira E, Schoen RE, Silverman W et al：Detecting cholangiocarcinoma in patients with primary sclerosing cholangitis. Gastrointest Endosc 56：40-47, 2002

22）Patel AH, Harnois DM, Klee GG et al：The utility of CA 19-9 in the diagnoses of cholangiocarcinoma in patients without primary sclerosing cholangitis. Am J Gastroenterol 95：204-207, 2000

23）Chalasani N, Baluyut A, Ismail A et al：Cholangiocarcinoma in patients with primary sclerosing cholangitis：a multicenter case-control study. Hepatology 31：7-11, 2000

24）Liang B, Zhong L, He Q et al：Diagnostic Accuracy of Serum CA19-9 in Patients with Cholangiocarcinoma：A Systematic Review and Meta-Analysis. Med Sci Monit 21：3555-3563, 2015

25）Narimatsu H, Iwasaki H, Nakayama F et al：Lewis and secretor gene dosages affect CA19-9 and DU-PAN-2 serum levels in normal individuals and colorectal cancer patients. Cancer Res 58：512-518, 1998

26）Hamada E, Taniguchi T, Baba S et al：Investigation of unexpected serum CA19-9 elevation in

Lewis-negative cancer patients. Ann Clin Biochem 49 (Pt 3) : 266-272, 2012

27) Mann DV, Edwards R, Ho S et al : Elevated tumour marker CA19-9 : clinical interpretation and influence of obstructive jaundice. Eur J Surg Oncol 26 : 474-479, 2000

28) Ong SL, Sachdeva A, Garcea G et al : Elevation of carbohydrate antigen 19.9 in benign hepatobiliary conditions and its correlation with serum bilirubin concentration. Dig Dis Sci 53 : 3213-3217, 2008

29) Ker CG, Chen JS, Lee KT et al : Assessment of serum and bile levels of CA19-9 and CA125 in cholangitis and bile duct carcinoma. J Gastroenterol Hepatol 6 : 505-508, 1991

30) Osswald BR, Klee FE, Wysocki S : The reliability of highly elevated CA 19-9 levels. Dis Markers 11 : 275-278, 1993

31) Björnsson E, Kilander A, Olsson R : CA 19-9 and CEA are unreliable markers for cholangiocarcinoma in patients with primary sclerosing cholangitis. Liver 19 : 501-508, 1999

32) Pasanen PA, Eskelinen M, Partanen K et al : Clinical value of serum tumour markers CEA, CA 50 and CA 242 in the distinction between malignant versus benign diseases causing jaundice and cholestasis ; results from a prospective study. Anticancer Res 12 : 1687-1693, 1992

各論 11

膵 癌

安田　宏　伊東文生

Hiroshi Yasuda　Fumio Itoh

要　旨

エビデンスが蓄積し米国のガイドラインで推奨されている膵癌腫瘍マーカーはCA19-9のみである。無症状膵癌のスクリーニングには陽性反応的中度が低く要精査群の抽出には有用ではないが，消化器系症状を有する患者では診断の一助になる。手術後，化学療法後などの治療効果予測に有用である。CA19-9は閉塞性黄疸や胆管炎などで上昇し，日本人の約1割に存在するルイス型血液型陰性例では低値を示すなど，測定値の解釈に注意が必要である。

キーワード

膵癌，腫瘍マーカー，CA19-9，治療効果，予後

はじめに

　難治癌である膵癌の罹患率は特に高齢者で増加しており，2018年の死亡数はほぼ肝癌と同数の3万人で，年齢調整死亡率はなお増加傾向にある。高リスク群の設定は困難である。I期を除く病期別5年相対生存率は20％以下で，新たなスクリーニング法の確立が急務である[1]。血中膵酵素や様々な腫瘍マーカーが膵癌で上昇することが報告されている。本項では保険収載されている，成人の浸潤性膵管上皮癌において生体材料として血液を用いた腫瘍マーカーに限定する。非上皮性腫瘍については触れない。

CQ 1
膵癌診療において有用な腫瘍マーカーは何か？

Answer

CA19-9，CEA，Dupan-2，SPan-1が最も使用される。(推奨グレード B)

解　説

　CA19-9は大腸癌細胞株SW1116を免疫抗原として作製された単クローン抗体NS19-9が認識する糖鎖抗原である。これはCA19-9前駆体であるシアルルイスCにシアル酸がフコース転移酵素により付加したシアルルイスAであり，ルイス式血液型の構成部分である。日本人の5-10％に存在するLe（a-b-）はこの酵素が欠落しており，CA19-9を産生できず，極めて低値を示す。米国臨床腫瘍学会やNational Comprehensive Cancer Network（NCCN）が推奨する膵癌スクリーニングマーカーはCA19-9のみである[2,3]。術前補助療法後・術前，術後補助療法前後，治療後サーベイランスでCA19-9測定が推奨されている。胆管炎や炎症，良性・悪性胆道閉塞でもCA19-9は上昇するため[4]，術前の測定は胆道減圧によりビリルビン値が正常化してから行うことが望ましい。感度は70-90％，特異度は68-91％と報告されている[5]。

　Dupan-2は膵癌細胞株HPAF-1を免疫抗原として作成された単クローン抗体であり，CA19-9の前駆体のムチン様糖蛋白を抗原としている。SPan-1抗原はヒト膵癌細胞株SW1990

表1　膵癌の診療で使用される主な腫瘍マーカー

	カットオフ値	感度（％）	特異度（％）	特徴
CA19-9	37 U/mL	79	82	閉塞性黄疸や胆管炎などで上昇し，ルイス型血液型陰性例では低値を示す。
Dupan-2	150 U/mL	65	80	CA19-9の前駆体のムチン様糖蛋白を抗原とし，ルイス型血液型には影響されない。総ビリルビン値に影響されない。
SPan-1	30 U/mL	82	83	ムチン様糖蛋白を抗原とし，ルイス型血液型には影響されない。総ビリルビン値に影響されない。
CEA	5 ng/mL	54	79	大腸癌，膵癌，胃癌，胆道癌など様々な消化器癌で上昇する。

に対する単クローン抗体が認識するムチン様糖蛋白である。これらは CA19-9 偽陰性例や総ビリルビン上昇例で有用である。CEA は胎児大腸および大腸癌組織より分離された 180-200kDa の糖蛋白である[6]。それぞれの感度・特異度は SPan-1 が感度 81-89％・特異度 67-85％，Dupan-2 が感度 48-80％・特異度 75-85％，CEA が感度 40-92％・特異度 59-90％と報告されている（表 1）[5,7]。

　研究段階にある手法として，non-cording RNA である microRNA や cell-free DNA メチル化パターン解析の腫瘍マーカーとしての可能性が検討されている[8,9]。切除膵癌組織などの検討で miR-21 や miR-155，miR-196 などの上昇が報告されている。メタ解析では miR-21，miR-155，miR-203 の上昇，miR-34a 低下は術後予後不良と報告されている[9]。

CQ 2　腫瘍マーカーは膵癌の早期診断に有用か？

Answer

無症候の膵癌早期診断に腫瘍マーカーは有用ではない。（推奨グレード B）

解説

　膵癌腫瘍マーカー測定により膵癌の死亡率減少効果があるかは，患者にとって最重要なアウトカムである。Stage I の膵癌は予後良好なことが報告されている。腹部超音波と CA19-9 を組み合わせた日本での無症候の 10,162 名で，106 名に上昇を認め，4 例の膵癌を認めた。また 4,506 名の有消化器症状では 198 名で上昇を認め，85 例で膵癌を認めた[10]。韓国での無症候の 70,940 名に対するスクリーニングで 37 U/mL 以上を 1,063 名に認め，4 例（1.5％）の膵癌を認めた[11]。台湾の無症候 5,343 名で 37 U/mL 以上が 385 名で，うち膵癌は 2 例であった[12]。CA19-9 は無症候者における膵癌発見は陽性的中度が 0.5～0.9％と低く有用ではないが，消化器系症状を有する患者の画像診断の補助診断として有効である（表 2）[1-3,10-14]。CA19-9 値は病期に応じて上昇し[15]，Stage I 膵癌の CA19-9 の陽性率は 55.6％と報告されている[16]。切除可能例では CA19-9 が 100 U/mL 未満であることが多い[14]。

表2　膵癌スクリーニングにおける CA19-9 の有用性

著者・報告年（文献）	n	陽性数（>cut-off；n）	膵癌（n）	感度（%）	特異度（%）	陽性的中率（%）
Satake et al., 1994[10]	無症候 10,162	106	4	NA	NA	NA
	有症状 4,506	198	85			
Kim et al., 2004[11]	70,940	1,063	4	100	98.5	0.9
Chang et al., 2006[12]	5,343	385	2	100	92.8	0.5
鈴木ら，2014[13]	32,508	320	4	100	99	1.25

NA：記載なし

CQ 3 腫瘍マーカーは膵癌の予後因子として有用か？

Answer

腫瘍マーカーは予後予測，治療効果予測を補完する因子となる。（推奨グレード B）

解 説

　画像診断と併用することで CA19-9 の測定は術前補助化学療法後，あるいは術後の治療効果や再発の指標となる[2, 3, 17-28]（表 3）。CA19-9 の術後低下は良好な予後の指標である[18, 19]。術前補助化学療法後の CA19-9 の 50％以上の低下は平均生存期間が 42.3 vs 24.3 カ月と有意に良好であった[20]。切除可能境界例で術前補助化学療法後に CA19-9 が正常化（＜40 U/mL）例では非正常化例と比べて良好な平均生存期間であった（37.9 カ月 vs 26 カ月，p＝0.020）[21]。進行癌の化学療法前の CA19-9 値は予後を予測するが，治療後の値の低下割合と生存期間については評価は一定ではない。例えば進行膵癌で gemcitabine ベースの化学療法 2 コース後の CA19-9 の上昇幅が 5％未満であった群は，それより大きかった群と比べて転帰は良好であった（10.3 カ月 vs 5.1 カ月，p＝0.0022）[22]。

表 3　膵癌治療における CA19-9 の予後因子としての有用性

著者・報告年（文献）	治療法	CA19-9 カットオフ値	症例数	平均生存期間（月）
Ferrone et al., 2006[19]	切除	術後＜200 U/mL	90/21	27.6 vs 10.8
Tsai et al., 2020[24]	術前化学療法	治療後＜35 U/mL	29/29	46 vs 23
Tzeng et al., 2014[21]	術前化学療法	術前化学療法後 ＜40 U/mL	35/49	36 vs 26
Humphris et al., 2012[25]	術後化学療法	化学療法前＜90 U/mL	48/23	26 vs 16.7
Bauer et al., 2013[22]	進行癌化学療法	化学療法後 5％までの上昇	76/28	10.3 vs 5.1
Hess et al., 2008[26]	進行癌化学療法	化学療法前＜正常上限の 59 倍（約 2,000 U/mL）	123/124	10.3 vs 5.8
Pelzer et al., 2013[27]	進行癌化学療法	化学療法後 ＜50％ vs＞120％	64/53	11.1 vs 8.1
Ko et al., 2005[28]	進行癌化学療法	化学療法後 ＞75％ vs 低下せず	24/19	12 vs 4.6

■文献

1) 日本膵臓学会膵癌診療ガイドライン改定委員会編：膵癌診療ガイドライン 2019 年版, 金原出版

2) NCCN 腫瘍学臨床診療ガイドライン　膵癌（腺癌），2020 年　第 1 版（日本膵臓学会監訳），（http://www2.tri-kobe.org/nccn/guideline/pancreas/japanese/pancreatic.pdf）最終アクセス 2020.11.22.

3) Locker GY, Hamilton S, Harris J et al：ASCO 2006 update of recommendations for the use of tumor markers in gastrointestinal cancer. J Clin Oncol 24：5313-5327, 2006

4) Marrelli D, Caruso S, Pedrazzani C et al：CA19-9 serum levels in obstructive jaundice：clinical value in benign and malignant conditions. Am J Surg 198：333-339, 2009

5) Goonetilleke KS, Siriwardena AK：Systematic review of carbohydrate antigen（CA 19-9）as a biochemical marker in the diagnosis of pancreatic cancer. Eur J Surg Oncol 33：266-270, 2007

6) Meng Q, Shi S, Liang C et al：Diagnostic and prognostic value of carcinoembryonic antigen in pan-

creatic cancer：a systematic review and meta-analysis. OncoTargets and Therapy 10：4591-4598, 2017

7）Zhang Y, Yang J, Li H et al：Tumor markers CA19-9, CA242 and CEA in the diagnosis of pancreatic cancer：a meta-analysis. Int J Clin Exp Med 8：11683-11691, 2015

8）Abdallah R, Taly V, Zhao S et al：Plasma circulating tumor DNA in pancreatic adenocarcinoma for screening, diagnosis, prognosis, treatment and follow-up：A systematic review. Cancer Treat Rev 87：102028, 2020

9）Frampton AE, Krell J, Jamieson NB et al：microRNAs with prognostic significance in pancreatic ductal adenocarcinoma：A meta-analysis. Eur J Cancer 51：1389-1404, 2015

10）Satake K, Takeuchi T, Homma T et al：CA19-9 as a screening and diagnostic tool in symptomatic patients：the Japanese experience. Pancreas 9：703-706, 1994

11）Kim J, Lee KT, Lee JK et al：Clinical usefulness of carbohydrate antigen 19-9 as a screening test for pancreatic cancer in an asymptomatic population. J Gastroenterol Hepatol 19：182-186, 2004

12）Chang CY, Huang SP, Chiu HM et al：Low efficacy of serum levels of CA 19-9 in prediction of malignant diseases in asymptomatic population in Taiwan. Hepatogastroenterology 53：1-4, 2006

13）鈴木朋子，今井瑞香，窪田素子ほか：人間ドック受診者における腫瘍マーカー CA19-9 高値例の検討．人間ドック 30：22-29, 2015

14）Ballehaninna UK, Chamberlain RS：The clinical utility of serum CA 19-9 in the diagnosis, prognosis and management of pancreatic adenocarcinoma：An evidence based appraisal. J Gastrointest Oncol 3：105-119, 2012

15）Hartwig W, Strobel O, Hinz U et al：CA19-9 in potentially resectable pancreatic cancer：perspective to adjust surgical and perioperative therapy. Ann Surg 20：2188-2196, 2013

16）Liu JI, Gao J, Du Y et al：Combination of plasma microRNAs with serum CA19-9 for early detection of pancreatic cancer. Int J Cancer 131：683-691, 2012

17）Daamen LA, Groot VP, Heerkens HD et al：Systematic review on the role of serum tumor markers in the detection of recurrent pancreatic cancer. HPB 20：297-304, 2018

18）Kondo N, Murakami Y, Uemura K et al：Prognostic impact of perioperative serum CA 19-9 levels in patients with resectable pancreatic cancer. Ann Surg Oncol 17：2321-2329, 2010

19）Ferrone CR, Finkelstein DM, Thayer SP et al：Perioperative CA19-9 levels can predict stage and survival in patients with resectable pancreatic adenocarcinoma. J Clin Oncol 24：2897-2902, 2006

20）Macedo FI, Ryon E, Maithel SK et al：Survival outcomes associated with clinical and pathological response following neoadjuvant FOLFIRINOX or gemcitabine/nab-paclitaxel chemotherapy in resected pancreatic cancer. Ann Surg 270：400-413, 2019

21）Tzeng CW D, Balachandran A, Ahmad M et al：Serum carbohydrate antigen 19-9 represents a marker of response to neoadjuvant therapy in patients with borderline resectable pancreatic cancer. HPB（Oxford）16：430-438, 2014

22）Bauer TM, El-Rayes BF, Li X et al：Carbohydrate antigen 19-9 is a prognostic and predictive biomarker in patients with advanced pancreatic cancer who receive gemcitabine-containing chemotherapy：a pooled analysis of 6 prospective trials. Cancer 119：285-292, 2013

23）Berger AC, Garcia M, Hoffman JP et al：Postresection CA 19-9 predicts overall survival in patients with pancreatic cancer treated with adjuvant chemoradiation：a prospective validation by RTOG 9704. J Clin Oncol 26：5918-5922, 2008

24）Tsai S, George B, Wittmann D et al：Importance of normalization of CA19-9 levels following neoadjuvant therapy in patients with localized pancreatic cancer. Ann Surg 271：740-747, 2020

25）Humphris JL, Chang DK, Johns AL et al：The prognostic and predictive value of serum CA19-9 in pancreatic cancer. Ann Oncol 23：1713-1722, 2012

26）Hess V, Glimelius B, Grawe P et al：CA 19-9 tumour-marker response to chemotherapy in patients with advanced pancreatic cancer enrolled in a randomised controlled trial. Lancet Oncol 9：132-138, 2008

27）Pelzer U, Hilbig A, Sinn M et al：Value of carbohydrate antigen 19-9 in predicting response and therapy control in patients with metastatic pancreatic cancer undergoing first-line therapy. Front Oncol 3：155, 2013

28）Ko AH, Hwang J, Venook AP et al：Serum CA19-9 response as a surrogate for clinical outcome in patients receiving fixed-dose rate gemcitabine for advanced pancreatic cancer. Br J Cancer 93：195-199, 2005

各論 12

非小細胞肺癌

磯部和順　岸　一馬

Kazutoshi Isobe　Kazuma Kishi

要旨

　非小細胞肺癌の血清中の腫瘍マーカーはCEA，CYRA21-1，SLX，SCCなどがあり，癌の質的診断の補助，治療効果のモニタリング，再発診断の補助などに有用性が認められている。また，非小細胞肺癌の治療方針の決定のためにはEGFR遺伝子変異検査，ALK遺伝子転座検査などを行うように勧められる。また，PD-L1は免疫チェックポイント阻害薬の治療選択や効果予測因子として有用である。

キーワード

　非小細胞肺癌，EGFR遺伝子変異，ALK遺伝子転座，PD-L1

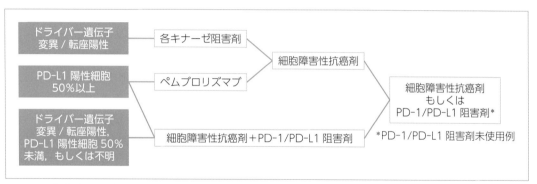

図1 Ⅳ期非小細胞肺癌の治療方針 （日本肺癌学会編，肺癌診療ガイドライン 2020 年版，p162 より引用）

はじめに

　日本人の年間死亡率第一位である原発性肺癌の約 80％を占める非小細胞肺癌（non-small cell lung cancer：NSCLC）は腺癌，扁平上皮癌，大細胞癌に分類される。従来から使用されている腫瘍マーカーには CEA，CYRA21-1，SLX，SCC などがある。これらは腫瘍細胞より産生され，主に患者の血液中に見出される。非小細胞肺癌においては癌の質的診断の補助，治療効果のモニタリング，再発診断の補助などに有用性が認められている[1-3]。

　また，原発性肺癌の薬物療法で使用される薬剤には細胞傷害性抗癌剤・分子標的薬・免疫チェックポイント阻害薬がある。近年の非小細胞肺癌における治療進歩は，分子標的薬など遺伝子異常を有する特定のサブセットに対するものであった。「肺癌診療ガイドライン 2020 年版」におけるⅣ期非小細胞肺癌の治療方針を示す（図 1）。分子標的薬の治療適応を決定するドライバー遺伝子の頻度は EGFR（epidermal growth factor receptor）遺伝子変異が非小細胞肺癌の約 50％，ALK（anaplastic lymphoma kinase）遺伝子転座が 2-5％，ROS1（c-ros oncogene 1）遺伝子転座が 2％，BRAF（v-raf murine sarcoma viral oncogene homolog B1）遺伝子変異が約 1-3％と報告されている[4]。また，免疫チェックポイント阻害薬は主に PD-L1（programmed cell death ligand-1）発現陽性症例で良好な臨床効果が得られている[5]。

CQ 1 非小細胞肺癌で使用される腫瘍マーカーは何か？

Answer

実臨床の現場では CEA，CYRA21-1，SLX，SCC などが頻用される。（推奨グレード B）

解 説

　① CEA（Carcinoembryonic Antigen）
　CEA は大腸癌組織と胎児消化管上皮に共通に存在する抗原として発見され，現在でも消化器

癌などで頻用されている。肺癌の組織型別では腺癌での陽性率が約60％と高く，CEA が極めて高値を示す症例は腺癌であることが多い。主に腫瘍径（T 因子），リンパ節転移（N 因子）を反映するとされており，臨床病期の進行に伴い上昇する。肺癌完全切除後に CEA が正常化しなかった症例では術後再発が多く予後不良と報告されている[6]。治療に伴う腫瘍縮小効果は，画像上確認できるより1-3週間早く出現し，再発時には画像上で確認できる4週間以上前から上昇しはじめる。胸水中の CEA が高値を示せば胸水細胞診が陰性であっても癌性胸膜炎の可能性が高いことが報告されている。また，悪性胸膜中皮腫では胸水中の CEA が高値であることは稀であるため，肺腺癌の癌性胸膜炎と悪性胸膜中皮腫の鑑別にも有用である。血清での基準値は 2.5-5.0 ng/mL である。

【偽陽性の良性疾患】喫煙，加齢，肝炎，肝硬変，膵炎，腎不全，間質性肺炎など。

【感度や特異度】肺癌全体で感度は50％，特異度は80％程度とされるが肺腺癌での陽性率は60％程度である。

② CYFRA21-1 (cytokeratin 19 fragment)

CYFRA は細胞骨格の中間フィラメントを形成するサイトケラチンの亜分画である。サイトケラチンは不溶性であるが19フラグメントは分子量40 kDa の物質で，腫瘍細胞では可溶性になり，2種類のモノクローナル抗体を用いて測定される。特に扁平上皮癌では約60-80％の陽性率で SCC より感度が高い。病理病期 I 期でも術前 3.5 ng/mL 以上では予後が不良であったことが報告されている。また，進行期症例で化学療法2コース終了時に治療前値 CYFRA21-1 の値が20％改善した群では生存期間中央値が有意に良好であったことが報告されている[7]。血清での基準値は 2.0-3.5 ng/mL である。

【偽陽性の良性疾患】肺結核，肺炎，肺膿瘍，間質性肺炎，放射線肺炎など。

【感度や特異度】肺癌全体での感度は50-60％，特異度は80％程度である。扁平上皮癌では60-80％の陽性率となる。

③ SLX (sialyl Lewis X-i antigen)

SLX は血液型抗原である sialyl Lewis Xi 抗原を有する分子量 1,000 kDa 以上のムチン型糖蛋白である。血管内皮細胞に発現する細胞接着分子 E- セクレチンのリガンドであり，血行性転移に関与することが考えられている。肺腺癌で40-50％で陽性となる。病理病期 I 期の137例を検討した報告では，術後3年以内の再発の有無で分類し術前の SLX が 36 U/mL 以上で予後不良であったことが報告されている[8]。血清での基準値は 38 U/mL 以下である。

【偽陽性の良性疾患】膵炎，卵巣炎，気管支拡張症，間質性肺炎など。

【感度や特異度】肺癌全体での感度は30％，特異度は80％程度である。腺癌では40-50％の陽性率となる。

④ SCC (squamous cell carcinoma related antigen)

SCC は子宮頸癌関連抗原 TA-4 の亜分画の一つである。肺癌全体の陽性率は低いが扁平上皮癌で50-60％の陽性率となる。血中半減期が短いため，治療効果の判定に優れている。肺癌完全切除24時間後には大半の症例で正常値以下となることが報告されている。血清での基準値は 1.5 ng/mL 以下である。

【偽陽性の良性疾患】乾癬などの炎症性皮膚疾患，腎不全など

【感度や特異度】肺癌全体での感度は25％，特異度は90％程度である。扁平上皮癌では約60％の陽性率となる。

CQ 2 非小細胞肺癌の治療選択基準としての有用なバイオマーカーは何か？

Answer

EGFR 遺伝子変異，ALK 遺伝子転座は分子標的薬，PD-L1 は免疫チェックポイント阻害薬の治療選択基準として有用である。（推奨グレード A）

解 説

① EGFR 遺伝子変異

EGFR は上皮細胞に発現する成長因子受容体で，しばしば悪性腫瘍において過剰発現し，上皮細胞の異常増殖を促進する。最も高い頻度で報告されている EGFR 遺伝子変異はエクソン 19 の欠失・エクソン 21 L858R の点突然変異で，両者で約 90%を占め common mutation と呼ばれる。また，低い頻度でエクソン 19 挿入，L861Q，G719X，S768I などが約 10%を占め uncommn mutation と呼ばれる。Common EGFR 遺伝子変異陽性の場合，gefitinib（イレッサ®），erlotinib（タルセバ®），afatinib（ジオトリフ®），osimertinib（タグリッソ®）などの EGFR チロシンキナーゼ阻害薬（EGFR-TKI）が有効であり，保険適用になっている。中でも，osimertinib は FLAURA 試験において，従来の標準治療である erlotinib または gefitinib との比較で，統計学的に有意な無増悪生存期間（PFS）や全生存期間（OS）の改善を示している[9]。また，EGFR-TKI に対する反応性の欠如に関連する変異にエクソン 20 挿入変異，T790M，C797S，BIM 遺伝子多型などが報告されている[10,11]。

② ALK 遺伝子転座

ALK 遺伝子転座は ALK と EML4 が反転融合することで ALK-EML4 になって発癌遺伝子となる[12]。また，EML4 の切れる位置で複数の variant が存在している。ALK 遺伝子転座陽性肺癌において，crizotinib（ザーコリ®）を用いた一次治療は，化学療法（pemetrexed と cisplatin または carboplatin の併用）と比較して，奏効率（74% vs 45%），肺癌による症状および生活の質を改善させた[13]。また，第Ⅲ相試験（ALEX 試験）では，ALK 遺伝子転座陽性の進行 NSCLC 患者を対象として，alectinib（アレセンサ®）による一次治療が crizotinib と比較された。その結果，病勢進行または死亡がみられた患者数（crizotinib 群 68% vs alectinib 群 41%），中枢神経系の進行がみられた患者の割合の低下（crizotinib 群 45% vs alectinib 群 12%），奏効率（alectinib 群 83% vs crizotinib 群 75%），グレード 3-5 の有害事象の発生率（alectinib 群 41% vs crizotinib 群 50%）などにおいて alectinib 群が crizotinib 群よりも優れていた[14]。よって一次治療では alectinib が推奨され，他に再発 ALK 遺伝子転座陽性肺癌に対し ceritinib（ジカディア®），lorlatinib（ローブレナ®）などが保険適用となっている。

③ PD-L1 発現

免疫チェックポイント阻害薬は NSCLC の主要な治療選択肢であり，免疫機構の活性化の観点から癌を治療する薬剤療法の一つである。免疫チェックポイント阻害薬は，癌細胞の免疫逃避を阻害することで癌細胞への免疫を促進する。活性化した細胞傷害性 T 細胞表面に発現した PD-1 と癌細胞表面に発現した PD-L1 が結合することで T 細胞の活性が抑制され機能不全に陥

るため，抗 PD-1 抗体または抗 PD-L1 抗体を投与し PD-1 と PD-L1 の結合を阻害することで T 細胞の機能低下による免疫抑制を阻害し，抗腫瘍効果を上げる。

　抗 PD-1 抗体には nivolumab（オプジーボ®）や pembrolizumab（キイトルーダ®）などがある。なかでも pembrolizumab は，肺癌組織の PD-L1 発現が 50% 以上の非小細胞肺癌を対象とした第 III 相試験で細胞傷害性抗癌剤と比較して PFS および OS の有意な延長を示した[5]。現在では PD-L1 発現が 1% 以上の切除不能な進行・再発の NSCLC に対する初回治療として pembrolizumab 単剤療法は保険適用されている。

おわりに

　非小細胞肺癌の腫瘍マーカーは腫瘍細胞より産生され，主に患者の血液中に見出され，癌の質的診断の補助，治療効果のモニタリング，再発診断の補助などに有用性が認められている。また，非小細胞肺癌の治療方針の決定のためには EGFR 遺伝子変異検査，ALK 遺伝子転座検査だけでなく，ROS1 遺伝子転座検査，BRAF 遺伝子変異検査などを含めて実施し，それぞれのキナーゼ阻害薬の適応を決定するように勧められている。また，原発巣の PD-L1 発現率は免疫チェックポイント阻害薬の治療選択や効果予測因子として有用である。

■文献

1）Ebert W, Hoppe M, Muley T et al：Monitoring of therapy in inoperable lung cancer patients by measurement of CYFRA 21-1, TPA- TP CEA, and NSE. Anticancer Res 17：2875-2878, 1997

2）Salgia R, Harpole D, Herndon JE 2nd et al：Role of serum tumor markers CA 125 and CEA in non-small cell lung cancer. Anticancer Res 21：1241-1246, 2001

3）Satoh H, Ishikawa H, Kamma H et al：Serum sialyl lewis X-i antigen levels in non-small cell lung cancer：correlation with distant metastasis and survival. Clin Cancer Res 3：495-499, 1997

4）Mitsudomi T：Advances in target therapy for lung cancer. Jpn J Clin Oncol 40：101-106, 2010

5）Reck M, Rodriguez-Abreu D, Robinson AG et al：Pembrolizumab versus Chemotherapy for PD-L1-Positive Non-Small-Cell Lung Cancer. N Engl J Med 375：1823-1833, 2016

6）Suzuki K, Nagai K, Yoshida J et al：Prognostic factors in clinical stage I non-small cell lung cancer. Ann Thorac Surg 67：927-932, 1999

7）Ardizzoni A, Cafferata MA, Tiseo M et al：Decline in serum carcinoembryonic antigen and cytokeratin 19 fragment during chemotherapy predicts objective response and survival in patients with advanced nonsmall cell lung cancer. Cancer 107：2842-2849, 2006

8）Mizuguchi S, Nishiyama N, Iwata T et al：Serum Sialyl Lewis x and cytokeratin 19 fragment as predictive factors for recurrence in patients with stage I non-small cell lung cancer. Lung Cancer 58：369-375, 2007

9）Soria JC, Ohe Y, Vansteenkiste J et al：Osimertinib in Untreated EGFR-Mutated Advanced Non-Small-Cell Lung Cancer. N Engl J Med 378：113-125, 2018

10）Mehlman C, Cadranel J, Rousseau-Bussac G et al：Resistance mechanisms to osimertinib in EGFR-mutated advanced non-small-cell lung cancer：A multicentric retrospective French study. Lung Cancer 137：149-156, 2019

11）Isobe K, Hata Y, Tochigi N et al：Clinical significance of BIM deletion polymorphism in non-small-cell lung cancer with epidermal growth factor receptor mutation. J Thorac Oncol 9：483-487, 2014

12）Soda M, Choi YL, Enomoto M et al：Identification of the transforming EML4-ALK fusion gene in non-small-cell lung cancer. Nature 448：561-566, 2007

13）Shaw AT, Kim DW, Nakagawa K et al：Crizotinib versus chemotherapy in advanced ALK-positive lung cancer. N Engl J Med 368：2385-2394, 2013

14）Peters S, Camidge DR, Shaw AT et al：Alectinib versus Crizotinib in Untreated ALK-Positive Non-Small-Cell Lung Cancer. N Engl J Med 377：829-838, 2017

各論 13

小細胞肺癌

磯部和順　岸　一馬

Kazutoshi Isobe　Kazuma Kishi

要 旨

小細胞肺癌は腫瘍の増殖スピードが早い反面，抗癌剤，放射線治療に対する感受性が高く，非小細胞肺癌と異なる特徴を有する。小細胞肺癌の腫瘍マーカーは NSE，pro-GRP，Chromogranin，NCAM，CYFRA21-1 などが報告されているが，実地臨床では NSE，pro-GRP が頻用されている。化学療法・放射線治療が奏効すると NSE や pro-GRP は低下するため治療効果や予後を予測する腫瘍マーカーとして有用である。

キーワード

小細胞肺癌，腫瘍マーカー，NSE，pro-GRP

はじめに

　小細胞肺癌は腫瘍の増殖スピードが早い反面，抗癌剤，放射線治療に対する感受性が高く，腺癌や扁平上皮癌，大細胞癌とは異なる臨床の特徴を有している。今回，小細胞肺癌における腫瘍マーカーを述べる。

CQ 1 小細胞肺癌で使用される腫瘍マーカーは何か？

Answer

NSE，pro-GRP が推奨される。(推奨グレード A)

解　説

　これまで報告されている小細胞肺癌の腫瘍マーカーを表 1 に示す[1]。NSE[2]，pro-GRP[3,4]，Chromogranin[5,6]，NCAM[1]，CYFRA21-1[1] などが報告されているが，実地臨床では感度，特異度の高い NSE および pro-GRP が頻用される。化学療法・放射線治療などにより小細胞肺癌の治療が奏効すると NSE や pro-GRP は低下するため治療効果や再発を予測するマーカーとして有用である。

1) NSE (neuron specific enolase)[7,8]

　【機序】NSE とは神経特異性エノラーゼ（neuron specific enolase）の略である。エノラーゼは全身に分布する解糖系酵素で α，β，γ サブユニットの二量体として存在し，5 種類のアイソザイム（$\alpha\alpha$，$\beta\beta$，$\gamma\gamma$，$\alpha\beta$，$\alpha\gamma$）が存在する。このうち，γ サブユニットを持つ $\alpha\gamma$ と $\gamma\gamma$ は神経細胞に特異的に存在することから NSE と呼ばれている。NSE は神経組織だけでなく神経内分泌腫瘍の腫瘍マーカーとして利用されている。小細胞肺癌だけでなく，肺以外（食道，膵臓）

表 1　小細胞肺癌における腫瘍マーカーの感度

腫瘍マーカー	感度（%）		併用により感度が上昇する腫瘍マーカー
	限局型	進展型	
pro-GRP	57-72	78-90	NSE, CEA, CYFRA21-1
NSE	20-42	62-81	CEA, CYFRA21-1
CgA	17-67	39-100	
NCAM	11	37-51	
CYFRA21-1	23-54	59-84	NSE
CEA	0-38	40-55	NSE
TPA	44-61	—	
LDH	12.5	—	

（文献 1 を一部改変）

の小細胞癌，褐色細胞腫，甲状腺髄様癌，インスリノーマなどの神経内分泌腫瘍で高値となりやすい。血清での基準値は 5-10 ng/mL である[9]。

【偽陽性の良性疾患】脳腫瘍，脳血管障害，脳炎でも高値になることがある。

【感度や特異度】陽性率は 60-80% 程度とされるが I 期・II 期では 20% 以下と低く，10 ng/mL 以上の小細胞肺癌の病期はほぼ III 期以上と考えられ，非小細胞肺癌でも陽性率は 10-20% 程度である。

2) pro-GRP (pro-gastorin releasing peptide)[7,8]

【機序】pro-GRP とはガストリン放出ペプチドの前駆体である。GRP は血中では半減期が 2 分程度で不安定であるが前駆体である pro-GRP は血中での安全性が高いため，神経内分泌腫瘍の腫瘍マーカーとして有用である。小細胞肺癌だけでなく，肺以外（食道，膵臓）の小細胞癌，肺の大細胞癌神経内分泌癌，甲状腺髄様癌などの神経内分泌腫瘍で高値となりやすい。血清での基準値は 46 pg/mL である[9]。

【偽陽性の良性疾患】腎機能障害でも高値となりやすい。

【感度や特異度】陽性率は 80% 程度である。しかし，I 期で 35%，II 期で 50% 程度とされ早期での陽性率は NSE よりも高い。また，非小細胞肺癌の陽性率は 5% 以下とされる。

CQ 2　NSE と pro-GRP は予後因子となるか？

Answer

予後因子として有用である。(推奨グレード A)

解説

　NSE に関連した 11 の論文，3,497 例の小細胞肺癌のメタアナリシスでは，NSE が高値である症例は全生存期間が低値群に比べて短い傾向がある[2]。また，基準値より高値を示す症例は，基準以内の症例より CR 率が低く予後が不良であることが報告されている[2]。

　予後と治療効果に関する論文では，小細胞肺癌 118 例（限局型：45 例，進展型：73 例）において初回治療の 2 コース後の pro-GRP の変化率は NSE の変化率より 2 次治療の腫瘍縮小率に相関することが報告されている[10]。また，Sunaga らは治療後の pro-GRP が 50% 以上減少することが，2 年生存率の予後因子であることを報告している[11]。

　また，治療前の pro-GRP が 410 pg/mL 未満の患者は pro-GRP が 410 pg/mL を超える患者と比較して全生存期間が長いことが示されている（中央値：27 カ月 vs. 18 カ月）[12]。さらに，pro-GRP が 800 pg/mL 以上は予後が不良であることも示されている[13]。Huang らは，小細胞肺癌の治療に対する反応と無増悪生存期間に対する治療前の影響を評価する際の NSE と pro-GRP の両方の有用性が確認されたものの，NSE は pro-GRP とは異なり病期とは無関係な予後因子であるため，NSE は pro-GRP よりも優れた予後因子であることを報告している[14]。さらに，Hirose らは再発の早期診断では NSE，pro-GRP は双方とも有用ではないが，再発の予後

因子では有用である報告がされている[15]。

おわりに

　小細胞肺癌の腫瘍マーカーである NSE・pro-GRP を解説した。現在，NSE・pro-GRP が感度，特異度ともに高く頻用されている。臨床的には pro-GRP が NSE より有用であるという報告が散見されるが，実地臨床では pro-GRP が上昇しない小細胞肺癌も存在し，pro-GRP および NSE の双方を測定すべきであると考える。

■文献

1) Harmsma M, Schutte B, Ramaekers FC：Serum markers in small cell lung cancer：opportunities for improvement. Biochim Biophys Acta 1836：255-272, 2013

2) Zhao WX, Luo JF：Serum neuron-specific enolase levels were associated with the prognosis of small cell lung cancer：a meta-analysis. Tumour Biol 34：3245-3248, 2013

3) Tang JH, Zhang XL, Zhang ZH et al：Diagnostic value of tumor marker pro-gastrin-releasing peptide in patients with small cell lung cancer：a systematic review. Chin Med J (Engl) 124：1563-1568, 2011

4) Korse CM, Holdenrieder S, Zhi XY et al：Multicenter evaluation of a new progastrin-releasing peptide (ProGRP) immunoassay across Europe and China. Clin Chim Acta 438：388-395, 2015

5) Petrović M, Bukumirić Z, Zdravković V et al：The prognostic significance of the circulating neuroendocrine markers chromogranin A, pro-gastrin-releasing peptide, and neuron-specific enolase in patients with small-cell lung cancer. Med Oncol 31：823, 2014

6) Korse CM, Taal BG, Vincent A et al：Choice of tumour markers in patients with neuroendocrine tumours is dependent on the histological grade. A marker study of Chromogranin A, Neuron specific enolase, Progastrin-releasing peptide and cytokeratin fragments. Eur J Cancer 48：662-671, 2012

7) 永田泰自：NSE, proGRP, SLX. medicina 52：480-483, 2015

8) 後東久嗣，曽根三郎：NSE, proGRP. medicina 47：545-546, 2010

9) 小島康弘，長瀬洋之：悪性腫瘍の血清マーカー，小細胞癌のマーカーとその使い方．日胸臨 67(増刊)：S55-S57, 2008.11

10) Ono A, Naito T, Ito I et al：Correlations between serial pro-gastrin-releasing peptide and neuron-specific enolase levels, and the radiological response to treatment and survival of patients with small-cell lung cancer. Lung Cancer 76：439-444, 2012

11) Sunaga N, Tsuchiya S, Minato K et al：Serum pro-gastrin-releasing peptide is a useful marker for treatment monitoring and survival in small-cell lung cancer. Oncology 57：143-148, 1999

12) Wójcik E, Kulpa JK, Sas-Korczyńska B et al：Pro-GRP and NSE in therapy monitoring in patients with small cell lung cancer. Anticancer Res 28 (5B)：3027-3033, 2008

13) Nisman B, Biran H, Ramu N et al：The diagnostic and prognostic value of ProGRP in lung cancer. Anticancer Res 29：4827-4832, 2009

14) Huang Z, Xu D, Zhang F et al：Pro-gastrin-releasing peptide and neuron-specific enolase：useful predictors of response to chemotherapy and survival in patients with small cell lung cancer. Clin Transl Oncol 18：1019-1025, 2016

15) Hirose T, Okuda K, Yamaoka T et al. Adachi M：Are levels of pro-gastrin-releasing peptide or neuron-specific enolase at relapse prognostic factors after relapse in patients with small-cell lung cancer? Lung Cancer 71：224-228, 2011

各論 14

乳　癌

林田　哲
Tetsu Hayashida

要　旨

　乳癌における血清腫瘍マーカーとして CEA および CA15-3 があるがこれらは診断や病期判定，サーベイランス目的に使用されることは推奨されない。一方，ホルモン受容体である ER や PgR，分子標的である HER2 や Ki-67 によって乳癌はサブタイプに分類され，これらはいずれも治療効果予測因子として有用であり，実臨床でもっとも重要である。近年では，複数のコンパニオン診断薬が乳癌診療において本邦でも保険承認され，こちらに対する理解も必要である。

キーワード

ER，PgR，HER2，Ki-67

はじめに

　現在の乳癌診療は，サブタイプごとに高度に細分化され，「乳癌」という単一の疾患として捉えることはもはや不可能である。この背景には，臨床判断に直接影響を与える，「どのような薬物を，どのようなタイミングで使用するか」というクリニカルクエスチョンに対して，基礎研究をベースにした，トランスレーショナルリサーチや臨床研究が数多くなされたことが考えられる。これら研究には，乳癌組織の分子腫瘍学的特性を判定するための，バイオマーカー研究が必須であり，この分野の発展がいわゆる乳癌のサブタイプごとの異なる治療戦略に深く貢献している。古くから，乳癌の増殖・進展には女性ホルモンが関係していることが知られており，エストロゲン受容体に関する研究が進められてきた。今日の乳癌におけるバイオマーカー研究の隆盛と無関係ではないと考えられる。近年では BRCA 遺伝子の生殖細胞性変異や，トリプルネガティブ乳癌に対する PD-L1 の発現など，複数のコンパニオン診断薬が本邦でも保険承認され，バイオマーカーをもとにした治療選択が広がるとともに複雑化している。

CQ 1　乳癌におけるホルモン受容体に関連するバイオマーカーとして，エストロゲン受容体（ER）とプロゲステロン受容体（PgR）の発現状況を検索する必要があるか？

Answer

免疫組織化学法を用いて行うように強く勧められる。（推奨グレード A）

解　説

　今も昔も変わらず，ER は乳癌にとって最も重要なバイオマーカーである。内分泌治療は ER 陽性浸潤性乳癌症例に対して有効であるが，ER 陰性症例に対しては無効であることが，多くのランダム化比較試験やこれを用いた大規模なメタ解析において示されている[1-3]。

　ER は 1960 年代から 70 年代にかけて，エストラジオールに結合する蛋白質として同定され，機能解析や乳癌の増殖に関わることが報告された[4]。McGuire は，乳癌における ER の発現解析が，内分泌治療の効果予測に有用であることを報告し[5]，1981 年には本邦でも selective estrogen receptor modurator（SERM）としてタモキシフェンが承認され，乳癌治療に用いられた。免疫染色による ER・PgR の発現解析は抗体や免疫賦活法の進歩などに伴って，1990 年代に確立され，その簡便性から全世界に測定法が広まり，現在でも日常的に行われている。

　ER には ER-α と ER-β の 2 種類のアイソフォームが同定されており，ER-β については乳癌における臨床病理学的な意義は不明な点が多く，通常乳癌診療で用いられるのは ER-α である。ER-α は 6q25.1 に存在し，蛋白構造として 6 つのドメインから構成されている。N 末端と C 末端にそれぞれ存在する activation function-1（AF-1）と AF-2 が転写活性ドメインであり，AF-2 が乳腺組織では主に増殖に関わる転写を司り，エストラジオールなどのリガンド依存性に活性化することが知られている。PgR は 11q22-q23 に存在し，ER と同様の構成をすることが知ら

れており，ER の標的遺伝子であることから，エストラジオールによる刺激により PgR の発現が亢進する。そのため，PgR の発現の有無により，ER を介したホルモン受容体の経路が正常に機能しているかをある程度予測することが可能である。

　乳癌細胞における発現の有無は，前述の通り免疫組織染色法（IHC）により判定される。判定方法は，陽性細胞の占有率で判定する方法と，占有率と染色強度を組み合わせる方法（Allred 法）が行われている。占有率のカットオフは ASCO/CAP ガイドラインにおいては 1% が推奨されており，染色強度を加味した Allred 法では score＞2 を陽性として判定され，これらが広く使用されている。

CQ 2　ER および PgR の発現を検討することは内分泌治療の効果予測因子として有用か？

Answer

　強い科学的根拠をもって，内分泌治療の効果予測に重要なバイオマーカーであることが確立されている。（推奨グレード A）

解　説

　ホルモン受容体が内分泌治療の効果予測に重要なバイオマーカーであることは多数の臨床試験やメタ解析により確立されている。NSABP-B23 試験において，ER 陰性かつ腋窩リンパ節転移陰性の乳癌に対して，タモキシフェンを投与しても無再発生存（DFS）・全生存率（OS）に有意差は認められなかった[1]。EBCTCG による 21,457 症例を検討したメタ解析において，ER 陽性乳癌 10,645 症例に対するタモキシフェン 5 年投与により，再発を 39% 抑制し，乳癌死亡を 29% 低下させた[2]。しかし，ER 低発現かつ PgR 陽性乳癌は，ホルモン受容体陰性乳癌と同様にタモキシフェン投与による有意な再発抑制効果が認められず，PgR の内分泌治療効果予測因子としての有用性は確認できなかった。約 37,000 症例を比較したメタ解析では，ER 陽性・不明群約 30,000 例に対するタモキシフェン 5 年投与の再発減少率が 47%，死亡減少率が 26% であったのに対して，ER 陰性群ではそれぞれ 6%，−3% であった[3]。PgR の発現が高いほど，タモキシフェンおよびアロマターゼ阻害薬による再発抑制効果が有意に高いことが報告された[6]。

CQ 3
乳癌における HER2 発現は治療選択の根拠となるバイオマーカーとして検査が推奨されるか？

Answer

抗 HER2 薬使用の可否を検討する根拠として，免疫組織化学法および ISH 法を用いて行うように強く勧められる。(推奨グレード A)

解 説

1985 年に 17 番染色体（17q11.2-q21.1）に位置するチロシンキナーゼがクローニングされ，その配列は EGFR および v-erbB と相同性が高いことが示された。また，コードされる染色体の位置から，癌遺伝子 neu と同一のものであることが報告された[7]。この遺伝子は EGFR と別個であり，c-erbB-2 と名付けられ，1986 年に 185kDa の糖蛋白であることが日本人の研究者グループにより確認された[8]。

乳癌症例の約 15-25％において，HER2 遺伝子の増幅と蛋白質の過剰発現が認められ，予後不良であることが報告されてきた[9]。また，内分泌治療に抵抗性を示すことなども報告され，予後因子・効果予測因子としての重要性も高い[10]。しかし，乳癌臨床において最も有用性が高いと考えられるのは，後述するトラスツズマブを始めとする抗 HER2 治療における効果予測因子としての役割であり，ASCO・NCCN・日本乳癌学会の各ガイドラインなどにおいて，HER2 検査が推奨されている。

乳癌細胞における発現の有無は，IHC 法および in situ hybridization 法（ISH 法）の組み合わせにより判定される。HER2 発現診断の均てん化を目指すために制定された，最新の ASCO/CAP ガイドラインでは，「10％以上の細胞で強い完全な全周性の膜濃染が認められる」場合に HER2＝3＋と定義されている。また，HER2＝2＋と判定された場合は ISH 法を行い，「HER2/CEP17 比が 2.0 以上の場合」または「HER2/CEP17 比が 2.0 以下かつ HER2 遺伝子コピー数の平均が 1 細胞あたり 6.0 以上」の際に陽性とすることが定められている[11]。

HER2 発現の臨床的意義として，前述したように HER2 陽性乳癌は予後不良であることから，従来は予後因子として考えられてきたが，現在は抗 HER2 治療に対する効果予測因子としての意義が重要である。

1) HER2 陽性進行再発乳癌に対するトラスツズマブを含む治療

2014 年に発表されたメタ解析では，HER2 陽性進行再発乳癌に対して，トラスツズマブを含む治療は，含まない治療と比較して有意に奏効率が増加し（HR：1.58, 95％ CI：1.38-1.82），OS（HR：0.82, 95％ CI：0.71-0.94）および PFS（HR：0.82, 95％ CI：0.71-0.94）を改善した。また，HER2 陽性進行再発乳癌に対する 1 次治療において，トラスツズマブとタキサンによる併用療法が，タキサン単独療法と比較して有意に OS の延長が認められた（HR：0.80, 95％ CI：0.65-0.99）[12]。

2) 切除可能 HER2 陽性乳癌に対する術前化学療法

切除可能 HER2 陽性乳癌に対する術前化学療法を対象としたメタ解析の結果から，化学療法とトラスツズマブの同時併用は，化学療法単独療法と比較して，pCR 率が有意に改善した（単

独群 21%，トラスツズマブ併用群 56%）[13]。最適なレジメンを探索したネットワークメタ解析では，pCR を効果の指標として解析が行われた結果，トラスツズマブ・ペルツズマブ・化学療法およびトラスツズマブ・ラパチニブ・化学療法による抗 HER2 薬を 2 剤併用したレジメンが最も治療効果が高い結果であった[14]。

3）切除可能 HER2 陽性乳癌に対する術後化学療法

2012 年に 11,911 症例を対象とした，切除可能 HER2 陽性乳癌に対する術後化学療法についてのメタ解析が報告された。この結果，トラスツズマブの投与期間や化学療法との同時・逐次併用など用法に関わらず，DFS（HR：0.60, 95% CI：0.50-0.71）および OS（HR：0.66, 95% CI：0.57-0.77）とトラスツズマブを併用した群で有意に予後が改善した[15]。指摘投与期間については，HERA 試験においてトラスツズマブの 2 年投与・1 年投与・未投与を比較したところ，2年投与と 1 年投与の間に DFS，OS について有意な差を認めなかったため，現在はトラスツズマブ 1 年投与が標準治療とされている。

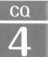

CQ 4　Ki-67 は乳癌の予後因子や化学療法の効果予測因子として検査が推奨されるか？

Answer

Ki-67 は腫瘍増殖動態を測る指標であり，予後因子および効果予測因子として測定することが強く推奨される。（推奨グレード A）

解説

Ki-67 発現は G0 期を除く細胞周期のすべてのフェイズで認められ，M 期において発現が最大となることが知られているため，乳癌のみならず腫瘍の増殖動態を表すマーカーとして有用であると考えられる。しかし，その有用性の一方で，Allred 法や HER2 判定における ASCO/CAP ガイドラインのような普遍的な判定基準が確立されていないことが問題点として挙げられる。2011 年の St Gallen におけるコンセンサスミーティングにおいては，Cheang らの報告をもとに[16]，Luminal-A or -B を決定するためのカットオフ値を 14% に設定することが提唱された[17]。しかし，2015 年の同会議においては，「Ki-67 の高値・低値を測定することは臨床的に有用であるが，普遍的なカットオフ値については施設間格差を超えて決定することは不可能である」と結論づけられている[18]。

Ki-67 は化学療法や内分泌治療の感受性に広く関わることから，様々な臨床の場面において有用であることが示されている。手術可能乳癌における予後予測因子としての Ki-67 について，12,155 例を含むメタ解析が行われた。その結果，Ki-67 陽性症例（カットオフ値 3.5-34%）の再発リスクは，リンパ節転移陽性症例で HR：2.31，陰性症例で HR：1.59 といずれも有意に再発リスクが上昇した。また，全生存についても，前者で HR：2.54，後者では HR：2.33 と，死亡リスクについても有意に上昇することを報告し，Ki-67 の予後因子としての有用性が示された[19]。

　また化学療法の効果予測因子としての有用性も報告されている。術前化学療法については，浸潤性乳管癌552例の検討において，Ki-67高発現は病理学的完全奏効（pCR）の独立した予測因子であった（OR：3.5, 95% CI：1.4-10.1）[20]。また，術後補助療法においても，1,350例の解析において，タキサン系薬剤が含まれるレジメンが投与された症例において，Ki-67高値症例では有意にDFSが改善した[21]。

　一方で術前化学療法の効果予測において，Ki-67は独立した予測因子ではないという検討も散見され[22,23]，術前・術後の薬物療法として化学療法を加えるべきか否かをKi-67により予測することは，慎重に検討すべき課題であることを示している。

　内分泌治療については，8,010例を検討したBIG1-98試験においてKi-67高値を示す症例については，低値に比べてDFSが有意に不良であった（HR：1.8, 95% CI：1.4-2.3）。また，タモキシフェンに対するレトロゾールの効果は，Ki-67高値症例でより高い傾向が認められた（HR：0.53, 95% CI：0.39-0.72）[24]。

CQ 5　CEA および CA15-3 の測定は診断・病期判定に推奨されるか？

Answer

診断・病期判定には有用性が示されておらず，推奨されない。(推奨グレード C2)

解　説

　いわゆる血清腫瘍マーカーについては，乳癌診療においてはCEAおよびCA15-3が測定されることが多い。これらについては前向きの無作為化試験がほとんど行われていないため，現在の乳癌診療において十分なエビデンスがあるとは言いがたい。2007年にこれら腫瘍マーカーについてのASCOガイドラインが示されたため，これに基づき各論を示す[25]。

　スクリーニング・診断・病期判定において，CEAを測定することの有用性について，確固たる臨床試験の結果がないため推奨されていない。また，手術や補助療法後に再発のサーベイランス目的として定期的に施行することについても，同様の理由で推奨されない。

　進行再発乳癌に対して，薬物療法を行っている場合に，画像診断や視触診などとともにCEAを測定することは有用であると考えられる。CEAは進行再発乳癌の50-60%において上昇しているとの報告があり[26]，病勢と連動して増減することが観察されている[27]。しかし，CEA単独で治療への奏効を判断することは推奨されない。

　切除可能乳癌のスクリーニング・診断・病期判定において，CA15-3を測定することの有用性について，確固たる臨床試験の結果がないため勧められていない。またCA15-3が転移再発乳癌の発見に有用であるという報告が散見されるが[28]，無症候性の転移再発乳癌の検知について有用性を示した，前向きの無作為化試験は存在しない。そのため，術後のサーベイランス目的にCA15-3を測定することは推奨されない。

　進行再発乳癌に対して，薬物療法を行っている場合に，治療の奏効を確認するため，画像診

断や視触診などとともに CA15-3 を測定することは有用であると考えられる。しかし，CEA と同様に，CA15-3 単独で治療の奏効を判断するに足る臨床的有用性は示されておらず，推奨されない。

CQ 6 HER2 陰性である進行再発乳癌に対して，BRCA1/2 の生殖細胞性変異の検討は推奨されるか？

Answer

コンパニオン診断薬として PARP 阻害剤使用の根拠となるため，推奨される。(推奨グレード B)

解説

　BRCA1 または BRCA2 遺伝子に病的な生殖細胞性変異を持つ場合，遺伝性乳癌・卵巣癌症候群（HBOC）と診断される。一方で，この BRCA1/2 遺伝子は DNA 修復における重要な働きを行っているが，この機能が正常ではない細胞に対して，同様に DNA 損傷に対する生体応答反応機構を担当する PARP（Poly（ADP-ribose）polymerase 1）を阻害すると，DNA 修復酵素が反応せず，細胞は合成致死へ誘導されることが解明された。これにより BRCA1/2 変異に対するコンパニオン診断薬として PARP 阻害薬が効果的である可能性が示唆され，これを検証する臨床試験が数多く行われている。

　OlympiAd 試験は，BRCA1/2 の生殖細胞性変異を持つ HER2 陰性進行再発乳癌患者を対象とした第Ⅲ相臨床試験である。対象患者は転移再発病変に対する化学療法を 2 レジメンまで許容されており，これらを PARP 阻害薬であるオラパリブ単剤群（205 名）と，医師が選択した標準的な化学療法を行う群（91 名）に 2 対 1 の割合で割り付けられた。その結果，無増悪生存期間の中央値はオラパリブ群で 7 カ月，化学療法群で 4.2 カ月となり，統計学的に有意にこれを延長した（HR：0.58；P＝0.0009）[29]。特に予後不良であるとされるトリプルネガティブ乳癌において HR：0.43 と良好な成績を示した。

　今後は全ての HER2 陰性進行再発乳癌患者が，理論上は本臨床検査の対象となるが，前述の HBOC に対する対応が，患者本人はもちろん，その血縁親族に対しても考慮されなければならないため，通常の臨床検査を超えた体制の構築が必要である。実際に BRACAnalysis 診断システムについては，「本検査は遺伝カウンセリング加算の施設基準に係る届け出を行っている保険医療機関で実施すること」という但し書きがあり，この基準に満たない施設は，要件を満たす施設との連携体制を構築し，必要なカウンセリングを実施できる体制を整備しなければならない。

トリプルネガティブタイプの進行再発乳癌に対して，PD-L1 発現の検討を行うことは推奨されるか？

Answer

コンパニオン診断薬としてアテゾリズマブ使用の根拠となるため，推奨される。(推奨グレード B)

解 説

　腫瘍免疫に関わる PD-1 とそのリガンドである PD-L1 を標的とする免疫チェックポイント阻害薬の開発が多くの癌腫で行われ，特にトリプルネガティブ乳癌では抗ヒト PD-L1 モノクローナル抗体であるアテゾリズマブの有効性が確立されている。本薬剤は腫瘍の微小環境において PD-L1 の発現によって免疫反応が抑制された腫瘍特異的な T 細胞を再活性化することができ，抗腫瘍効果を発揮すると考えられている。

　PD-L1 の発現状況は，免疫組織染色によって行われ，腫瘍領域に対して「PD-L1 発現が認められる腫瘍浸潤免疫細胞の割合が 1％以上を占める」場合に陽性と判定し，アテゾリズマブの投与基準を満たすと判断される。

　アテゾリズマブの有用性が確認された Impassion130 試験では[30]，902 例の化学療法未施行のトリプルネガティブと判定された進行再発乳癌に対して，アテゾリズマブと nab-パクリタキセルの併用と，プラセボと nab-パクリタキセル併用を比較したランダム化プラセボ対照第Ⅲ相試験である。PD-L1 陽性集団においては，アテゾリズマブ群で 7.5 カ月，プラセボ群で 5.0 カ月の PFS が得られ，有意な改善が認められた（HR：0.62；p＜0.001）。また OS においても PD-L1 陽性集団において，アテゾリズマブ群で 25.0 カ月，プラセボ群で 15.5 カ月（HR：0.62；p 値は示されず）と改善傾向が示唆されたが，PD-L1 陰性群も含めた ITT 解析集団においては，統計学的な有意差は認められなかった。

おわりに

　基礎研究をベースとしたバイオマーカーは次々に開発されており，中でも liquid biopsy による ER や PIK3CA 遺伝子変異の検知などが，診療に応用すべく，世界中で研究が行われている。また，Oncotype DX と同様の multi gene assay が次々に開発され，欧米ではすでに臨床応用されており，本邦にも導入される可能性が高い。これらの方法を駆使することで，一人ひとりの病態に合致した乳癌診療がさらに進むことが期待されている。

■文献

1) Fisher B, Anderson S, Tan-Chiu E et al：Tamoxifen and chemotherapy for axillary node-negative, estrogen receptor-negative breast cancer：findings from National Surgical Adjuvant Breast and Bowel Project B-23. J Clin Oncol 19：931-942, 2001

2) Davies C, Godwin J, Gray R et al：Relevance of breast cancer hormone receptors and other factors to the efficacy of adjuvant tamoxifen：patient-level meta-analysis of randomised trials. Lancet 378：

771-784, 2011

3) Tamoxifen for early breast cancer : an overview of the randomised trials. Early Breast Cancer Trialists' Collaborative Group. Lancet 351 : 1451-1467, 1998

4) Jensen EV, Desombre ER, Hurst DJ et al : Estrogen-receptor interactions in target tissues. Arch Anat Microsc Morphol Exp 56 : 547-569, 1967

5) McGuire WL : Estrogen receptors in human breast cancer. J Clin Invest 52 : 73-77, 1973

6) Dowsett M, Allred C, Knox J et al : Relationship between quantitative estrogen and progesterone receptor expression and human epidermal growth factor receptor 2 (HER-2) status with recurrence in the Arimidex, Tamoxifen, Alone or in Combination trial. J Clin Oncol 26 : 1059-1065, 2008

7) Coussens L, Yang-Feng TL, Liao YC et al : Tyrosine kinase receptor with extensive homology to EGF receptor shares chromosomal location with neu oncogene. Science 230 : 1132-1139, 1985

8) Akiyama T, Sudo C, Ogawara H et al : The product of the human c-erbB-2 gene : a 185-kilodalton glycoprotein with tyrosine kinase activity. Science 232 : 1644-1646, 1986

9) Slamon DJ, Clark GM, Wong SG et al : Human breast cancer : correlation of relapse and survival with amplification of the HER-2/neu oncogene. Science 235 : 177-182, 1987

10) Yamauchi H, O'Neill A, Gelman R et al : Prediction of response to antiestrogen therapy in advanced breast cancer patients by pretreatment circulating levels of extracellular domain of the HER-2/c-neu protein. J Clin Oncol 15 : 2518-2525, 1997

11) Wolff AC, Hammond ME, Hicks DG et al : Recommendations for human epidermal growth factor receptor 2 testing in breast cancer : American Society of Clinical Oncology/College of American Pathologists clinical practice guideline update. J Clin Oncol 31 : 3997-4013, 2013

12) Balduzzi S, Mantarro S, Guarneri V et al : Trastuzumab-containing regimens for metastatic breast cancer. Cochrane Database Syst Rev 2014 ; 6 : CD006242, 2014

13) Valachis A, Mauri D, Polyzos NP et al : Trastuzumab combined to neoadjuvant chemotherapy in patients with HER2-positive breast cancer : a systematic review and meta-analysis. Breast 20 : 485-490, 2011

14) Nagayama A, Hayashida T, Jinno H et al : Comparative effectiveness of neoadjuvant therapy for HER2-positive breast cancer : a network meta-analysis. J Natl Cancer Inst 106 : dju203, 2014

15) Moja L, Tagliabue L, Balduzzi S et al : Trastuzumab containing regimens for early breast cancer.

Cochrane Database Syst Rev 2012 ; 4 : CD006243, 2012

16) Cheang MC, Chia SK, Voduc D et al : Ki67 index, HER2 status, and prognosis of patients with luminal B breast cancer. J Natl Cancer Inst 101 : 736-750, 2009

17) Goldhirsch A, Wood WC, Coates AS et al : Strategies for subtypes--dealing with the diversity of breast cancer : highlights of the St. Gallen International Expert Consensus on the Primary Therapy of Early Breast Cancer 2011. Ann Oncol 22 : 1736-1747, 2011

18) Coates AS, Winer EP, Goldhirsch A et al : Tailoring therapies--improving the management of early breast cancer : St Gallen International Expert Consensus on the Primary Therapy of Early Breast Cancer 2015. Ann Oncol 26 : 1533-1546, 2015

19) de Azambuja E, Cardoso F, de Castro G, Jr. et al : Ki-67 as prognostic marker in early breast cancer : a meta-analysis of published studies involving 12,155 patients. Br J Cancer 96 : 1504-1513, 2007

20) Fasching PA, Heusinger K, Haeberle L et al : Ki67, chemotherapy response, and prognosis in breast cancer patients receiving neoadjuvant treatment. BMC Cancer 11 : 486, 2011

21) Hugh J, Hanson J, Cheang MC et al : Breast cancer subtypes and response to docetaxel in node-positive breast cancer : use of an immunohistochemical definition in the BCIRG 001 trial. J Clin Oncol 27 : 1168-1176, 2009

22) von Minckwitz G, Sinn HP, Raab G et al : Clinical response after two cycles compared to HER2, Ki-67, p53, and bcl-2 in independently predicting a pathological complete response after preoperative chemotherapy in patients with operable carcinoma of the breast. Breast Cancer Res 10 : R30, 2008

23) Jones RL, Salter J, A'Hern R et al : Relationship between oestrogen receptor status and proliferation in predicting response and long-term outcome to neoadjuvant chemotherapy for breast cancer. Breast Cancer Res Treat 119 : 315-323, 2010

24) Viale G, Giobbie-Hurder A, Regan MM et al : Prognostic and predictive value of centrally reviewed Ki-67 labeling index in postmenopausal women with endocrine-responsive breast cancer : results from Breast International Group Trial 1-98 comparing adjuvant tamoxifen with letrozole. J Clin Oncol 26 : 5569-5575, 2008

25) Harris L, Fritsche H, Mennel R et al : American Society of Clinical Oncology 2007 update of recommendations for the use of tumor markers in breast cancer. J Clin Oncol 25 : 5287-5312, 2007

26) Hogan-Ryan A, Fennelly JJ, Jones M et al : Serum

sialic acid and CEA concentrations in human breast cancer. Br J Cancer 41 : 587-592, 1980

27) Loprinzi CL, Tormey DC, Rasmussen P et al : Prospective evaluation of carcinoembryonic antigen levels and alternating chemotherapeutic regimens in metastatic breast cancer. J Clin Oncol 4 : 46-56, 1986

28) De La Lande B, Hacene K, Floiras JL et al : Prognostic value of CA 15.3 kinetics for metastatic breast cancer. Int J Biol Markers 17 : 231-238, 2002

29) Robson M, Im SA, Senkus E et al : Olaparib for Metastatic Breast Cancer in Patients with a Germline BRCA Mutation. N Engl J Med 377 : 523-533, 2017

30) Schmid P, Adams S, Rugo HS et al : Atezolizumab and Nab-Paclitaxel in Advanced Triple-Negative Breast Cancer. N Engl J Med 379 : 2108-2121, 2018

腎臓・腎盂尿管癌・膀胱癌

畠山真吾　米山　徹　大山　力

Shingo Hatakeyama　Tohru Yoneyama　Chikara Ohyama

要旨

　腎臓・尿管癌・膀胱癌において，保険適用があり実臨床で使用できる分子腫瘍マーカーは，膀胱癌の NMP22，BTA テスト，ウロビジョンである。腎癌は炎症性マーカーが有効とされているが非特異的であり保険適用がある有用な分子腫瘍マーカーはない。腎盂尿管癌にも特異的なバイオマーカーはないが，尿路上皮癌であることから膀胱癌のバイオマーカーを応用できる可能性がある。しかし十分なエビデンスはないため，今後の開発が期待される。

キーワード

　腎癌，尿路上皮癌，膀胱癌，腎盂尿管癌，分子腫瘍マーカー

はじめに

　分子腫瘍マーカーはある腫瘍に特異的に発現する物質で，主に血中・尿中で測定可能なものを指す。泌尿器科癌においては血液中もしくは尿中の分子が腫瘍マーカーに有効であるため，研究が行われてきた。しかし，臨床で有用な分子腫瘍マーカーは多くはない。腎癌においては古くは血沈や免疫抑制酸性蛋白（IAP）が使われたが，現在実臨床で使用する機会はほとんどない。近年では MN/CA9 や G250 抗原といった淡明細胞癌に強く発現する分子が注目されているが，十分な有用性が証明されたわけではない。膀胱癌にウロビジョンが保険適用となり選択肢が増えたが，CIS の症例に限られるためすべての膀胱癌に有効なバイオマーカーとは言い難い。腎盂尿管癌については尿細胞診が広く使用されているが，水腎症などで腫瘍由来の尿が排出されてない場合の診断精度は著しく落ちる。腎盂尿管癌では尿細胞診以外の有効なバイオマーカーが開発されていない。腎癌，腎盂尿管癌，膀胱癌の分子腫瘍マーカーは未だ発展途上であるため，現状と期待される新たな分子腫瘍マーカー候補について概説する。

（1）膀胱癌

　膀胱癌は，膀胱の尿路上皮（移行上皮）より発生する悪性腫瘍であり，病理組織学的には約90％以上は尿路上皮癌である。わが国の 2008 年における膀胱癌の年齢調整罹患率（/10 万人 /年・基準人口は昭和 60 年のモデル人口）は，7.2 であり，男女別にみると男性 12.8，女性 2.8 と男性において約 4 倍高頻度に発生している[1]。膀胱癌は尿路内腔全体に時間・空間的に多発する特徴をもつ。つまり，尿路に 1 つ腫瘍がある場合は他の尿路に多発して存在する場合が少なくない。膀胱癌の発見の契機となる主な症状は，血尿（肉眼的血尿，顕微鏡的血尿）である。肉眼的血尿は高頻度で膀胱癌患者の 64％に認められ[2]，膀胱癌の検出率は肉眼的血尿で 17％，顕微鏡的血尿では 4％と報告されている[3]。膀胱癌の早期診断には，無症状の段階で一般検診を行う必要がある。ハイリスクの患者，すなわち喫煙歴のある高齢者や職業上発癌物質に曝露された既往のある人等については年 1 回の検尿や尿細胞診の検査が推奨されている[4]。膀胱癌スクリーニングの標準方法は尿細胞診である。尿路上皮癌において，尿細胞診の特異度は非常に高いが感度は低い。特に生命予後の良好な低異型度尿路上皮癌に対する感度は非常に低い。このことから，有用な分子腫瘍マーカーが強く求められている。現在保険適用がある分子腫瘍マーカーは 3 つであり，最も感度・特異度が高いのはウロビジョンである。本邦においては 2019 年1 月 1 日膀胱癌の再発の診断補助検査として保険収載されたが，使用できる場合は CIS の診断既往，TUR-BT（transurethral resection of bladder tumor：経尿道的膀胱腫瘍切除術）手術日から 2 年以内に 2 回まで，膀胱内に明らかな病変がない，など算定条件はかなり狭く限られているため，すべての膀胱癌疑い患者に使用できるわけではないことに注意が必要である。

（2）腎盂尿管癌

　腎盂尿管癌も，腎盂尿管の尿路上皮（移行上皮）より発生する悪性腫瘍であり，病理組織学的には約 90％以上は尿路上皮癌である[5]。膀胱癌に比し稀であり，全尿路上皮腫瘍の約 5％を占めるとされている。腎盂尿管癌は，50-70 歳代に多く認められ，男性のほうが女性より頻度が高く，2 倍以上とされている[6]。腎盂・尿管癌も，膀胱癌と同様に尿路内腔全体に時間・空間的に多発する特徴をもつ。また連続した尿路上皮であれば，治療後も再発する頻度が比較的高

い[7]。さらに非常に稀ではあるが，両側の上部尿路に腎盂・尿管癌が同時性，異時性に発生する場合もある。腎盂・尿管癌や膀胱癌を認めたときには，尿路全体をスクリーニングする必要がある。しかし，腎尿管とも後腹膜の深い部位に存在するため，画像診断で早期診断が困難な疾患である。腎盂尿管癌は組織的に尿路上皮癌であるため，膀胱癌に類似した特徴をもつと考えられている。しかし，発症頻度が膀胱癌ほど多くないため，分子腫瘍マーカーについてのエビデンスは限られている。さらに，腫瘍の発生部位によっては水腎症になり尿流出が障害されるため，尿中に腫瘍細胞が検出されないことも多い。そのため，腎盂尿管癌に対する有用な分子腫瘍マーカーはまだ確立されていない。現状では逆行性腎盂造影による選択的尿細胞診や尿管鏡による腫瘍生検が確定診断の方法となる。これら検査は侵襲的であることから，有用な分子腫瘍マーカーが強く求められている。

(3) 腎癌

腎癌は腎実質から発生する悪性腫瘍で50歳以降の男性に多い疾患である。腎癌の多くは無症状であるため，検診の超音波検査や他の疾患が疑われ撮影された CT 検査で発見されることが多い。健康診断で腹部超音波検査を受けた 219,640 例を調査した研究では，そのうち 723 例（0.33％）に悪性腫瘍が発見され，192 例（0.09％）が腎癌であったと報告されている[8]。一般に健康診断における腎癌の発見率は 0.04-0.1％であり，他の悪性腫瘍に比して高いのが特徴である[9]。

近年は血液や尿から各種バイオマーカーを用いた腎癌診断が試みられているが，大規模な一般集団を対象としたエビデンスレベルの高い報告はいまだ存在しない。そのため，検尿や血液検査については腎癌の早期発見における有用性の報告は認められず，実臨床において腎癌のスクリーニング検査は実施されていない。腎癌は早期発見が難しい癌種であるため，有用な分子腫瘍マーカーの開発が強く求められている。

CQ 1 【膀胱癌】膀胱癌に有効な分子腫瘍マーカーは何か？

Answer

膀胱癌に有効な分子腫瘍マーカーとして，Nuclear Matrix Protein 22（NMP22）が診断の補助，Bladder Tumor Antigen test（BTA test），DNA FISH 検査であるウロビジョンが再発の補助診断として保険適用されている。(推奨グレード B)

解説

本邦では膀胱癌の分子腫瘍マーカーとして，尿検査による 2 種類の尿中腫瘍マーカー（NMP22，BTA test）が保険適用となっており，診断の補助として用いられている。これらの感度と特異度は NMP22 が感度 58-69％，特異度 77-88％，BTA が感度 64-65％，特異度 74-77％と報告されている[10]。また 2019 年 1 月より膀胱癌既往患者の尿中細胞の 3 番，7 番および 17 番染色体の異数倍数体，ならびに 9p21 遺伝子座の欠失を検出する DNA FISH 検査（ウロビジ

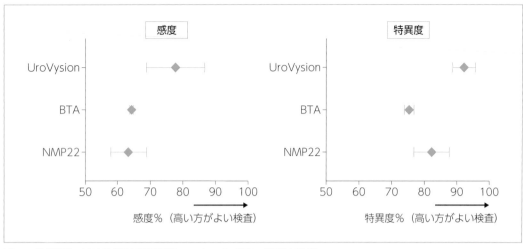

図 1　膀胱癌における各種分子腫瘍マーカーの感度・特異度比較

ョン）も再発の診断補助として保険承認された。ウロビジョンの感度は 69-87%，特異度は 89-96 %と報告されている[11, 12]。これら検査法の感度・特異度を図 1 に示す。ウロビジョンは尿細胞診の診断補助として，本邦では膀胱上皮内癌（carcinoma in situ：CIS）患者の再発が疑われる症例に対してのみ使用が可能である。尿細胞診と比較して，ウロビジョンは感度が向上するも特異度が低下することが報告されており，診断時には尿細胞診の併用が必要である[13]。その他の分子マーカーについては，尿中，血液中のマイクロ RNA や cell-free DNA の変異解析等の報告があるがまだ実用化されていない[14]。

CQ 2　【膀胱癌】ウロビジョンは有効か？

Answer

ウロビジョンは，非筋層浸潤膀胱癌の再発において尿細胞診よりも高い感度を示す。（推奨グレード A)

解　説

ウロビジョンは，蛍光 in situ ハイブリダイゼーション（FISH）法により尿中膀胱上皮細胞の 3 番，7 番，17 番染色体の異数倍数体ならびに 9p21 遺伝子座の欠失を検出することで，癌を診断する分子細胞診検査である（図 2）。具体的には，33 mL 以上の自排尿を採取し，エタノールベースの指定保存剤と混和，その後はオートメーションでのスライドの調整，そして蛍光プローブとのハイブリダイゼーションが行われる。最低 25 個の形態学的異常細胞の核内の 4 色シグナルを蛍光顕微鏡にて計測し，結果を判定する。米国では体外診断用医薬品として米国食品医

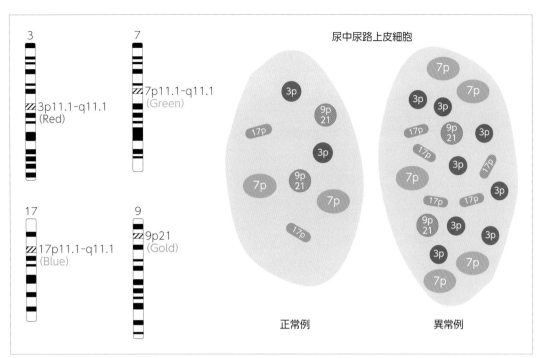

尿中尿路上皮細胞

正常例　　　　　異常例

3　　3p11.1-q11.1 (Red)

7　　7p11.1-q11.1 (Green)

17　　17p11.1-q11.1 (Blue)

9　　9p21 (Gold)

図2　ウロビジョン DNA FISH プローブキットの測定方法

薬品局（FDA）に2001年にすでに承認を受けている。NMIBC（non-muscle invasive bladder cancer：筋層非浸潤性膀胱癌）の再発診断（2001年8月FDA承認）のみならず，血尿患者に対する初発診断（2005年1月FDA承認）としても利用されている。一方，本邦においては2019年1月1日膀胱癌の再発の診断補助検査として保険収載された。しかし，CISの診断既往，TUR-BT手術日から2年以内に2回まで，膀胱内に明らかな病変がない，など算定条件はかなり狭く限られている。2014年9月からNMIBCの既往歴を有する患者の膀胱内再発診断におけるウロビジョンの有用性を明らかにすることを目的とした多施設（12施設）共同の国内臨床性能試験が行われた[15,16]。20歳以上かつ過去2年以内に膀胱癌の既往歴を有する486症例が登録された。試験登録後1回目の外来で膀胱鏡，尿細胞診，ウロビジョンを行い，膀胱鏡，尿細胞診いずれも陰性と判定された症例は，3カ月後に2回目の検査を同様に行った。膀胱鏡，尿細胞診いずれかが陽性の場合には，TUR-BTを実施し病理学的診断を得て，膀胱癌の再発を判定した。1回目および2回目の再発診断におけるウロビジョンの感度，特異度を尿細胞診と比較した。評価可能であった464症例を対象とした1回目の解析では，膀胱癌陽性44例（9.4％）のうち，ウロビジョン陽性は22例で感度は50％，さらに膀胱癌陰性420例のうち，ウロビジョン陰性は304例で特異度は72％であった。一方で，尿細胞診の感度は4.5％，特異度は99％であった。2回目の再発診断で評価可能であった396例のうち，膀胱癌陽性は15例（3.8％），そのうちウロビジョン陽性は5例で感度は33％，さらに特異度は84％であった。一方で，癌陽性のうち尿細胞診が陽性であった症例は1例もなかった。NMIBC治療後の再発診断においてウロビジョンの感度（50％）は尿細胞診の感度（4.5％）より高かった。さらに，再発腫瘍の異型度，深達度，多発性，併発CISの有無にかかわらず，ウロビジョンは高感度に再発を検出した（表

表1　膀胱癌におけるウロビジョンと細胞診の比較

	背景因子	症例数	感度	
			ウロビジョン	尿細胞診
異形度	Low	24	42%	0%
	High	18	67%	11%
	不明	2		
深達度	Tis	4	100%	0%
	Ta-1	31	45%	20%
	T2 以上	6	67%	17%
	不明	3		
腫瘍数	単発	15	47%	0%
	多発	19	42%	5.3%
	不明	10		
併存 CIS	なし	33	42%	0%
	あり	8	88%	25%
	不明	3		

膀胱癌関連染色体異常検出キット　ウロビジョン DNA FISH プローブキット
(リーフレット) アボットジャパン株式会社モレキュラー事業部 2018 より改変

1)。1 回目の検査でウロビジョン偽陽性症例を 28％に認め，偽陽性症例群の 3 カ月後の再発率
は 10.6％であったが，ウロビジョン真陰性症例では 1.4％であった[15]。

　米国での長期試験の結果では，ウロビジョン陽性で膀胱鏡陰性かつ組織診陰性であった症例
のその後の再発率が 42％であったのに対し，ウロビジョン陰性で膀胱鏡陰性かつ組織診陰性で
あった患者の再発率 19％であった[17]。すなわち，ウロビジョンは細胞の染色体異常を検出する
ことで，再発を早期に予測をすることが可能であると報告されている[18-21]。

　NMIBC の治療においては TUR-BT の術後の影響，抗がん剤や BCG 膀胱内注入療法に対す
る非特異的な炎症反応により，血尿および膿尿が長期間持続することが少なくない。尿細胞診
や他の尿中バイオマーカー（NMP22，BTA など）はこの影響により偽陽性を示すことが知ら
れており，実臨床では問題となる。ウロビジョンの国内臨床性能試験の結果から，赤血球尿や
白血球尿を認める症例や BCG 膀胱内注入療法の既往のある症例においても同様の精度で検出
が可能であった[15, 16]。また，米国の臨床性能試験でも，3 カ月以内に BCG 膀胱内注入療法を受
けた症例におけるウロビジョンと膀胱鏡検査および組織診の再発膀胱癌の検出能を比較した結
果，ウロビジョンの陰性的中率は 94％であった[17]。これらの結果から，ウロビジョンは治療背
景を問わず測定が可能であるといえる。

　国内性能試験でのウロビジョンの再発診断感度は 50％であり，膀胱鏡に取って代わることは
できないため，ウロビジョンの保険適用により，NMIBC 経過観察の現状がただちに変わるも
のではないが，膀胱鏡で腫瘍の再発が認められなくても，ウロビジョンが陽性であればその後
の再発率が高く，逆にウロビジョン陰性なら再発率は低い。このことから，ウロビジョンが次
回の膀胱鏡まで間隔を考える上での補助手段にもなり得る。今後の臨床試験において，TUR-
BT 後，膀胱内注入療法前後のウロビジョンの結果を加味した疾患リスク分類の再構築や膀胱
鏡の至適間隔の再設定が実現することが期待される。

CQ 3 【膀胱癌】臨床応用が有望視される分子腫瘍マーカーは何か？

Answer

尿中 cell-free DNA の変異解析，メチル化等の報告があるがまだ実用化されていない。（推奨度なし）

解 説

臨床応用が有望視される膀胱癌の分子腫瘍マーカーとして，以下の尿中 cell-free DNA の変異解析の報告があるが，本邦ではまだ実用化されていない。

Uromonitor, Uromonitor-V2 は尿中剥離癌細胞における TERT promoter（c.1-124C＞T and c.1-146C＞T）および FGFR3（p.R248C and p.S249C）のホットスポット変異をリアルタイム PCR 法で検出することにより，非筋層浸潤膀胱癌の再発を検出。欧州の多施設臨床性能試験の結果，185 例の非筋層浸潤膀胱癌に対する再発を膀胱鏡・尿細胞診検査と比較した結果，尿細胞診（感度 42.9％，特異度 93.9％）よりも Uromonitor（感度 73.5％，特異度 93.2％）と感度が優れていた[22, 23]。

Bladder Epicheck は尿中剥離癌細胞における DNA メチル化をリアルタイム PCR 法で検出することにより，非筋層浸潤膀胱癌の再発を検出。欧州の多施設盲検前向き臨床性能試験の結果，440 例の非筋層浸潤膀胱癌に対する再発に関する感度は 68.2％，特異度は 88％，陰性診断率 95.1％，陽性診断率 44.8％，AUC（area under the blood concentration time curve：血中濃度曲線下面積）は 0.82 であった。Low grade Ta 再発症例を除く High grade 癌再発検出に関する感度は 91.7％，陰性診断率 99.3％であり，AUC は 0.94 と検出精度が高く，非筋層浸潤膀胱癌の High grade 癌再発を正確に予測し，膀胱鏡や尿細胞診の検査介入を減らすことができることが示唆された[23, 24]。

UroSEEK は尿中剥離癌細胞における DNA の 39 番染色体の 10 遺伝子（CDKN2A, ERBB2, FGFR3, HRAS, KRAS, MET, MLL, PIK3CA, TP53, and VHL）および TERT promoter の変異を次世代シークエンサーで検出する。米国の多施設臨床性能試験の結果，570 例の膀胱癌リスクがある患者に対し，UroSEEK 陽性患者の 83％が膀胱癌と診断され，尿細胞診と同時に評価することで膀胱癌と診断された患者 95％を検出可能であった。56 例の上部尿路上皮癌患者のうち，75％が UroSEEK 陽性であり，そのうち 79％が非浸潤性のがんであった。さらに UroSEEK は，尿細胞診陰性の患者の 67％を検出可能で，特に Low grade 膀胱癌の検出に寄与すると考えられる[23, 25]。

CQ 4 【腎盂尿管癌】腎盂尿管癌に有効な分子腫瘍マーカーは何か？

Answer

腎盂尿管癌に特異的で有用性が確立した分子腫瘍マーカーは開発されていない。（推奨度なし）

解 説

　現在，保険適用のある分子腫瘍マーカーはなく，実臨床で使用できるバイオマーカーは尿細胞診のみである。しかし尿細胞診も腫瘍による尿の閉塞がおきると検出できなくなることから，疑陰性率は50-89％と報告されている[26, 27]。実臨床では逆行性腎盂造影による選択的尿細胞診が用いられることが多く，メタアナリシスでは感度53.1％，特異度90％と報告がある[27, 28]。しかし，high-gradeでは感度70％と高いがlow-gradeでは46％と低くなる。

CQ 5 【腎盂尿管癌】臨床応用が有望視される分子腫瘍マーカーは何か？

Answer

尿路上皮癌である共通性から，膀胱癌の分子腫瘍マーカーが検討されているが，十分なエビデンスはない。（推奨度なし）

解 説

　膀胱癌のCISで保険適用となったウロビジョンを腎盂尿管癌に応用する試みが行われている。しかし，その結果は試験によって幅があり，膀胱癌がない状態での全尿を用いた尿細胞診の感度54-76.7％，特異度78-94.7％と報告されている[29, 30]。その他，NMP22，BTAテスト，ImmunoCytなども検討されているがガイドラインに掲載されるだけのエビデンスは得られていない[31]。腎盂尿管癌の性質上，尿中の分子腫瘍マーカーよりも血液中の分子腫瘍マーカーの方が侵襲的には少ない。現在，臨床応用できる有用な血液分子腫瘍マーカーはないが，血液中の免疫グロブリンの糖鎖変異を用いた検討[32]では，高精度で腎盂尿管癌を判別できる可能性が示唆され，今後の開発が期待される。

CQ 6 【腎癌】腎癌に有効な分子腫瘍マーカーは何か？

Answer

腎癌に特異的で有用性が確立した分子腫瘍マーカーは開発されていない。(推奨度なし)

解 説

　腎癌においては古くは血沈や免疫抑制酸性蛋白 (immunosuppressive acid protein : IAP) が使われたが，限局癌で陽性率が低かったこと，非特異的炎症マーカーであったことより有用性は限定的で，現在実臨床で使用する機会はほとんどない。現在も腎癌に特異的な分子腫瘍マーカーはなく，超音波検査や CT 検査などで偶発癌として発見されることがほとんどである。非特異的ではあるが，貧血，C 反応性蛋白，乳酸脱水素酵素，カルシウムの上昇などは転移性腎癌のリスク因子として使用されており，全身性の炎症が予後と相関することが示されている。

CQ 7 【腎癌】臨床応用が有望視される分子腫瘍マーカーは何か？

Answer

現時点で有望とされているのは癌関連遺伝子 MN/CA9 あるいは G250 抗原と呼ばれる淡明細胞癌に特異的に発現する分子である。(推奨度なし)

解 説

　MN/CA9 (Carbonate dehydratase IX or G250 抗原) は細胞膜に存在する癌関連抗原で，腎細胞癌では約 90％と高率に発現しており，良性腫瘍や非淡明細胞癌では発現が低く，健常人では発現がほとんど見られないという特徴がある。実際に G250 抗体を使った臨床試験では診断のターゲットとしてすでに有用性が示唆されている[33, 34]。このため，腎癌の分子腫瘍マーカーとして期待されている。2020 年 12 月現在，腎がんの画像診断薬「TLX250-CDx」として第 I 相臨床試験 (ZIRDAC-JP 試験 ClinicalTrials.gov Identifier : NCT04496089) が始まっている。「TLX250-CDx」は淡明細胞癌に結合する抗体ギレンツキシマブに放射性核種ジルコニウム 89 で標識した PET 診断薬である[35]。腎細胞癌が疑われる患者における TLX250-CDx の安全性と忍容性，また TLX250-CDx を用いた PET 画像診断による非侵襲的検査の感度および特異性を外科的切除 / 組織学的検査と比較して評価することを目的としている。

　その他，淡明細胞癌では低酸素応答因子 (HIF-1α) や血管内皮増殖因子 (VGEF) の発現が重要であることが示されており，組織の免疫組織化学染色が必要になるが，分子腫瘍マーカーとしての有用性の報告がみられる[36]。また，非特異的ではあるが C 反応性蛋白 (CRP) も予後

不良因子として報告がある[37,38]。

■文献

1) 日本泌尿器科学会 編：膀胱癌診療ガイドライン 2019 年版，医学図書出版，2019

2) Price SJ, Shephard EA, Stapley SA et al：Non-visible versus visible haematuria and bladder cancer risk：a study of electronic records in primary care. Br J Gen Pract 64：e584-e589, 2014

3) Schmidt-Hansen M, Berendse S, Hamilton W：The association between symptoms and bladder or renal tract cancer in primary care：a systematic review. Br J Gen Pract 65：e769-e775, 2015

4) Bangma CH, Loeb S, Busstra M et al：Outcomes of a bladder cancer screening program using home hematuria testing and molecular markers. Eur Urol 64：41-47, 2013

5) 日本泌尿器科学会，日本病理学会，日本医学放射線学会 編：腎盂・尿管・膀胱癌取扱い規約，第 1 版，金原出版，東京，2011

6) Huben RP, Mounzer AM, Murphy GP：Tumor grade and stage as prognostic variables in upper tract urothelial tumors. Cancer 62：2016-2020, 1988

7) Habuchi T：Origin of multifocal carcinomas of the bladder and upper urinary tract：molecular analysis and clinical implications. Int J Urol 12：709-716, 2005

8) Mihara S, Kuroda K, Yoshioka R et al：Early detection of renal cell carcinoma by ultrasonographic screening—based on the results of 13 years screening in Japan. Ultrasound Med Biol 25：1033-1039, 1999

9) Kawada S, Yonemitsu K, Morimoto S et al：Current state and effectiveness of abdominal ultrasonography in complete medical screening. J Med Ultrason (2001) 32：173-179, 2005

10) Rosenthal DL, Wojcik EM, Kurtycz DFI：The Paris System for Reporting Urinary Cytology. Springer, New York, 2016

11) Chou R, Gore JL, Buckley D et al：Urinary biomarkers for diagnosis of bladder cancer：A Systematic Review and Meta-analysis. Ann Intern Med 163：922-931, 2015

12) Hajdinjak T：UroVysion FISH test for detecting urothelial cancers：meta-analysis of diagnostic accuracy and comparison with urinary cytology testing. Urol Oncol 26：646-651, 2008

13) Kojima T, Kawai K, Miyazaki J et al：Biomarkers for precision medicine in bladder cancer. Int J Clin Oncol 22：207-213, 2017

14) Ng K, Stenzl A, Sharma A et al：Urinary biomarkers in bladder cancer：A review of the current landscape and future directions. Urol Oncol 2020 Sep 9：S1078-1439 (20) 30368-9.

15) Kojima T, Nishiyama H, Ozono S et al：Clinical evaluation of two consecutive UroVysion fluorescence in situ hybridization tests to detect intravesical recurrence of bladder cancer：a prospective blinded comparative study in Japan. Int J Clin Oncol 23：1140-1147, 2018

16) 小島崇宏，池田篤史，西山博之：ウロビジョンを用いた NMIBC の新たなフォローアップ戦略．臨泌 72：501-506, 2018

17) 医薬品医療機器総合機構「ウロビジョン DNA FISH プローブキット 添付文書．」https://www.info.pmda. go.jp/tgo/pack/22900EZX00021000_A_01_02/ (引用 2019/6/17)

18) Sarosdy MF, Schellhammer P, Bokinsky G et al：Clinical evaluation of a multi-target fluorescent in situ hybridization assay for detection of bladder cancer. J Urol 168：1950-1954, 2002

19) Jones SJ：DNA-based molecular cytology for bladder cancer surveillance. Urology 67 (3 Suppl 1)：35-45, 2006

20) Yoder BJ, Skacel M, Hedgepeth R et al：Reflex UroVysion testing of bladder cancer surveillance patients with equivocal or negative urine cytology：a prospective study with focus on the natural history of anticipatory positive findings. Am J Clin Pathol 127：295-301, 2007

21) Seideman C, Canter D, Kim P et al：Multicenter evaluation of the role of UroVysion FISH assay in surveillance of patients with bladder cancer：does FISH positivity anticipate recurrence? World J Urol 33：1309-1313, 2015

22) Batista R, Prazeres H, Sampaio C et al：Validation of a novel, sensitive and specific urine-based test for recurrence surveillance of patients with non-muscle invasive bladder cancer in a comprehensive multicenter study. Front Genet 10：1237, 2019

23) Batista R, Vinagre N, Meireles S et al：Biomarkers for Bladder Cancer Diagnosis and Surveillance：A Comprehensive Review. Diagnostics (Basel) 10：39, 2020

24) Witjes JA, Morote J, Cornel EB et al：Performance of the Bladder EpiCheck (TM) Methylation Test for patients under surveillance for non-muscle-invasive bladder cancer：Results of a multicenter, prospective, blinded clinical trial. Eur Urol Oncol 1：307-313, 2018

25) Springer SU, Chen CH, Rodriguez Pena MDC et

al：Non-invasive detection of urothelial cancer through the analysis of driver gene mutations and aneuploidy. eLife 7：e32143, 2018

26）Potretzke AM, Knight BA, Vetter JM et al：Diagnostic utility of selective upper tract urinary cytology：A systematic review and meta-analysis of the literature. Urology 96：35-43, 2016

27）Miyake M, Owari T, Hori S et al：Emerging biomarkers for the diagnosis and monitoring of urothelial carcinoma. Res Rep Urol 10：251-261, 2018

28）Barkan GA, Wojcik EM, Nayar R et al：The Paris System for reporting urinary cytology：the quest to develop a standardized terminology. Adv Anat Pathol 23：193-201, 2016

29）Johannes JR, Nelson E, Bibbo M：Voided urine fluorescence in situ hybridization testing for upper tract urothelial carcinoma surveillance. J Urol 184：879-882, 2010

30）Marín-Aguilera M, Mengual L, Ribal MJ et al：Utility of fluorescence in situ hybridization as a non-invasive technique in the diagnosis of upper urinary tract urothelial carcinoma. Eur Urol 51：409-415, 2007

31）Grasso M, Bagley DH：Upper Urinary Tract Urothelial Carcinoma, Springer, Switzerland, 2015

32）Tanaka T, Yoneyama T, Noro D et al：Aberrant N-Glycosylation Profile of Serum Immunoglobulins is a Diagnostic Biomarker of Urothelial Carcinomas. Int J Mol Sci 18：2632, 2017

33）Stillebroer AB, Oosterwijk E, Oyen WJ et al：Radiolabeled antibodies in renal cell carcinoma. Cancer Imaging 7：179-188, 2007

34）Khandani AH, Rathmell WK, Wallen EM et al：PET/CT with（124）I-cG250：great potential and some open questions. AJR Am J Roentgenol 203：261-262, 2014

35）Lindenberg L, Mena E, Choyke PL：Bouchelouche K. PET imaging in renal cancer. Curr Opin Oncol 31：216-221, 2019

36）Czarnecka AM, Kukwa W, Kornakiewicz A et al：Clinical and molecular prognostic and predictive biomarkers in clear cell renal cell cancer. Future Oncol 10：2493-2508, 2014

37）Komai Y, Saito K, Sakai K et al：Increased preoperative serum C-reactive protein level predicts a poor prognosis in patients with localized renal cell carcinoma. BJU Int 99：77-80, 2007

38）Teishima J, Inoue S, Hayashi T et al：Current status of prognostic factors in patients with metastatic renal cell carcinoma. Int J Urol 26：608-617, 2019

各論 16

前立腺癌

赤倉功一郎

Koichiro Akakura

要旨

前立腺癌の腫瘍マーカーとして，血清前立腺特異抗原測定が有用である。さらに，PSA 関連パラメーター，p2PSA（PHI），hK2（4K score），尿中 PCA3，chromogranin A，NSE などが役立つ場合がある。PSA を用いた前立腺癌スクリーニングは前立腺癌死亡率を減少させる。PSA 値は前立腺癌の予後予測や再発診断に有用である。

キーワード

前立腺癌，腫瘍マーカー，前立腺特異抗原（PSA），スクリーニング

はじめに

　前立腺癌は欧米では頻度の高い癌種として認知されているが，我が国では比較的稀な疾患とみなされてきた。しかし，人口の高齢化，生活習慣の欧米化，スクリーニング検査としての前立腺特異抗原（prostate specific antigen：PSA）の普及などの要因によって，我が国の前立腺癌罹患数は近年急増している。前立腺癌に対する腫瘍マーカーとして，血清 PSA 測定が，スクリーニング，診断，予後予測，治療効果判定，再発診断に広く用いられている。さらに，様々バイオマーカーの有用性が検討されてきた。

CQ 1 前立腺癌診療に有用な腫瘍マーカーは何か？

Answer

　血清前立腺特異抗原（PSA）測定は前立腺癌の診療に有用である。(推奨グレード A)
　PSA 関連パラメーター，p2PSA あるいは hK2 を用いて算出した指標(PHI あるいは 4K score)，尿中 PCA3，神経内分泌分化関連マーカー（chromogranin A，NSE）などが役立つ場合がある。
(推奨グレード B)

解説

　すべての前立腺癌診療ガイドライン―米国泌尿器科学会（AUA）[1]，欧州泌尿器科学会（EAU）[2]，日本泌尿器科学会[3]，NCCN（National Comprehensive Cancer Network）[4] など―において，前立腺癌の診断，予後予測，リスク分類，治療効果判定，再発診断に血清 PSA 測定を行うことが記載されている。「AUA ガイドライン」によれば，PSA 値に基づいて検査および治療対応を行うことが推奨されている。治療後においても定期的 PSA 測定を必須として治療法別の対応がすすめられている。「EAU ガイドライン」によれば，PSA および直腸指診により前立腺癌が疑われ組織診で診断が確定するとされているが，PSA 値の絶対的閾値はないと指摘している。また，PSA density，PSA velocity，PSA free/total 比などの PSA 関連パラメーターの有用性を示している。さらに，PHI，4K score，尿中 PCA3，TMPRSS2-ERG についても言及しているが，エビデンスレベルは高くない。

(1) PSA

　PSA は 237 個のアミノ酸からなる分子量約 34kD の糖蛋白である。ヒトカリクレインファミリーに属し，セリンプロテアーゼ活性を有する。前立腺の正常・肥大症・癌の腺上皮細胞において産生され，生理的には精液中に分泌される[5]。前立腺癌や炎症などによって，組織構造の崩壊や基底膜の破壊がおこると PSA の一部が血管内に逸脱しやすくなる。PSA 遺伝子はアンドロゲン応答性であり，PSA 蛋白の合成はアンドロゲンによって制御されている。血清 PSA の基準値は一般的に全年齢層で 0.0-4.0 ng/mL とされることが多い（表 1）。前立腺癌スクリー

表1 血清前立腺特異抗原（PSA）基準値

◆全年齢層	
0.0-4.0 ng/mL	
◆年齢階層層別基準値	
64 歳以下	0.0-3.0 ng/mL
65-69 歳	0.0-3.5 ng/mL
70 歳以上	0.0-4.0 ng/mL

ニングとして PSA 4.0 ng/mL を基準値とした場合の感度は 80-82％と報告されており[6-8]，直腸診の感度 48-62％，経直腸的超音波検査の感度 45-55％よりも高い。また，PSA の陽性的中率は 32-45％と報告された。一方，PSA 基準値以下の例でも一定頻度で前立腺癌が検出される[9]。そこで，若年者における前立腺癌診断の感度改善と根治治療による前立腺癌死亡率減少のために，70 歳未満の年齢において PSA 基準値を引き下げる年齢階層層別基準値が提案された（表1）[10]。

(2) PSA 関連パラメーター

1) フリー PSA/ トータル PSA 比（PSA F/T 比）

血液中の PSA 分子に関して，前立腺癌においてはフリー PSA の割合が低いことが示された[11]。したがって，PSA F/T 比のカットオフ値を 25％とすることで前立腺癌検出の感度および特異度が向上することが示された。

2) PSA velocity

前立腺癌患者においては血清 PSA 値に経時的な上昇速度が速いことが示されている[11]。PSA velocity が 0.75 ng/mL/year 以上では前立腺癌の発見率が有意に高いと報告された。

3) PSA density

血清 PSA 値は前立腺体積が大きくなるほど高値を示す傾向がある[11]。そこで，PSA を前立腺体積で除した PSA density を算出することで，前立腺癌検出の特異度上昇が試みられた。PSA density のカットオフ値として 0.15 ng/mL/cc が提唱されている。

4) PHI

PSA の前駆体の一つである ［−2］proPSA（p2PSA）を用いた指標 prostate health index （PHI：（［−2］proPSA/free PSA）x $\sqrt{PSA}$）が前立腺癌診断の有用性を増すことが報告されている[12, 13]。

5) 4K score

血清 kallikrein-like peptide 2（hK2）を用いて計算したスコア 4K score（free, intact and total PSA, hK2）が不必要な生検を回避できると報告されている[13]。

(3) 尿中バイオマーカー

尿中 PCA3（prostate cancer antigen 3）は尿中 non-coding microRNA であり，前立腺癌診断に有用と報告されているが，PSA などの既存の検査に併用する意義は証明されていない[12]。また，尿中ないしエクソソーム中の TMPRSS2：ERG 融合の検出やその他の microRNA が前立腺癌のバイオマーカーとして期待されている。

（4）神経内分泌分化関連マーカー

前立腺癌治療中に神経内分泌分化をおこす場合がある。神経内分泌分化関連マーカーである血清 chromogranin A，neuron specific enolase（NSE）などの測定が前立腺癌の予後予測に有用であると報告されている[14]。

CQ 2　PSA スクリーニングは前立腺癌死亡率を減少させるか？

Answer

PSA スクリーニングは前立腺癌死亡率を減少させる。（推奨グレード B）

解　説

前立腺癌のスクリーニング検査として，血清 PSA 測定が普及している。PSA スクリーニングは，早期癌発見に有用であり，診断効率が高く，進行癌の罹患率減少に有効である。PSA スクリーニングによる前立腺癌死亡率減少効果に関する最近のシステマティックレビュー / メタアナリシスによれば，死亡率減少効果は認めるものの，その恩恵は小さいとされた[15,16]。大規模無作為化比較試験を個別に検討すると，欧州で施行された試験（European Randomized Study of Screening for Prostate Cancer：ERSPC）では，観察期間中央値13年間の解析結果で，55-69歳の年齢層において，検診群は対照群と比べ21％の前立腺癌死亡率低下効果が認められた[17]。一方で，米国の試験（Prostate, Lung, Colorectal, and Ovarian（PLCO）Cancer Screening）では，17年間の経過観察結果で前立腺癌死亡率は両群間で差がなかった[18]。しかし，PLCO 研究においては，対照群で約90％研究期間内に少なくとも1回の PSA 検査を受けていた[19]。対照群の PSA 検査のコンタミネーションが高いことが PLCO 研究の大きな問題であり，有効性検証の論文としての質は低いと考えられる。以上より，多くのガイドラインにおいて，受診者に利益と不利益を正しく啓発したうえで PSA スクリーニング受診を決定すること（shared decision making）を推奨している[2,20-22]。

前立腺癌スクリーニングの対象年齢については，定まった見解はない。各種ガイドラインに

表2　各種ガイドラインにおける PSA スクリーニング推奨年齢

Shared decision making	
機関名	推奨年齢
日本泌尿器科学会	50-
米国泌尿器科学会	55-70
米国がん協会	50-
NCCN（National Comprehensive Cancer Network）	45-75
米国予防医学専門委員会	55-69
欧州泌尿器科学会	50-

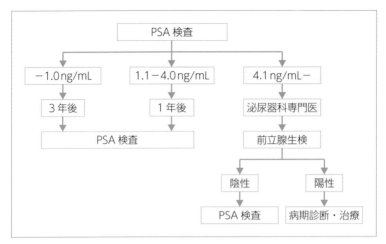

図1 PSA スクリーニングのフローチャート

よる推奨年齢を表2に示す。適切な検査間隔については PSA 値別に間隔を推奨することが提案されている。PSA 基礎値が低値であるほど，その後の PSA の基準値以上への上昇や前立腺癌診断の確率が低いことが実証されており，PSA 1.0 ng/mL 以下では3年ごと，それ以上のPSA 値では毎年の検査が推奨される（図1）[23]。また，費用対効果の観点からも，この方法が毎年の検診よりも優れていた[24]。

CQ 3 PSA は前立腺癌の予後予測および再発診断に有用か？

Answer

血清 PSA 値は前立腺癌の予後予測や再発診断に有用である。（推奨グレード A）

解 説

治療前の血清 PSA 値は前立腺癌局所療法の反応性を予測する。したがって，限局性前立腺癌の治療選択においては，病期（T 分類），組織学的悪性度（Gleason score），PSA 値に基づいてリスク分類が行われている[25]。また，転移癌においても PSA は予後予測因子とみなされている。

前立腺癌の治療が奏効すると血清 PSA 値は減少して一定の値（nadir 値）に安定する。前立腺癌ホルモン療法後の PSA 減少は有意な予後因子と報告されている。前立腺癌治療後の再発においては，画像や臨床症状の増悪よりも血清 PSA 上昇が先行することがほとんどである。これを生化学的再発あるいは PSA 再発と呼んでいる。77 の研究を用いたシステマティックレビューによれば，生化学的再発は生存率の低下と相関していた[26]。PSA 再発や再燃の定義は治療法によって異なる。前立腺癌取扱い規約第4版（2010 年）によれば，手術療法（前立腺全摘除術）

表3　生化学的再発/再燃の定義

治療法	名称	PSA 値に基づく定義
手術療法（前立腺全摘除術）	取扱い規約	0.2 ng/mL
放射線療法＋ホルモン療法	Phoenix	最低値プラス 2.0 ng/mL
ホルモン療法	取扱い規約	4 週間以上あけて測定した PSA の最低値から 25％以上かつ上昇幅 2 ng/mL 以上の上昇
	PCCTWG3	1 週間以上の測定間隔で PSA が連続上昇かつ 1.0 ng/mL 以上

では 0.2 ng/mL[27]，放射線療法では最低値（nadir）プラス 2.0 ng/mL（Phoenix 定義）[28]，ホルモン療法後の再燃については，4 週間以上あけて測定した PSA の最低値から 25％以上かつ上昇幅 2 ng/mL 以上の上昇と定義されている[27]。また，去勢抵抗性前立腺癌に対する新薬等の臨床試験の組み入れについて提言している Prostate Cancer Clinical Trials Working Group 3（2015年）では，PSA 値でみた病勢進行の基準として，1 週間以上の測定間隔で PSA 値が連続上昇かつ PSA 1.0 ng/mL 以上と定義されている[29]。治療法別の再発および再燃診断の基準値を表3 に示す。

■文献

1) PSA Testing for the Pretreatment Staging and Posttreatment Management of Prostate Cancer, 2013. https://www.auanet.org/guidelines/prostate-specific-antigen-(psa)-best-practice-statement

2) EAU Guidelines：Prostate Cancer. https://uroweb.org/guideline/prostate-cancer/

3) 日本泌尿器科学会 編：前立腺癌診療ガイドライン 2016 年版，メディカルレビュー社，2016

4) NCCN Guidelines Version 2.2020, Prostate Cancer. https://www.nccn.org/professionals/physician_gls/pdf/prostate.pdf

5) Wang MC, Valenzuela LA, Murphy GP et al：Purification of a human prostate specific antigen. Invest Urol 17：159-163, 1979

6) Gustafsson O, Norming U, Almgård LE et al：Diagnostic methods in the detection of prostate cancer：a study of a randomly selected population of 2,400 men. J Urol 148：1827-1831, 1992

7) Catalona WJ, Richie JP, Ahmann FR et al：Comparison of digital rectal examination and serum prostate specific antigen in the early detection of prostate cancer：results of a multicenter clinical trial of 6,630 men. J Urol 151：1283-1290, 1994

8) Imai K, Ichinose Y, Kubota Y et al：Diagnostic significance of prostate specific antigen and the development of a mass screening system for prostate cancer. J Urol 154：1085-1089, 1995

9) Thompson IM, Pauler DK, Goodman PJ et al：Prevalence of prostate cancer among men with a prostate-specific antigen level ＜ or ＝4.0 ng per milliliter. N Engl J Med 350：2239-2246, 2004

10) Ito K, Yamamoto T, Kubota Y et al：Usefulness of age-specific reference range of prostate-specific antigen for Japanese men older than 60 years in mass screening for prostate cancer. Urology 56：278-282, 2000

11) Gretzer MB, Partin AW：PSA markers in prostate cancer detection. Urol Clin North Am 30：677-686, 2003

12) Nicholson A, Mahon J, Boland A et al：The clinical effectiveness and cost-effectiveness of the PROGENSA prostate cancer antigen 3 assay and the Prostate Health Index in the diagnosis of prostate cancer：a systematic review and economic evaluation. Health Technol Assess 19：i-xxxi, 1-191, 2015

13) Russo GI, Regis F, Castelli T et al：A Systematic Review and Meta-analysis of the Diagnostic Accuracy of Prostate Health Index and 4-Kallikrein Panel Score in Predicting Overall and High-grade Prostate Cancer. Clin Genitourin Cancer 15：429-439, 2017

14) Liu Y, Zhao S, Wang J et al：Serum Neuroendocrine Markers Predict Therapy Outcome of Patients with Metastatic Castration-Resistant Prostate Cancer：A Meta-Analysis. Urol Int 102：373-384, 2019

15) Rahal AK, Badgett RG, Hoffman RM：Screening Coverage Needed to Reduce Mortality from Pros-

tate Cancer：A Living Systematic Review. PLoS One 11：e0153417, 2016

16）Ilic D, Djulbegovic M, Jung JH et al：Prostate cancer screening with prostate-specific antigen（PSA）test：a systematic review and meta-analysis. BMJ 362：k3519, 2018

17）Schröder FH, Hugosson J, Roobol MJ et al：Screening and prostate cancer mortality：results of the European Randomised Study of Screening for Prostate Cancer（ERSPC）at 13 years of follow-up. Lancet 384：2027-2035, 2014

18）Pinsky PF, Miller E, Prorok P et al：Extended follow-up for prostate cancer incidence and mortality among participants in the Prostate, Lung, Colorectal and Ovarian randomized cancer screening trial. BJU Int 123：854-860, 2019

19）Shoag JE, Mittal S, Hu JC：Reevaluating PSA Testing Rates in the PLCO Trial. N Engl J Med 374：1795-1796, 2016

20）Early Detection of Prostate Cancer：AUA Guideline, 2018. https://www.auanet.org/guidelines/prostate-cancer-early-detection-guideline

21）日本泌尿器科学会 編：前立腺がん検診ガイドライン 2018 年版．メディカルビュー社，2018

22）NCCN Guidelines Version 2.2020, Prostate Cancer Early Detection. https://www.nccn.org/professionals/physician_gls/pdf/prostate_detection.pdf

23）Ito K, Yamamoto T, Ohi M et al：Possibility of re-screening intervals of more than one year in men with PSA levels of 4.0 ng/ml or less. Prostate 57：8-13, 2003

24）小林恭，後藤励，樋之津史郎ほか：ベースライン PSA 値による検診間隔の個別設定は前立腺癌スクリーニングの効率を改善する：数理モデルを用いた社会経済学的考察．泌紀 59：159-166, 2013

25）D'Amico AV, Whittington R, Malkowicz SB et al：Biochemical outcome after radical prostatectomy, external beam radiation therapy, or interstitial radiation therapy for clinically localized prostate cancer. JAMA 280：969-974, 1998

26）van den Broeck T, van den Bergh RCN, Arfi N et al：Prognostic value of biochemical recurrence following treatment with curative intent for prostate cancer：A systematic review. Eur Urol 75：967-987, 2019

27）日本泌尿器科学会，日本病理学会，日本医学放射線学会 編：前立腺癌取扱い規約，第 4 版，金原出版，東京，2010

28）Roach M 3rd, Hanks G, Thames H Jr et al：Defining biochemical failure following radiotherapy with or without hormonal therapy in men with clinically localized prostate cancer：recommendations of the RTOG-ASTRO Phoenix Consensus Conference. Int J Radiat Oncol Biol Phys 65：965-974, 2006

29）Scher HI, Morris MJ, Stadler WM et al：Trial Design and Objectives for Castration-Resistant Prostate Cancer：Updated Recommendations From the Prostate Cancer Clinical Trials Working Group 3. J Clin Oncol 34：1402-1418, 2016

各論 17

子宮頸癌・子宮体癌

仲村　勝　青木大輔
Masaru Nakamura　Daisuke Aoki

要 旨

　婦人科悪性腫瘍の中で，子宮頸癌や子宮体癌は解剖学的な理由から，細胞診や組織診といった病理学的検索が有用とされる。このため，子宮頸癌および子宮体癌における腫瘍マーカーは，スクリーニングで用いられるよりも，再発チェックなどのモニタリングマーカーとしての存在意義が大きい。婦人科領域でよく使用される腫瘍マーカーには，糖鎖関連抗原が多い。糖鎖関連抗原は，その存在部位によって，コア蛋白関連抗原や母核糖鎖関連抗原，基幹糖鎖関連抗原に分類される。コア蛋白関連抗原のCA125や基幹糖鎖関連抗原のCA19-9は子宮頸部腺癌や子宮体癌において有用とされる。糖鎖関連抗原以外では，SCCが子宮頸部扁平上皮癌において汎用されている。

　腫瘍マーカー以外のバイオマーカーとしては，子宮頸癌におけるHPV（human papilloma virus）が存在する。また近年，子宮体癌の領域において，癌発生に関与する標的分子の報告が多くされており，その中でもMSIなどは薬剤の感受性を予見するバイオマーカーとして実際の臨床の場で活用されはじめている。

キーワード

　バイオマーカー，腫瘍マーカー，標的分子，子宮頸癌，子宮体癌

はじめに

　子宮に発生する癌には，子宮頸癌と子宮体癌が存在する。子宮頸癌は，子宮の下方の子宮頸部と呼ばれる部分から発生する。一方，子宮体癌は子宮内膜癌とも呼ばれ，子宮体部の内側にある子宮内膜から発生する。本邦における年間の罹患数は，子宮頸癌が約 9,800 人，子宮体癌が約 10,800 人と報告されている[1]。

　子宮頸癌の発生には，ヒトパピローマウイルス（HPV：human papillomavirus）の感染が関連することが多い。HPV は，性交により感染し子宮頸癌症例の 90％以上から HPV が検出されるとされる。HPV は自然に排除されることもあるが，HPV が排除されず持続感染した場合に，一部に子宮頸癌が発生すると考えられている。組織型には扁平上皮癌と腺癌とが存在する。

　子宮体癌は臨床病理学的特徴によって 2 つのタイプに分けられる。一つは，全体の約 7 割を占めるとされるエストロゲン依存性の子宮体癌である（Type 1）。このタイプは，エストロゲンの刺激により癌化すると考えられ，肥満や糖尿病，排卵障害などがリスク因子とされる。病理組織像の特徴としては高～中分化の類内膜腺癌であり，比較的予後良好なケースが多い。もう一つのタイプは，エストロゲン非依存性で，高齢者に発生することが多いとされ，低分化な組織型が多いとされる（Type 2）。こちらは，組織型の特徴としては中～低分化の類内膜腺癌や漿液性腺癌，明細胞腺癌などである。

　バイオマーカーの中で，腫瘍細胞から直接的あるいは間接的に血液，尿，組織などにおいて変化する物質を腫瘍マーカーという。婦人科領域では，CA125 や CA19-9，SCC などが子宮悪性腫瘍に対する有用なマーカーとされる。感度と特異度に優れた腫瘍マーカーが理想ではあるが，そのようなものは存在せず，腫瘍マーカーだけでは悪性腫瘍の確定診断は困難である。腫瘍マーカーは臨床の場においては，悪性腫瘍のスクリーニングや，予後の推定，治療効果判定などのモニタリング，再発の発見などを目的として利用されていることが多い。本稿では，婦人科悪性腫瘍のうち，子宮頸癌および子宮体癌における腫瘍マーカーを中心に概説する。また，子宮体癌においては，近年いくつかの遺伝子変異がバイオマーカーとして報告されており，これらトピックに関しても解説する。

子宮頸癌の診断や予後に関連する腫瘍マーカーは何か？

Answer

子宮頸癌の予後に SCC，CYFRA が関与することが報告されている。（推奨グレード A）
CEA は子宮頸部腺癌の予後に関与することが報告されている。（推奨グレード C1）（表 1）

解　説

子宮頸癌における腫瘍マーカー

　2015 年に Dasari らがまとめたレビューが参考になる[2]。腫瘍マーカーごとに以下記載する。

表1　子宮頸癌，子宮体癌における主な腫瘍マーカー

子宮頸癌	扁平上皮癌	SCC
	腺癌	CA125，CEA，CA19-9
子宮体癌（類内膜腺癌）		CA125，CA19-9，CA72-4，CEA

1) SCC

　Kato らによって子宮頸部扁平上皮癌より精製された蛋白質である。子宮頸癌の 85-90％を占める扁平上皮癌で高値を示す。子宮頸部扁平上皮癌の 28-88％において SCC の上昇がみられるとされる。SCC が病期や腫瘍サイズ，間質浸潤の深さと関連しているという報告もみられる[3]。その他に，予後や治療反応性，また再発をみるのに有用とする報告もみられる[4,5]。

2) CYFRA

　サイトケラチンは主に，単一上皮細胞の細胞骨格を構成するケラチン繊維蛋白であり，CYFRA はサイトケラチン 19 フラグメントの血清中濃度の測定値である。CYFRA は，肺癌の腫瘍マーカーとしても有名であるが，Bonfrer らは，子宮頸癌における予後推定にも有用だと報告している[6]。子宮頸部扁平上皮癌の 42-52％で CYFRA の上昇が認められると報告している[7]。

3) CEA

　CEA はムチン性糖蛋白である。初めに大腸癌に対する腫瘍マーカーとして報告され，その後多くの種類の癌で発現することが判明した，いわゆる汎用マーカーである。子宮頸部扁平上皮癌で上昇を認めることは 1970 年代から報告がある。また，Borras らは，CEA が子宮頸部腺癌における予後マーカーとなると報告している[8]。

CQ 2　子宮体癌の診断や予後に関連する腫瘍マーカーは何か？

Answer

子宮体癌に特に優れた腫瘍マーカーは認めない。(推奨度なし)

解説

子宮体癌における腫瘍マーカー

　子宮体癌における腫瘍マーカーは，子宮頸部扁平上皮癌における SCC のように特に優れたものは存在しない。CA125 と CA19-9 が利用されることが多いものの，Ⅰ期子宮体癌における陽性率は 30％以下とされ，スクリーニングとしての意義はほとんどない[9]。

CQ 3　子宮頸癌において，腫瘍マーカー以外に臨床上有用なバイオマーカーは何か？

Answer

ハイリスク HPV 検査は，一部でスクリーニングとして用いられている。（推奨グレード B）

解　説

HPV，p16

　子宮頸癌はハイリスク型 HPV の持続感染によって引き起こされる。ハイリスク型 HPV（主に以下の型がハイリスクとされる 16，18，31，33，35，39，45，51，52，56，58，59，66，68）の有無の確認や HPV の型を判定することが実臨床で使用されている。本邦で保険診療の適用となる HPV 検査には細胞診 ASC-US に対する「ハイリスク HPV 検査」と CIN1*と CIN2 に対する「HPV タイピング検査」の 2 種類が存在する。前者は，ハイリスク型 HPV が陽性の場合には，コルポスコピーおよび組織診断のための生検を行う。後者は，CIN1 と CIN2 の経過観察において病変の進展リスクの評価のために行われる。

　なお，ハイリスク型 HPV の感染の有無を確認するためのハイリスク HPV 検査は細胞診検査よりも感度のよいことが報告されている[10, 11]。ただし，若年でより多く偽陽性を認めるという点で特異度が低いという欠点が存在する。HPV タイピング検査に関しては，16，18，31，33，35，52，58 の 7 つの型で進展リスクが高いと推定されている[12]。

　p16 蛋白は，ハイリスク型 HPV の持続感染により細胞中に過剰発現するバイオマーカーとして知られている。CIN2 や CIN3 では免疫組織化学において p16 はよく発現しており[13]，HE 染色に基づく形態学よりも再現性が高いとされる[14]。

　*CIN：cervical intraepithelial neoplasia　子宮頸部上皮内腫瘍

CQ 4　子宮体癌において，腫瘍マーカー以外に臨床上有用なバイオマーカーは何か？

Answer

薬剤感受性を予測するバイオマーカーとして MSI が有用である。（推奨グレード A）

解　説

ゲノムパターンによる子宮体癌の分類（PTEN，K-Ras，PIK3CA）

　PTEN 遺伝子は癌抑制遺伝子であり，K-Ras 遺伝子は癌遺伝子である。子宮体癌では，PTEN 変異や PIK3CA 変異がそれぞれ約 50％，約 30％ と高頻度で認められる。また，K-Ras 変異も

表2　ゲノム解析をもとにした子宮体癌のサブグループ

	POLE (ultramutated)	MSI (hypermutated)	Copy-number low (endometrioid)	Copy-number high (serous-like)
コピー数異常	低	低	低	高
MSI/MLH1 メチル化	Mixed MSI (high～stable)	MSI high	MSI stable	MSI stable
変異率	Very high	High	Low	Low
代表的遺伝子変異（％）	POLE（100％） PTEN（94％） PIK3CA（71％） PIK3R1（65％） FBXW7（82％） ARID1A（76％） KRAS（53％） ARIDSB（47％）	PTEN（88％） RPL22（37％） KRAS（35％） PIK3CA（54％） PIK3R1（40％） ARID1A（37％）	PTEN（77％） CTNNB1（52％） PIK3CA（53％） PIK3R1（33％） ARID1A（42％）	TP53（92％） PPP2R1A（22％） PIK3CA（47％）
組織型	Endometrioid	Endometrioid	Endometrioid	Serous Endometrioid Mixed
分化度	Mixed（G1-3）	Mixed（G1-3）	G1-2	G3
予後	Good	Intermediate	Intermediate	Poor

（文献 16 より引用）

約20％に認められるとされ，さらにこれらが重複することも多い[15]。このように高頻度で認められる PTEN 変異や PIK3CA 変異が関与する PI3K-AKT-mTOR 経路を阻害することは子宮体癌における新たな治療法として期待されている。

こうした中，2013年に The Cancer Genome Atlas（TCGA）から統合的ゲノム解析が報告され，ゲノムの不安定性をふまえたサブグループの特徴が明らかとなった[15]。TCGA の結果では，子宮体癌は4つのカテゴリーに分類されている。① POLE 遺伝子超高頻度変異型（ultamutated），②マイクロサテライト不安定性（microsatellite instability：MSI）高頻度変異型（hypermutated），③染色体低コピー数型（endometrioid）および④染色体高コピー数型（serous-like）の4つである。これら4つのサブグループの代表的遺伝子変異や分化度，予後に関しては表2に示す通りである。

このような統合的ゲノム解析によって，類内膜腺癌は分化度によらず，種々の遺伝子プロファイルを持ち，これによって予後が推定できることが示されている。

MSI

前述のグループでも登場した MSI とは，ゲノムの中の塩基の反復配列であるマイクロサテライトが正常細胞と異なる反復回数を示すような異常があることをいう。この MSI は DNA ミスマッチ修復機構に異常があると引き起こされる。近年，腫瘍組織に対して MSI 検査を行い，MSI-High または MSI-Low と判定することにより免疫チェックポイント阻害薬に対する薬剤感受性をみるバイオマーカーとしての MSI が用いられるようになってきた。

本邦では2018年12月に，ヒト化抗ヒト PD-1 モノクローナル抗体であるペムブロリズマブ（遺伝子組換え）（商品名：キイトルーダ®）に関して「がん化学療法後に増悪した進行・再発

の高頻度マイクロサテライト不安定性（MSI-High）を有する固形癌（標準的な治療が困難な場合に限る）」に対する適応追加承認が得られた。MSI-High を有する固形癌は，婦人科腫瘍の中では，子宮体癌だけでなく，頻度は低いものの卵巣癌や子宮頸癌などにおいても報告されているが，子宮体癌では約 30％で MSI-High が認められるとされ[17]，薬剤感受性のバイオマーカーとして MSI 検査は重要と考えられる。

おわりに

　腫瘍マーカーは悪性腫瘍にだけ特異的に反応するものではないことに注意を要する。例えば，腫瘍マーカーの偽陽性には，皮膚疾患が原因による SCC の上昇や，子宮内膜症・妊娠・月経が原因による CA125 の上昇が見られる。このようなことも十分に理解したうえで，腫瘍マーカーを利用することが重要である。

　本稿では，腫瘍マーカー以外に遺伝子の変化についても概説した。これらの分野は今後ますます研究が進むにつれ，将来的に診断や分子標的治療といった治療の面でも臨床応用が期待される。

■ 文献

1) がん情報サービス：http://ganjoho.jp/public/index.html　国立がん研究センターがん対策情報サービスセンター

2) Dasari S, Wudayagiri R, Valluru L：Cervical cancer：Biomarkers for diagnosis and treatment. Clin Chim Acta 445：7-11, 2015

3) Takeda M, Sakuragi N, Okamoto K et al：Preoperative serum SCC, CA125 and CA19-9 levels and lymph node status in squamous cell carcinoma of the uterine cervix. Acta Obstet Gynecol Scand 81：451-457, 2002

4) Gaarenstroom KN, Kenter GG, Bonfrer JMG et al：Can initial serum CYFRA 21-1, SCC antigen and TPA levels in squamous cell cervical cancer predict lymph node metastases or prognosis? Gynecol Oncol 77：164-170, 2000

5) Bolli JA, Doering DL, Bosscher JR et al：Squamous cell carcinoma antigen：clinical utility in squamous cell carcinoma of the uterine cervix. Gynecol Oncol 55：169-173, 1994

6) Bonfrer JMG, Gaarenstroom KN, Kenter GG, et al：Prognostic significance of serum fragments of cytokeratin 19 measured by CYFRA 21-1 in cervical cancer. Gynecol Oncol 55：371-375, 1994

7) Suzuki Y, Nakano T, Ohno T et al：Serum CYFRA 21-1 in cervical cancer patients treated with radiation therapy. J Cancer Res Clin Oncol 126：332-336, 2000

8) Borras G, Molina R, Xercavins J et al：Tumor antigens CA 19.9, CA 125 and CEA in carcinoma of the uterine cervix. Gynecol Oncol 57：205-211, 1995

9) 長谷川清志，宇田川康博：女性性器がんと腫瘍マーカー．産婦治療 89：273-278, 2004

10) Walker JL, Wang SS, Schiffman MH et al：For the ASCUS LSIL Triage Study（ALTS）Group：Predicting absolute risk of CIN3 during post-colposcopic follow-up：results from the ASCUS-LSIL Triage Study（ALTS）. Am J Obstet Gynecol 195：341-348, 2006

11) Castle PE, Solomon D, Schiffman M et al：Human papillomavirus type 16 infections and 2-year absolute risk of cervical precancer in women with equivocal or mild cytologic abnormalities. J Natl Cancer Inst 97：1066-1071, 2005

12) Miura S, Matsumoto K, Oki A et al：Do we need a different strategy for HPV screening and vaccination in East Asia? Int J Cancer 119：2713-2715, 2006

13) Kyrgiou M, Athanasiou A, Paraskevaidi M et al：Adverse obstetric outcomes after local treatment for cervical preinvasive and early invasive disease according to cone depth：systematic review and meta-analysis. BMJ 354：i3633, 2016

14) Reuschenbach M, Wentzensen N, Dijkstra MG et al：p16INK4a immunohistochemistry in cervical biopsy specimens：A systematic review and meta-analysis of the interobserver agreement. Am J Clin Pathol：767-72. 2014

15) Cancer Genome Atlas Research Network：Integrated genomic characterization of endometrial carcinoma. Nature 497：67-73, 2013

16) 馬場長，Budiman Kharma，小西郁生：子宮体癌漿液

性腺癌のゲノム解析と新治療開発. 臨婦産 69：81-87, 2015

17）Kadoth C, McLellan MD, Vandin F et al：Mutation-al landscape and significance across 12 major cancer types. Nature 502：333-339, 2013

各論 18

卵巣癌

野村弘行

Hiroyuki Nomura

要旨

卵巣癌に対する分子腫瘍マーカーとしては，糖鎖関連抗原である CA125 が最も有用である。CA125 は無症状の女性における卵巣癌スクリーニングとしての使用は推奨されないが，卵巣腫瘍の良悪性の鑑別診断や治療の効果判定，再発の早期診断では一定の有用性を認めており，治療経過を通じたモニタリングとしての定期的な CA125 測定は提案される。BRCA1/2 遺伝子変異は卵巣癌の易罹患性や PARP 阻害薬の治療選択に関わることから，治療にあたっては BRCA 遺伝学的検査の実施が推奨される。

キーワード

卵巣癌，糖鎖関連抗原，CA125，BRCA 遺伝学的検査

はじめに

　卵巣腫瘍には様々な組織型が存在するが，大部分を占める上皮性腫瘍に対しては，その診断や治療経過において主に糖鎖抗原をターゲットとした血清腫瘍マーカーが用いられる（表1）。CA125（cancer antigen 125）は，上皮性卵巣癌，卵管癌，原発性腹膜癌（以下，卵巣癌）に対して臨床的に汎用されている唯一の腫瘍マーカーである。CA125 はヒト卵巣漿液性嚢胞腺癌由来培養細胞株を免疫原として作製されたモノクローナル抗体 OC-125 によって認識される糖蛋白質であり[1]，膜結合型ムチン MUC16 と称されている。CA125 の生物学的機能は複雑であるが，おおむね卵巣癌細胞の悪性化に関与すると考えられている。

　また，DNA 二本鎖切断時の相同組換え修復に関与する BRCA1，BRCA2（以下，BRCA1/2）遺伝子の生殖細胞系列の変異は遺伝性乳癌卵巣癌症候群（Hereditary Breast and Ovarian Cancer syndrome：HBOC）の原因とされ，卵巣癌などの易罹患性に関わっている[2,3]。卵巣癌の中でも高異型度漿液性癌では BRCA の機能異常を含む相同組換え修復異常（homologous recombination deficiency：HRD）が高頻度に認められており[4]，HRD はポリアデノシン 5'二リン酸リボースポリメラーゼ（poly ADP-ribose polymerase：PARP）阻害薬の奏効と関連する。

表1　卵巣腫瘍に対して使用される腫瘍マーカー

		腫瘍マーカー
上皮性腫瘍	コア蛋白関連腫瘍マーカー	CA125，CA602
	母核糖鎖関連腫瘍マーカー	CA546，CA72-4，STN
	基幹糖鎖関連腫瘍マーカー	CA19-9，SLX
	糖転移酵素	GAT
	その他	CEA，SCC，TPA，HE4 など
胚細胞腫瘍	AFP，hCG，LDH，ALP など	
性索間質性腫瘍	E2，inhibin など	
転移性腫瘍との鑑別	CEA，CA19-9 など	

CQ 1　無症状の女性に対する卵巣癌スクリーニングとして CA125 測定は有用か？

Answer

　早期発見や死亡率減少効果が十分に示されていないため，実施しないことを推奨する。（推奨グレード D）

解　説

　卵巣癌スクリーニングとしてこれまで最も多く検討されてきた手法は，CA125 測定と経腟超音波検査を利用したものである。経腟超音波検査＋CA125 の卵巣癌スクリーニングにおける効

果を単群で検討する前向き臨床試験では，高い陽性反応的中率や卵巣癌の早期発見の可能性を報告している[5,6]。しかしながら，1993～2001 年にかけて米国で集積されたランダム化対照臨床試験（PLCO）では，55-74 歳の女性 78,216 人を対象として，経腟超音波検査＋CA125 での 1 年毎に 6 回のスクリーニングを施行する群と通常の健康管理を行った群との卵巣癌による死亡率減少効果が比較されたが，スクリーニング群での早期癌の割合の増加も死亡率減少効果も示されなかった[7]。1985～1999 年にかけて日本で行われたランダム化対照臨床試験では，閉経後女性 82,487 人を対象として，内診＋経腟超音波検査＋CA125 での 1 年毎のスクリーニングを施行する群と施行しない群との卵巣癌の早期診断効果が比較されたが，両群間で有意差は認めなかった[8]。2001～2005 年にかけて英国では，50-74 歳の女性 202,638 人を対象として，年 1 回の CA125（＋上昇時に経腟超音波検査）を施行する群，年 1 回の経腟超音波検査を施行する群，およびいずれも施行しない群とを比較するランダム化対照臨床試験（UKCTOCS）が行われ，死亡率減少効果が検討された[9]。対象症例全体の解析では両スクリーニング群とも有意な死亡率減少効果は認めなかったものの，新規に診断された症例に限定した解析では年 1 回の CA125（＋上昇時に経腟超音波検査）を施行する群はいずれも施行しない群と比較して 20%の卵巣癌死亡率減少効果（$p = 0.021$）が示され，特に追跡 0～7 年目に比較して 7～14 年目での死亡率減少効果が大きかった。

　以上の解析を含む複数のシステマティックレビューではいずれにおいても，通常リスクの無症状の女性に対する卵巣癌スクリーニングとしての CA125 測定は，死亡率減少効果が不明であること，不要な手術の施行による合併症や不安の増大による心理的影響があることから，実施しないことを推奨している[10-12]。

　また，家族歴や遺伝学的背景を有する高リスク集団に対する CA125 測定と経腟超音波検査を用いたスクリーニングに関しても，早期癌の発見を高める可能性はあるものの生存率改善への寄与は不明であり，その有用性は示されていない[13,14]。

CQ 2　CA125 などの腫瘍マーカーは卵巣腫瘍の良悪性の鑑別に有用か？

Answer

　良悪性の鑑別診断において一定の有用性を認められるも単独では困難であるため，他の検査も併用して実施することを提案する。(推奨グレード C1)

解　説

　CA125 のカットオフ値は一般に 35 U/mL が用いられている[1,15,16]。CA125 の卵巣癌における陽性率は約 80%であり，進行癌（FIGO Ⅱ-Ⅳ期）では 90%に達するが，早期癌（FIGO Ⅰ期）では 50%程度と高くはない[17]。組織型別では漿液性癌では高い陽性率を示すが，粘液性癌では陽性率が低い[17,18]。また，偽陽性疾患（月経期，妊娠，子宮内膜症，骨盤腹膜炎，胸腹水貯留，子宮体癌，肝癌，膵癌など）が多いため[17]，その結果の解釈には注意が必要である。卵巣腫瘍

の良悪性の鑑別として，CA125 の値が 95 U/mL 以上，閉経前女性で 200 U/mL 以上などと，判別ラインを上げることで精度を上げる試みも報告されている[18,19]。また，卵巣腫瘍の良悪性鑑別のためのアルゴリズムとして，CA125 の値に加えて腫瘍の超音波所見や閉経状態をスコア化して評価する Risk of Malignancy Index（RMI）や[20,21]，CA125 を含む 3 つの臨床情報と 6 つの超音波所見のスコア化した ADNEXA model が提唱されている[22]。

WFDC2 遺伝子の産物のひとつである Human Epididymis Protein 4（HE4）は，閉経後女性の卵巣癌においては CA125 と同等の陽性率を持ち，良悪性の鑑別に有効とされる[23-25]。HE4 の正常範囲は 60-150 pmol/L であり，年齢とともに上昇する。良悪性の鑑別における HE4 の有用性を検討した解析では，CA125 より有用であるとする報告と有用でないとする報告があるものの[26-28]，両者の組み合わせにより鑑別精度を上げられる可能性がある[29]。HE4 と CA125 の両者を用いた鑑別のアルゴリズム risk of malignancy algorithm（ROMA）も提唱されており，感度が 93.8% であったとしている[30]。

以上より，卵巣腫瘍の良悪性の鑑別診断において CA125 は一定の有用性が認められる。ただし，CA125 単独での鑑別は困難であることから各種アルゴリズムの使用が考慮される。

CQ 3 CA125 は卵巣癌治療後の予後予測や再発モニタリングとして有用か？

Answer

予後予測や再発の早期診断に有用であり，実施することを提案する。（推奨グレード C1）

解 説

卵巣癌においては手術進行期が最も重要な予後因子であるが，治療前や治療経過における CA125 値が予後と相関する可能性がある。初回治療前 CA125 値[31]，治療中の CA125 の減衰速度[32,33]，初回治療中の CA125 の最低値[34-36]，などを予後因子とする報告がある。卵巣癌では組織型で CA125 の陽性率が異なることや，初回治療では腫瘍減量手術を先行する場合もあれば化学療法を先行する場合もあることから，ワンポイントでの CA125 値の把握は予後の推定においては限定的な情報にとどまるが，初回治療時における CA125 の継時的な変化は治療の反応の目安になりうる。初回化学療法中の CA125 値測定による効果判定基準は Gynecological Cancer Intergroup によって定義がされており（GCIG criteria），これは Response Evaluation Criteria in Solid Tumor（RECIST）の判定基準の一部にも含められている[37]。治療前に CA125 値がカットオフ値の 2 倍超える上昇を認めていた症例に対して，治療後の反応として少なくとも 50% を超える減少を認め，さらに 28 日以上経過して確認された場合を CA125 response（50% response）としている（図 1）。

初回治療後の再発モニタリングに関しては，35 U/mL をカットオフ値にした場合，再発例の 80% 以上が陽性となり，臨床徴候の出現する 3-5 カ月前から上昇する[38,39]。また，経時的変化による再発や増悪の早期診断の試みにおいては，3 回連続上昇する場合[40]，倍増する場合[41]，

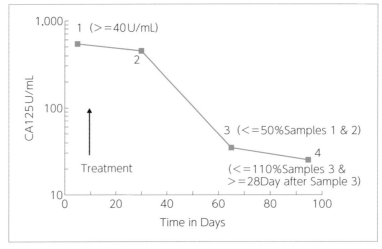

図 1　CA125 効果判定基準（GCIG criteria）

50％ response：治療前の CA125 の値（sample 1）と治療開始後に測定した（sample 2）CA125 が 40 U/mL 以上で，次の（sample 3）CA125 値が sample 1, 2 のいずれの値の 50％以下になっており，さらに sample 3 から 4 週以上間隔をあけて測定した sample 4 の CA125 値が，sample 3 の 110％を超えていないこと。

表 2　CA125 増悪判定基準（GCIG criteria）

初回治療時の CA125 値による症例の分類		
A. 治療前の CA125 値が上昇を示し，治療後正常化した群。		(CA125≦35 U/mL)
B. 治療前の CA125 値が上昇を示し，治療後正常化しない群。		(CA125＞35 U/mL)
C. 治療前 CA125 値が正常範囲内。		(CA125≦35 U/mL)
Group A	Group B	Group C
①CA125≧カットオフ値の 2 倍	①CA125≧最低値の 2 倍	Group A に準ずる。
②増悪日は最初にカットオフ値の 2 倍を示した日*	②増悪日は最初に最低値の 2 倍を示した日*	

＊CA125 値上昇を示した場合は，1 週間以上あけて再検し確認する。
　ただし，28 日以内に腹膜や胸膜におよぶ薬物治療や手術療法を施行した場合の CA125 値は考慮しない。

10 U/mL 以上増加する場合[42] などでは，注意を要するとの報告がある。GCIG criteria では，初回治療開始時に CA125 上昇を認めていた症例に対して，初回治療でカットオフ値以下に達した場合はカットオフ値の 2 倍を超えた時点（＞70 U/mL），初回治療でカットオフ値以下に達しない場合は最低値の 2 倍を超えた時点を CA125 増悪の定義としている（表2）[37]。一方，無症状の症例における CA125 上昇のみに基づく再発診断での早期治療介入に関しては，ランダム化比較試験（MRC OV05/EORTC 55955 試験）において，予後の改善につながらずむしろ QOL が低下することが示されており[43]，CA125 上昇を再発治療の介入の判断とすることは推奨されない。

　以上より，初回治療後の定期的な CA125 モニタリングは予後予測や再発の早期診断の有用な手段となり得るが，治療介入の判断については症例に応じた対応が必要である。

CQ 4　BRCA 遺伝学的検査は卵巣癌の治療選択に有用か？

Answer

　BRCA1/2遺伝子変異を有する卵巣癌患者に対しPARP阻害薬の有効性が認められることから，実施することを推奨する。(推奨グレードB)

解　説

　PARP阻害薬は，DNA1本鎖切断を修復するPARPの酵素活性を阻害するとともに，PARP-DNA複合体を形成し（PARP trapping）DNA損傷を増加させる。2本鎖切断の修復機構が破綻しているHRDの状態では相加的に作用し，選択的に細胞死を誘導する（合成致死）。

　BRCA1/2変異を有するⅢ-Ⅳ期の卵巣high-grade漿液性癌または類内膜癌において，初回プラチナ化学療法に奏効が得られた症例を対象に，olaparibあるいはプラセボを維持療法として2年間投与するランダム化比較試験が報告された（SOLO1試験）[44]。主要評価項目である無増悪生存期間ではハザード比0.30（P＜0.001）とolaparib維持療法群で有意に良好であった。生殖細胞系列のBRCA1/2遺伝子変異の有無は初回化学療法後の維持療法の治療選択として用いることができ，現在本邦においてコンパニオン診断として保険承認されていることから，初回治療における早い段階でのBRCA遺伝学的検査の実施が推奨される。

　BRCA1/2遺伝子変異を問わず，Ⅲ-Ⅳ期の卵巣high-grade組織型を対象として，初回化学療法後のniraparib維持療法の有効性を検証したPRIMA試験[45]，初回化学療法にveliparibの併用，維持療法の有効性を検証したVELIA試験[46]，ベバシズマブを含む初回化学療法後のベバシズマブ＋olaparibの有効性を検証したPAOLA-1試験[47]も報告されている。いずれの試験でもBRCA1/2遺伝子変異のみでなく，腫瘍のHRDを認める群でより高い奏効が示されており[48]，進行卵巣癌の薬物療法の選択にあたってはこれらの指標を把握することが提案される。

　プラチナ感受性再発（プラチナ製剤による治療終了後から再発までの期間が6カ月以上）に対する治療においても，プラチナ化学療法奏効後の症例に対しBRCA1/2遺伝子変異の有無によらずPARP阻害薬（olaparib，niraparib，rucaparib）の維持療法の有効性が複数のランダム化比較試験にて報告されている[49-53]。ただし初回治療と同様に，BRCA1/2遺伝子変異，HRDを認める群でその効果はより顕著である[54]。プラチナ化学療法の奏効はHRDを反映したクリニカルバイオマーカーとされ，BRCA1/2変異の有無によらずプラチナ療法奏効後にはPARP阻害薬の維持療法が行われるが，再発治療においてもこれらの指標を把握することが提案される。

■文献

1) Felder M, Kapur A, Gonzalez-Bosquet J et al：MUC16（CA125）：tumor biomarker to cancer therapy, a work in progress. Mol Cancer 13：129, 2014
2) Kuchenbaecker KB, Hopper JL, Barnes DR et al：Risks of breast, ovarian, and contralateral breast cancer for BRCA1 and BRCA2 mutation carriers. JAMA 317：2402-2416, 2017
3) Mavaddat N, Peock S, Frost D et al：Cancer risks for BRCA1 and BRCA2 mutation carriers：results from prospective analysis of EMBRACE. J Natl

Cancer Inst 105：812-822, 2013

4）Konstantinopoulos PA, Ceccaldi R, Shapiro GI et al：Homologous recombination deficiency：Exploiting the fundamental vulnerability of ovarian cancer. Cancer Discov 5：1137-1154, 2015

5）van Nagell JR Jr, Miller RW, DeSimone CP et al：Long-term survival of women with epithelial ovarian cancer detected by ultrasonographic screening. Obstet Gynecol 118：1212-1221, 2011

6）Lu KH, Skates S, Hernandez MA et al：A 2-stage ovarian cancer screening strategy using the Risk of Ovarian Cancer Algorithm（ROCA）identifies early-stage incident cancers and demonstrates high positive predictive value. Cancer 119：3454-3461, 2013

7）Buys SS, Partridge E, Black A et al：Effect of screening on ovarian cancer mortality：the Prostate, Lung, Colorectal and Ovarian（PLCO）Cancer Screening Randomized Controlled Trial. JAMA 305：2295-2303, 2011

8）Kobayashi H, Yamada Y, Sado T et al：A randomized study of screening for ovarian cancer：a multicenter study in Japan. Int J Gynecol Cancer 18：414-420, 2008

9）Jacobs IJ, Menon U, Ryan A et al：Ovarian cancer screening and mortality in the UK Collaborative Trial of Ovarian Cancer Screening（UKCTOCS）：a randomised controlled trial. Lancet 387：945-956, 2016

10）Fung MF, Bryson P, Johnston M et al：Screening postmenopausal women for ovarian cancer：a systematic review. J Obstet Gynaecol Can 26：717-728, 2004

11）Reade CJ, Riva JJ, Busse JW et al：Risks and benefits of screening asymptomatic women for ovarian cancer：a systematic review and meta-analysis. Gynecol Oncol 130：674-681, 2013

12）Henderson JT, Webber EM, Sawaya GF：Screening for ovarian cancer：Updated evidence report and systematic review for the US Preventive Services Task Force. JAMA 319：595-606, 2018

13）Skates SJ, Greene MH, Buys SS et al：Early detection of ovarian cancer using the risk of ovarian cancer algorithm with frequent CA125 testing in women at increased familial risk － Combined results from two screening trials. Clin Cancer Res 23：3628-3637, 2017

14）Rosenthal AN, Fraser LSM, Philpott S et al：Evidence of stage shift in women diagnosed with ovarian cancer during phase II of the United Kingdom Familial Ovarian Cancer Screening Study. J Clin Oncol 35：1411-1420, 2017

15）Donach M, Yu Y, Artioli G et al：Combined use of biomarkers for detection of ovarian cancer in high-risk women. Tumour Biol 31：209-215, 2010

16）Medeiros LR, Rosa DD, da Rosa MI et al：Accuracy of CA 125 in the diagnosis of ovarian tumors：a quantitative systematic review. Eur J Obstet Gynecol Reprod Biol 142：99-105, 2009

17）Duffy MJ, Bonfrer JM, Kulpa J et al：CA125 in ovarian cancer：European Group on Tumor Markers guidelines for clinical use. Int J Gynecol Cancer 15：679-691, 2005

18）Sturgeon CM, Duffy MJ, Stenman UH et al：National Academy of Clinical Biochemistry laboratory medicine practice guidelines for use of tumor markers in testicular, prostate, colorectal, breast, and ovarian cancers. Clin Chem 54：e11-e79, 2008

19）ACOG Committee on Gynecologic Practice：The role of the generalist obstetrician-gynecologist in the early detection of ovarian cancer. Int J Gynaecol Obstet 80：235-238, 2003

20）Jacobs I, Oram D, Fairbanks J et al：A risk of malignancy index incorporating CA 125, ultrasound and menopausal status for the accurate preoperative diagnosis of ovarian cancer. Br J Obstet Gynaecol 97：922-929, 1990

21）Tingulstad S, Hagen B, Skjeldestad FE et al：Evaluation of a risk of malignancy index based on serum CA125, ultrasound findings and menopausal status in the pre-operative diagnosis of pelvic masses. Br J Obstet Gynaecol 103：826-831, 1996

22）Van Calster B, Van Hoorde K, Valentin L et al：Evaluating the risk of ovarian cancer before surgery using the ADNEX model to differentiate between benign, borderline, early and advanced stage invasive, and secondary metastatic tumours：prospective multicentre diagnostic study. BMJ 349：g5920, 2014

23）Hellström I, Raycraft J, Hayden-Ledbetter M et al：The HE4（WFDC2）protein is a biomarker for ovarian carcinoma. Cancer Res 63：3695-3700, 2003

24）Wu L, Dai ZY, Qian YH et al：Diagnostic value of serum human epididymis protein 4（HE4）in ovarian carcinoma：a systematic review and meta-analysis. Int J Gynecol Cancer 22：1106-1112, 2012

25）Scaletta G, Plotti F, Luvero D：et al：The role of novel biomarker HE4 in the diagnosis, prognosis and follow-up of ovarian cancer：a systematic review. Expert Rev Anticancer Ther 17：827-839, 2017

26）Li F, Tie R, Chang K et al：Does risk for ovarian malignancy algorithm excel human epididymis protein 4 and CA125 in predicting epithelial ovarian cancer：a meta-analysis. BMC Cancer 12：258, 2012

27) Yu S, Yang HJ, Xie SQ et al：Diagnostic value of HE4 for ovarian cancer：a meta-analysis. Clin Chem Lab Med 50：1439-1446, 2012

28) Lycke M, Kristjansdottir B, Sundfeldt K：A multicenter clinical trial validating the performance of HE4, CA125, risk of ovarian malignancy algorithm and risk of malignancy index. Gynecol Oncol 151：159-165, 2018

29) Lin J, Qin J, Sangvatanakul V：Human epididymis protein 4 for differential diagnosis between benign gynecologic disease and ovarian cancer：a systematic review and meta-analysis. Eur J Obstet Gynecol Reprod Biol 167：81-85, 2013

30) Moore RG, McMeekin DS, Brown AK et al：A novel multiple marker bioassay utilizing HE4 and CA125 for the prediction of ovarian cancer in patients with a pelvic mass. Gynecol Oncol 112：40-46, 2009

31) Prat A, Parera M, Peralta S et al：Nadir CA-125 concentration in the normal range as an independent prognostic factor for optimally treated advanced epithelial ovarian cancer. Ann Oncol 19：327-331, 2008

32) Riedinger JM, Eche N, Basuyau JP et al：Prognostic value of serum CA 125 bi-exponential decrease during first line paclitaxel/platinum chemotherapy：a French multicentric study. Gynecol Oncol 109：194-198, 2008

33) Gadducci A, Cosio S, Tana R et al：Serum and tissue biomarkers as predictive and prognostic variables in epithelial ovarian cancer. Crit Rev Oncol Hematol 69：12-27, 2009

34) Xu X, Wang Y, Wang F et al：Nadir CA-125 level as prognosis indicator of high-grade serous ovarian cancer. J Ovarian Res 6：31, 2013

35) van Altena AM, Kolwijck E, Spanjer MJ et al：CA125 nadir concentration is an independent predictor of tumor recurrence in patients with ovarian cancer：a population-based study. Gynecol Oncol 119：265-269, 2010

36) Markman M, Federico M, Liu PY et al：Significance of early changes in the serum CA-125 antigen level on overall survival in advanced ovarian cancer. Gynecol Oncol 103：195-198, 2006

37) Rustin GJ, Vergote I, Eisenhauer E et al：Definitions for response and progression in ovarian cancer clinical trials incorporating RECIST 1.1 and CA 125 agreed by the Gynecological Cancer Intergroup（GCIG）. Int J Gynecol Cancer 21：419-423, 2011

38) Gadducci A, Cosio S, Zola P et al：Surveillance procedures for patients treated for epithelial ovarian cancer：a review of the literature. Int J Gynecol Cancer 17：21-31, 2007

39) Marcus CS, Maxwell GL, Darcy KM et al：Current approaches and challenges in managing and monitoring treatment response in ovarian cancer. J Cancer 5：25-30, 2014

40) Wilder JL, Pavlik E, Straughn JM et al：Clinical implications of a rising serum CA-125 within the normal range in patients with epithelial ovarian cancer：a preliminary investigation. Gynecol Oncol 89：233-235, 2003

41) Rustin GJ, Marples M, Nelstrop AE et al：Use of CA-125 to define progression of ovarian cancer in patients with persistently elevated levels. J Clin Oncol 19：4054-4057, 2001

42) Santillan A, Garg R, Zahurak ML et al：Risk of epithelial ovarian cancer recurrence in patients with rising serum CA-125 levels within the normal range. J Clin Oncol 23：9338-9343, 2005

43) Rustin GJ, van der Burg ME, Griffin CL et al：Early versus delayed treatment of relapsed ovarian cancer（MRC OV05/EORTC 55955）：a randomised trial. Lancet 376：1155-1163, 2010

44) Moore K, Colombo N, Scambia G et al：Maintenance olaparib in patients with newly diagnosed advanced ovarian cancer. N Engl J Med 379：2495-2505, 2018

45) González-Martín A, Pothuri B, Vergote I, et al：Niraparib in patients with newly diagnosed advanced ovarian cancer. N Engl J Med 381：2391-2402, 2019

46) Coleman RL, Fleming GF, Brady MF, et al：Veliparib with first-line chemotherapy and as maintenance therapy in ovarian cancer. N Engl J Med 381：2403-2415, 2019

47) Ray-Coquard I, Pautier P, Pignata S et al：Olaparib plus bevacizumab as first-line maintenance in ovarian cancer. N Engl J Med 381：2416-2428, 2019

48) Wang Y, Ren F, Song Z et al：PARP inhibitors in patients with newly diagnosed advanced ovarian cancer：A meta-analysis of randomized clinical trials. Front Oncol 10：1204, 2020

49) Pujade-Lauraine E, Ledermann JA, Selle F et al：Olaparib tablets as maintenance therapy in patients with platinum-sensitive, relapsed ovarian cancer and a BRCA1/2 mutation（SOLO2/ENGOT-Ov21）：a double-blind, randomised, placebo-controlled, phase 3 trial. Lancet Oncol 18：1274-1284, 2017

50) Ledermann J, Harter P, Gourley C et al：Olaparib maintenance therapy in platinum-sensitive relapsed ovarian cancer. N Engl J Med 366：1382-1392, 2012

51) Ledermann J, Harter P, Gourley C et al：Olaparib maintenance therapy in patients with plati-

num-sensitive relapsed serous ovarian cancer : a preplanned retrospective analysis of outcomes by BRCA status in a randomised phase 2 trial. Lancet Oncol 15 : 852-861, 2014

52) Mirza MR, Monk BJ, Herrstedt J et al : Niraparib Maintenance Therapy in Platinum-Sensitive, Recurrent Ovarian Cancer. N Engl J Med 375 : 2154-2164, 2016

53) Coleman RL, Oza AM, Lorusso D et al : Rucaparib maintenance treatment for recurrent ovarian car-cinoma after response to platinum therapy (ARIEL3) : a randomised, double-blind, placebo-controlled, phase 3 trial. Lancet 390 : 1949-1961, 2017

54) Tomao F, Bardhi E, Di Pinto A et al : Parp inhibitors as maintenance treatment in platinum sensitive recurrent ovarian cancer : An updated meta-analysis of randomized clinical trials according to BRCA mutational status. Cancer Treat Rev 80 : 101909, 2019

悪性中皮腫

多田裕司
Yuji Tada

要旨

　悪性中皮腫は胸膜以外にも腹膜，心膜，精巣上皮から発生することもあるが，いずれもアスベスト曝露との関連があきらかな，いわゆる職業関連疾患である。アスベストは職業曝露以外にも工場近隣の住民など環境曝露の可能性もある。アスベスト曝露から中皮腫発症までの潜伏期間は非常に長く，曝露から20～40年も経て発症するケースも決して珍しくない。悪性中皮腫患者は労災認定，石綿健康被害救済法で公的補助を受けることができるため，診断の正確さが特に強く求められる。

キーワード

　胸膜生検，免疫染色，腫瘍マーカー，治療体系

はじめに

　胸膜中皮腫は胸腔内を覆う中皮細胞が悪性化した腫瘍で，病理型から上皮型（発生頻度60％），二相型（30％），肉腫型（10％）の3型に分類される。胸膜中皮腫は一般的には壁側胸膜から発生し，初期には胸水を産生することが多く，進行すると臓側胸膜・心膜・横隔膜・大血管などに局所破壊性に浸潤する。さらに病勢が進むと血行性に脳，肝，骨など他臓器へ遠隔転移するが，総じて予後不良のためそこまで生存する症例は多くない。生存期間中央値は標準的な治療を施行しても約1.5年で，依然として予後不良である。臨床的予後因子としては，高齢（75歳以上）・肉腫型または二相型・全身状態不良・胸膜浸潤・血小板増加・LDH高値例，疼痛を有する症例などが挙げられている[1]。悪性中皮腫の本邦での死亡者数は1,466人／年（令和元年）で，過去のアスベスト消費と関連していまだ増加傾向にある[2]。世界的な動向をみると，わが国より早くからアスベストを禁じた欧米諸国では患者数は減少に転じているが，いまだ輸入を禁じていないアジアなどの新興国では今後も増加傾向が続くと考えられている。

CQ 1　胸水細胞診で診断することができるか？

Answer

胸水中腫瘍マーカーやヒアルロン酸値をもって中皮腫の確定診断をしてはいけない。（推奨グレードC2）

胸水細胞診にはセルブロックによる検査を追加する必要がある。（推奨グレードB）

解説

　悪性胸膜中皮腫の胸水中には5核以上の多核細胞の割合が多く，細胞集塊も頻繁に認められる。しかしながらこれらの所見は中皮腫に特徴的なものではなく，肺腺がんや反応性中皮細胞でも認められるため，細胞の形状だけで悪性中皮腫の診断はできない。

　悪性中皮腫の胸水細胞診の陽性率は肺がんによるがん性胸膜炎と比較しても低く，特に肉腫型中皮腫ではほとんど検出されない。以上より胸水細胞診のみで中皮腫の診断はできない。

　一方で悪性中皮腫の患者は高齢者や全身状態が悪いことが多く，全身麻酔による外科的胸膜生検に耐えられず，胸水検体で診断せざるを得ない状況も多い。胸水検体を診断に用いる場合は，必ずセルブロックを作成する。セルブロックの作成には，最低でも50-100 mLの胸水量が必要で，可能な限り多く提出する。最近の報告では，セルブロックでも70-80％の症例で悪性細胞の検出は可能で，上皮型に限れば組織で中皮腫と診断された症例と予後や治療反応性に有意差がないとされている[3]。

　セルブロックを用いる場合，免疫染色のほかにp16のホモ接合性欠失（CDKN2A/p16）やBAP-1発現の消失を同時に測定し，アスベスト曝露歴，画像診断など他の臨床データと合わせて総合的に判断する必要がある。特に化学療法など治療を行う際の診断材料として，生研標本

の代替と考えるのであれば，少なくとも p16 のホモ接合性欠失（CDKN2A/p16）や BAP1 発現の消失の確認は必須である[4]。

CQ 2 診断に役立つ腫瘍マーカーはあるか？

Answer

末梢血や胸水マーカーによって悪性中皮腫の確定診断を行うべきではない。（推奨グレードC2）

解 説

血清中の可溶性メゾテリン関連蛋白（Soluble Mesothelin-Related Protein：SMRP）を腫瘍マーカーとした場合，感度 84%，特異度 98%，オステオポンチンでは感度 78%，特異度 86% である[5]。ちなみに血清 SMRP の 16 研究（中皮腫患者 1,026 例，対照症例 4,491 例）のメタアナリシスではカットオフ値を 2.0 nmol/L に設定すると感度 19-68%，特異度 88-100% であった[6]。血清 SMRP は化学療法の効果による腫瘍縮小では低下し，病勢との関連が見られる[7]。したがって臨床的に悪性中皮腫が疑われ，SMRP が高値の症例では腫瘍マーカーとして有用で，また治療効果判定や再発の発見にも使えるだろう。しかし SMRP 自体は感度が低いため，悪性中皮腫の早期発見には向いておらず，SMPR の高値のみをもって確定診断を行うことはできない。ちなみに肉腫型では血清 SMRP は上昇しない。

古くから中皮腫の胸水中マーカーとしてヒアルロン酸がよく知られている。胸水中ヒアルロン酸のカットオフ値を 100 μg/mL とした場合，感度 44%，特異度 96.5% である[8]。また胸水中 SMRP も測定される機会が多い。胸水中の SMRP は最近のメタアナリシスでは感度 68%，特異度 91%[9] と報告されている。

胸水中 Cyfra21-1 もまた悪性中皮腫の胸水中で高値を示すことが報告されている。胸水中 Cyfra21-1 はカットオフ値を 41.9 ng/mL と設定した場合，感度 87.5%，診断率 93.5% である[10]。ただし Cyfra21-1 は肺扁平上皮がんなどのがん性胸膜炎でも上昇するので注意を要する。

以上のように胸水中のヒアルロン酸，SMRP，Cyfra21-1 は単独では確定診断には用いられず，臨床背景や画像診断などで悪性中皮腫が疑わしい際の補助的診断としての位置づけにある[11]。ちなみに血清中，および胸水中の CEA は中皮腫の negative マーカーであり，中皮腫を否定する根拠と考えられている。

その他では，細胞外蛋白である Fibulin-3 は中皮腫患者とアスベスト曝露を受けた健常人を区別できることが報告されている[12] が，今のところ臨床的な応用には至っていない。

中皮腫細胞の増殖，胸水産生，病態の進行に血管新生物質の関与が以前から報告されており，胸水中の VEGF レベルが中皮腫の診断や予後マーカーに有用だという報告もあるが，VEGF 測定も研究レベルで止まっており現時点では臨床応用に至っていない[13]。

同様に PDGF の発現率と予後の関連を，上皮型中皮腫の手術検体（パラフィン切片の免疫染）を用いて解析した報告があるが，PDGF 高発現例で予後不良の傾向がみられたが，生存に有意

差は認められなかった[14]。

　組織中の PDL-1 発現が中皮腫で確認されているが（上皮型 23.5%，二相型 9%，肉腫型 62%で）PDL1 高発現と予後不良の関係が示唆されている[15]。抗 PD-1 抗体のペムブロリズマブを用いた臨床試験（KEYNOTE028）では PDL-1 の発現率と奏効率に関連は見いだされなかったが，化学療法などすべての治療に抵抗性である肉腫型において，抗 PD-1 抗体の有効性が期待されており解析中である。

CQ 3 病理診断で役立つマーカーは何か？

Answer

中皮腫の診断には必ず組織診と免疫染色を行うように推奨する。（推奨グレード A）

解　説

　悪性中皮腫の病理診断は総じて難しい症例が多く，悪性中皮腫の病理に慣れた病理専門医の診断が必要なケースも多い。免疫染色をしっかり行わないと，びまん性胸膜肥厚などの良性疾患や肺腺がんの胸膜播腫などと誤診されやすい。やや古いデータになるが，生検方法では CT 下胸膜生検で診断率 68%，内科的胸腔鏡下生検で 87%，開胸による外科的生検で 91% との報告がある[16]。

　検体の大きさも重要で，10 mm 以上のサイズがないと診断率が低下するといわれている[17]。悪性中皮腫と反応性胸膜肥厚の鑑別には脂肪組織への浸潤の有無が問われることがある。胸膜生検では表層ばかりを採取しても診断率が上がることはなく，壁側胸膜の全層を含むある程度の大きさのサンプルを採取することが診断の早道である（内科的胸腔鏡では悪性中皮腫の亜型までは診断できない）。

　免疫染色では単一のマーカーは存在せず，複数の陽性・陰性抗体の組み合わせパネルで判定されている。陽性マーカー，陰性マーカーを少なくとも 2 つ以上確認することが必須とされている。

　反応性中皮細胞の出現は，良性疾患や，がん性胸膜炎でも出現するので悪性中皮腫の診断にはならない。病理組織の免疫染色では，上皮型中皮腫の陽性マーカーとして Calretinin, Wilm's tumor -1（WT-1），CK5/6, podoplanin（D2-40）が挙げられる。逆に肺腺がんに陽性で中皮腫の陰性マーカーとして CEA, MOC-31, BerEP4, TTF-1 などがある。中皮腫陽性マーカーは肺腺がんとの鑑別に有用であるが，びまん性胸膜肥厚など反応性中皮細胞も陽性に染まるため注意が必要である[18]。

　また，前述のように両者の鑑別に p16 のホモ接合性の欠失（FISH 法で判定）や BAP-1（BRA-CA associated protein-1）の発現消失が有用である。FISH 法による p16 のホモ接合性の消失は上皮型・二相型の 70%，肉腫型の 90-100% に見られるが，反応性中皮過形成では認められな

い（特異度 100％）[19]。

　肺腺がん以外の腫瘍との鑑別は，例えば肺扁平上皮がんであれば p40/p63，乳がんでは ER，PgR，GCDFP15 などそれぞれの特異マーカーを染色することで鑑別される。

　一方で肉腫型中皮腫は滑膜肉腫，横紋筋肉腫，軟骨肉腫などとの鑑別が問題となる。肉腫型の中皮腫では calretinin 発現が 30％，D2-40 が 30％以上，p16 ホモ接合性消失が 90-100％である[20]。BAP-1 の発現消失は 18％ほどであまり有意ではない。二相型中皮腫では，上皮型または肉腫型の成分のいずれかが少なくとも 10％以上存在することが求められる。二相型中皮腫は主に多形がんとの鑑別が必要である。2 つのタイプがはっきりわかる場合と，組織的に徐々に移行する場合がある。含まれる肉腫成分の割合により，悪性度や治療反応性などが異なると考えられている。

Positive marker	中皮腫	肺腺がん	肺扁平上皮がん
Calretinin	100	5〜10	40
CK5/6	75〜100	2〜20	100
WT-1	75〜95	0	0
D2-40	90〜100	15	50
CEA	5 以下	80〜100	
MOC-31	5 以下	95〜100	97〜100
BerEP4	20 以下	95〜100	85〜90
Claudin4	0	100	95
TTF-1	0	75〜85	
NapsinA	0	80〜90	
p40/p63	2.5〜7		100

図1　中皮腫・肺腺がん・肺扁平上皮がんの腫瘍マーカー

CQ 4　治療体系はどうなっているか？

　早期に発見された限局型であれば手術の適応がある。進行期で発見される大多数の症例では，手術，化学療法，放射線療法，免疫療法などを，必要に応じて組み合わせて治療が行われる。術法に関しては，以前に行われていた胸膜肺全摘術（EPP：extrapleural pneumonectomy）は，術後の QOL 低下や予後改善の乏しさから最近では施行する施設は少ない。胸膜切除・剥離術（PD：pleurectomy／decortication）は現在も行われている術式だが，術後再発などの問題もあり症例を選択する必要がある。PD 施行例の多くは化学療法との併用で行われる。いずれの術式も上皮型もしくは二相型に限定で，肉腫型に手術の選択肢はない。内科的治療では化学療法が主体でシスプラチン＋ペメトレキセドが唯一，本邦で保険適用のあるレジメンである[21]。シスプラチンが使用できない症例ではカルボプラチンが使用されることもある（保険償還はない）。2 次治療では肺がんに準じてジェムシタビンやビノレルビンが用いられたこともあるが，

奏効率は数％と満足の行くものではなく[22]，また少数例の臨床試験に基づいた結果なのでエビデンス的にも低い。ちなみに1次治療でペメトレキセドが使用されていなかった症例では，2次治療でペメトレキセド単剤は適応がある。前述のように血中VEGF値が高値の中皮腫患者では予後不良という報告があり，VEGF阻害剤のbevacizumabが肺がんなどのがん性胸膜炎に有効という事実があったため，化学療法（プラチナ製剤＋ペメトレキセド）にbevacizumabを上乗せした臨床試験が行われた[23]。結果はbevacizumabの追加で有意に生存期間中央値が延長した。本邦でも追試が行われ，有効性が再現されたがbevacizumabは本邦では保険適用に至らなかった。そのほかVEGF，PDGF，FGFシグナルを同時に遮断するマルチキナーゼブロッカーのnintedanibの化学療法への上乗せ効果を検証する第Ⅲ相試験が施行された（LUME-Meso）が生存期間の延長は認められなかった[24]。

　本邦で行われた既治療患者を対象にした抗PD-1モノクローナル抗体（nivolumab）の第Ⅱ相臨床試験では，奏効率29％，生存期間中央値6.1カ月と，後治療として良好な成績が得られ（MERIT試験）[25]，2018年からnivolumabが2次治療として標準的に使えるようになった。その後，同じ抗PD-1抗体のpembrolizumabでも同様な試験が施行され，2次治療では化学療法に対する優位性を証明できなかったが，効果があることが示された[26]。最近では化学療法に免疫チェックポイント阻害剤を併用する臨床試験[27]，抗PD-1抗体のnivolumabと抗CTLA-4抗体のipilimumabの併用の臨床試験[28]が施行され，有望な結果が得られている。

CQ 5　腹膜中皮腫について教えて下さい。

　中皮腫の腹膜中皮腫はほぼすべてが上皮型で肉腫型は稀である。男女比は3：2で女性に多く，胸膜中皮腫よりやや若年発症例が多い。特に婦人科領域の腫瘍（卵巣がん，腹膜がん）との鑑別が問題になることが多く，陰性マーカーとしてMOC31，BerEP4，Claudin4のほかにPAX8，ER，PgRが含まれる。肺がんとの鑑別で用いられるCEAは，婦人科がんでは必ずしも陽性に出ないこともあり，腹膜中皮腫ではあまり有用ではない。卵巣腫瘍に準じて腫瘍減量手術が行われることもあるが，エビデンスに乏しく標準治療とはなっていない。化学療法は胸膜中皮腫に準じてシスプラチンとペメトレキセドが投与されるが，症例数が少ないこともあり標準治療は定まっていないのが現状である。

おわりに

　本邦では患者が爆発的に増えることはないが，アジア諸国や東欧諸国などアスベスト使用や輸入禁止が遅れた国では今後，患者数の増加が懸念されている。

　非小細胞肺がんでは分子メカニズムが解明され，分子標的剤が導入され劇的な予後の改善が得られ，さらに薬剤耐性に関するメカニズムも明らかにされている。それと比較すると，悪性中皮腫では悪性腫瘍の中でも遺伝子変異が少なく，特異的なdriver oncogeneも同定されていないことあり，攻めあぐねている感があることはどうにも否めない[29]。

　また症例数の少なさや，アスベスト曝露からの潜伏期間の長さ（数十年）から早期発見が困難なことも影響して，エビデンスの高い臨床試験データが圧倒的に不足している。しかしながら最近では以前と比べて中皮腫に対する研究者人口が明らかに増え，全国的な臨床試験が数多く行われるようになったことも事実である。また抗PD-1抗体や抗CTLA-4抗体などの免疫チェックポイント阻害剤の有効性が証明されてきており，化学療法や他の治療オプションとの併用など，治療法の開発が期待されている。

■文献

1) Herndon JE, Green MR, Chahinian AP et al：Factors predictive of survival among 337 patients with mesothelioma treated between 1984 and 1994 by the Cancer and Leukemia Group B. Chest 113：723-731, 1998

2) 厚労省統計都道府県（特別区−指定都市再掲）別にみた中皮腫による死亡数の年次推移（平成7年〜令和元年）人口動態統計（確定数）より
https://www.mhlw.go.jp/toukei/saikin/hw/jinkou/tokusyu/chuuhisyu19/index.html

3) Muruganandan S, Alfonso H, Franklin P et al：Comparison of outcomes following a cytological or histological diagnosis of malignant mesothelioma. Br J Cancer 116：703-708, 2017

4) Hiroshima K, Wu D, Hasegawa M et al：Cytologic Differential Diagnosis of Malignant Mesothelioma and Reactive Mesothelial Cells With FISH Analysis of p16. Diagn Cytopathol 44：591-598, 2016

5) Robinson BW, Creaney J, Lake R et al：Mesothelin-family proteins and diagnosis of mesothelioma. Lancet 362：1612-1616, 2003

6) Hollevoet K, Reitsma JB, Creaney J et al：Serum mesothelin for diagnosing malignant pleural mesothelioma：an individual patient data meta-analysis. J Clin Oncol 30：1541-1549, 2012

7) Wheatley-Price P, Yang B, Patsios D et al：Soluble mesothelin-related Peptide and osteopontin as markers of response in malignant mesothelioma. J Clin Oncol 28：3316-3322, 2010

8) Fujimoto N, Gemba K, Asano M et al：Hyaluronic acid in the pleural fluid of patients with malignant pleural mesothelioma. Respir Investig 51：92-97, 2013

9) Gao R, Wang F, Wang Z et al：Diagnostic value of soluble mesothelin-related peptides in pleural effusion for malignant pleural mesothelioma：An updated meta-analysis. Medicine（Baltimore）98：e14979, 2019

10) Paganuzzi M, Onetto M, Marroni P et al：Diagnostic value of CYFRA 21-1 tumor marker and CEA in pleural effusion due to mesothelioma. Chest 119：1138-1142, 2001

11) Kindler HL, Ismaila N, Armato SG 3rd et al：Treatment of Malignant Pleural Mesothelioma：American Society of Clinical Oncology Clinical Practice Guideline. J Clin Oncol 36：1343-1373, 2018

12) Pass HI, Levin SM, Harbut MR et al：Fibulin-3 as a blood and effusion biomarker for pleural mesothelioma. N Engl J Med 367：1417-1427, 2012

13) Fiorelli A, Vicidomini G, Di Domenico M et al：Vascular endothelial growth factor in pleural fluid for differential diagnosis of benign and malignant origin and its clinical applications. Interact Cardiovasc Thorac Surg 12：420-424, 2011

14) Chia PL, Russell P, Asadi K et al：Analysis of angiogenic and stromal biomarkers in a large malignant mesothelioma cohort. Lung Cancer 150：1-8, 2020

15) Mansfield AS, Roden AC, Peikert T et al：B7-H1 expression in malignant pleural mesothelioma is associated with sarcomatoid histology and poor prognosis. J Thorac Oncol 9：1036-1040, 2014

16) van Gelder T, Hoogsteden HC, Vandenbroucke JP et al：The influence of the diagnostic technique on the histopathological diagnosis in malignant mesothelioma. Virchows Arch Pathol Anat Histopathol 418：315-317, 1991

17) van der Bij S, Schaake E, Koffijberg H et al：Markers for the non-invasive diagnosis of mesothelioma：a systematic review. Br J Cancer 104：1325-1333, 2011

18) Husain AN, Colby TV, Ordóñez NG et al：Guidelines for Pathologic Diagnosis of Malignant Mesothelioma 2017 Update of the Consensus Statement from the International Mesothelioma Interest Group. Arch Pathol Lab Med 142：89-108, 2018

19) Wang L-M, Shi Z-W, Wang J-L et al：Diagnostic accuracy of BRCA1-associated protein 1 in malignant mesothelioma：a meta-analysis. Oncotarget 8：68863-68872, 2017

20) Panou V, Vyberg M, Weinreich UM et al：The established and future biomarkers of malignant pleural mesothelioma. Cancer Treat Rev 41：486-495, 2015

21) Vogelzang NJ, Rusthoven JJ, Symanowski J et al：

Phase III study of pemetrexed in combination with cisplatin versus cisplatin alone in patients with malignant pleural mesothelioma. J Clin Oncol 21 : 2636-2644, 2003

22) Zauderer MG, Kass SL, Woo K et al : Vinorelbine and gemcitabine as second- or third-line therapy for malignant pleural mesothelioma. Lung Cancer 84 : 271-274, 2014

23) Zalcman G, Mazieres J, Margery J et al : French Cooperative Thoracic Intergroup (IFCT). Bevacizumab for newly diagnosed pleural mesothelioma in the Mesothelioma Avastin Cisplatin Pemetrexed Study (MAPS) : a randomised, controlled, open-label, phase 3 trial. Lancet 387 : 1405-1414, 2016

24) Scagliotti GV, Gaafar R, Nowak AK et al : Nintedanib in combination with pemetrexed and cisplatin for chemotherapy-naive patients with advanced malignant pleural mesothelioma (LUME-Meso) : a double-blind, randomised, placebo-controlled phase 3 trial. Lancet Respir Med 7 : 569-580, 2019

25) Okada M, Kijima T, Aoe K et al : Clinical Efficacy and Safety of Nivolumab : Results of a Multicenter, Open-label, Single-arm, Japanese Phase II study in Malignant Pleural Mesothelioma (MERIT). Clin Cancer Res 25 : 5485-5492, 2019

26) Metaxas Y, Rivalland G, Mauti LA et al : Pembrolizumab as Palliative Immunotherapy in Malignant Pleural Mesothelioma. J Thorac Oncol 13 : 1784-1791, 2018

27) Fujimoto N, Aoe K, Kozuki T et al : A Phase II Trial of First-Line Combination Chemotherapy With Cisplatin, Pemetrexed, and Nivolumab for Unresectable Malignant Pleural Mesothelioma : A Study Protocol. Clin Lung Cancer 19 : e705-e707, 2018

28) Scherpereel A, Mazieres J, Greillier L et al : French Cooperative Thoracic Intergroup. Nivolumab or nivolumab plus ipilimumab in patients with relapsed malignant pleural mesothelioma (IFCT-1501 MAPS2) : a multicentre, open-label, randomised, non-comparative, phase 2 trial. Lancet Oncol 20 : 239-253, 2019

29) Bueno R, Stawiski EW, Goldstein LD et al : Comprehensive genomic analysis of malignant pleural mesothelioma identifies recurrent mutations, gene fusions and splicing alterations. Nat Genet 48 : 407-416, 2016

各論 **20**

神経内分泌腫瘍（NET）

菊池由宣
Yoshinori Kikuchi

要　旨

　現在，神経内分泌腫瘍は細胞分裂像や細胞増殖に関連する Ki-67 指数や核分裂像の比率によって NET-G1/G2/G3/NEC/MiNEN（Mixed neuroendocrine neoplasm）の 5 つに分類されている。NET-G3 および NEC の鑑別は容易ではなく SSTR, DAXX/ATRX, p53 などの免疫組織学的染色や SRS および FDG-PET を併用して行うことが必要である。また Ki-67 指数が 55％以上で他の病理学的な免疫組織学的検査や画像診断（SRS, FDG-PET）で明らかに NEC と診断された場合にはプラチナ製剤を用いた小細胞は肺癌に準じた治療を行うべきである。

キーワード

　NET, NEC, Ki-67

はじめに

　神経内分泌腫瘍は 1867 年に Langhans[1] が最初にカルチノイド腫瘍の組織学を記述し，1888 年に Lubarsch[2] がカルチノイド腫瘍の最初の詳細な病理学的記述を行った。1907 年に Oberndorfer[3] は良性腫瘍のように振る舞いながらも形態学的に癌腫に似ているこの腫瘍を Carcinoid と初めて命名した。

　神経内分泌腫瘍は人口 10 万人に対し罹患率が 3-5 人と非常に稀な疾患であるが，近年増加傾向にある[4]。膵消化管に発生する神経内分泌腫瘍である GEP-NET（gastroenteropancreatic neuroendocrine tumor）の分類は従来重視されてきた腫瘍細胞の形態学的所見ではなく，細胞分裂像や細胞増殖に関連する Ki-67 指数や核分裂像の比率を 2010 年の WHO の分類によって NET-G1/ G2/ NEC（neuroendocrine cancer）/ MANEC（Mixed adenoneuroendocrine carcinoma）に分類された[5]。Ki-67 指数が 20 以上を全て NEC に分類されたが NEC の中でも Ki-67 指数が 55％を境に臨床予後と白金製剤に対する治療効果が異なる[6,7]ことから NEC をさらに細分化する必要性が生じ，2017 年の WHO の分類では NET-G1/G2/G3/NEC/MiNEN（Mixed neuroendocrine neoplasm）の 5 つに分類[8]され現在に至っている（表 1）。

　本稿では Ki-67 指数が診断および治療選択にどのように関わっているのかの科学的根拠を示す。

表 1　神経内分泌腫瘍の WHO 分類

分類	グレード	形態学（分化度）	Ki-67 指数（%）		核分裂像数（/10 HPF）	
			2010 年	2017 年	2010 年	2017 年
NET	G1	高分化	<3	<3	<2	<2
NET	G2	高分化	3-20	3-20	2-20	2-20
NET	G3	高分化	not available	>20	not available	>20
NET	NEC	低分化	>20	>20	>20	>20
MiNEN（MANEC）	高～低分化	Variable	Variable	Variable	Variable

NET：Neuroendocrine tumor
MiNEN：Mixed neuroendocrine-non-neuroendocrine neoplasm（2017 年度版）
MANEC：Mixed adenoneuroendocrine carcinoma（2010 年度版）

CQ 1　Ki-67 指数によって NET-G3 および NEC を鑑別できるか？

Answer

Ki-67 指数だけでは NET-G3 と NEC を鑑別できない。(推奨グレード C2)

解説

　現在，NET-G3 と NEC は Ki-67 指数が 20％より上に分類されている。NEC の Ki-67 指数の

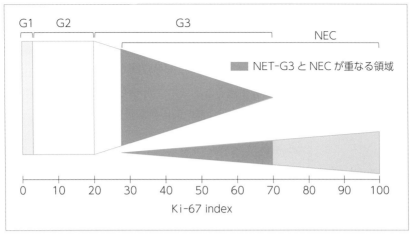

図1 Ki-67 指数による NET, NEC の分類

表2 NET-G3 と NEC の鑑別

	NET-G3	NEC
Ki-67 指数（IHC）	21-70%	25-100%
Chromogranin A	100%	88.6%
Synaptophysin	95.2%	93.8%
DAXX 欠損（IHC）	33%	0%
ATRAX 欠損（IHC）	11%	0%
SSTRA2（IHC）	78%	8%
KRAS 変異	0%	29-49%
RB1 欠損（IHC）	0%	42-74%
p53 異常（IHC）	0%	75-95%

中央値は 80%（25-100%）で NET-G3 の Ki-67 指数の中央値の 30%（21-70%）と比較して有意に Ki-67 指数が高い（P＜0.001）ことが知られている[7]。しかしながら Ki-67 指数だけでは NET-G3 および NEC の鑑別は Ki-67 指数の範囲が重なるため困難である[9]（図1）。NET の多くは境界明瞭な髄様性腫瘍を形成し，組織学的には神経内分泌分化を示唆する類器官構造パターン（索状，胞巣状，偽腺管状など）の高分化を示し，NEC では浸潤性の境界不明瞭な広がりを示し，しばしば壊死を伴い，組織学的に小細胞型の類器官構造パターンは不明瞭であるとされている。しかしながら腫瘍の形態や Ki-67 指数の評価は，さまざまな病理学者の間でトレーニングが必要であり常に再現可能ではない[10]。

　NET-G3 および NEC の鑑別には免疫組織化学（IHC）的検査（表2）や画像診断が必要となってくる。NET-G3 ではソマトスタチン受容体（Somatostatin Receptor：SSTR）の発現は明瞭に陽性所見がびまん性に認められるのに対して NEC では部分的に陽性，弱陽性あるいは陰性であることが多い[11]。また NET-G3 は NET-G1 および G2 と同様に DAXX/ATRX 遺伝子異常が指摘[12]され，NEC では Rb 蛋白のびまん性欠失や p53 蛋白のびまん性過剰発現がみられる[13]。それゆえ Ki-67 指数で NET-G3 および NEC の鑑別をするためには自施設内で可能であ

れば SSTR, DAXX/ATRX, p53 などの免疫組織学的染色を行うべきである。

また高分化な NET と低分化な NEC をインジウム 111 標識ペンテトレオチドによるソマトスタチン受容体シンチグラフィー（SRS）と FDG-PET で比較をすると NET での SRS の感度は 80%，FDG-PET での感度は 60%で両群間に有意差を認めないが NEC での SRS の感度は 57%で，FDG-PET での感度は 100%と有意差を認めた[14] ことから SRS および FDG-PET を併用して行うことで NET-G3 および NEC の鑑別の補助的診断が可能である。

CQ 2 Ki-67 指数によって NET の治療薬の選択ができるか？

Answer

Ki-67 指数だけでは NET の治療選択はできない。（推奨グレード C2）

解 説

現在，NET に対する薬剤としてソマトスタチンアナログ製剤のオクトレオチドおよびランレオチド，分子標的治療薬のエベロリムスとスニチニブ，アルキル化剤のストレプトゾシンの 5 つがある。また NEC に対しては小細胞性肺癌に準じて塩酸イリノテカンまたはエトポシドに白金製剤の併用が行われている。これらの薬剤の選択基準は明確にされていないが現在，Yao らが提唱する腫瘍量と腫瘍増殖速度による治療選択[15]（図 2a）と Ikeda らが提唱する Ki-67 指数と肝臓転移腫瘍量による治療選択[16]（図 2b）がある。Ki-67 蛋白質は核に存在する蛋白質で，細胞周期の休止期である G0 期にある細胞では発現しておらず，増殖している細胞で発現して

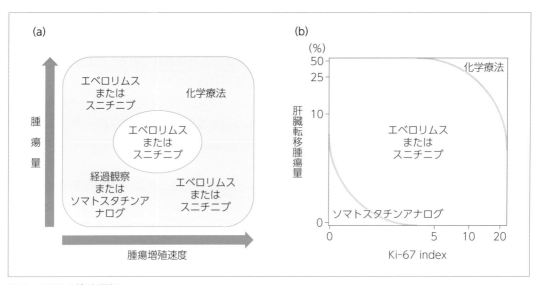

図 2　NET の治療選択

いる。またこの Ki-67 と呼ばれる蛋白質は有糸分裂の際に染色体の表面を覆い，凝集した染色体同士がくっつかないようにする障壁として機能していることも判明した[17]。図 2a では腫瘍量と腫瘍増殖速度を因子としているが具体的な数値がないので主治医の判断で選択する必要がある。また図 2b ではおおよその Ki-67 の数値と肝臓転移腫瘍量のおおよその割合で治療選択が可能であり，図 2a より選択しやすいが，それでも各治療選択の境界はクリアでない。Ki-67指数が 20 以下の症例を対象にした NET の症例でソマトスタチンアナログ製剤とストレプトゾシンを含めた化学療法を比較した結果，有意にソマトスタチンアナログ製剤の方が無増悪生存期間の延長を認めた[18] ことにより NET-G1 および G2 では保険上の問題もあり，化学療法を行うべきではない。また一方で Ki-67 指数が 55％ を境に臨床予後と白金系の化学療法に対する治療効果が異なる[6,7] ことが知られているので Ki-67 指数が 55％ 以上で他の病理学的な免疫組織学的検査や画像診断（SRS, FDG-PET）で明らかに NEC と診断された場合には白金製剤を用いた小細胞は肺癌に準じた治療を行うべきである。

■文献

1) Langhans T：Ueber einen Drüsenpolyp im Ileum. Virchows Arch 38：559-560, 1867

2) Lubarsch O：Ueber den primären Krebs des Ileum nebst Bemerkungen über das gleichzeitige Vorkommen von Krebs und Tuberculose. Archiv für pathologische Anatomie und Physiologie und für klinische Medicin 111：280-317, 1888

3) Oberndorfer S：Karzinoide Tumoren des Dünndarms. Frankfurt Z Pathol 1：426-432, 1907

4) Dasari A, Shen C, Halperin D et al：Trends in the Incidence, Prevalence, and Survival Outcomes in Patients With Neuroendocrine Tumors in the United States. JAMA Oncol 3：1335-1342, 2017

5) Bosman F, Carneiro F, Hruban RH et al：Pathology and Genetics of Tumours of the Digestive System, 4th ed, IARC Press, Lyon, 2010

6) Sorbye H, Welin S, Langer SW et al：Predictive and prognostic factors for treatment and survival in 305 patients with advanced gastrointestinal neuroendocrine carcinoma（WHO G3）：the NORDIC NEC study. Ann Oncol 24：152-160, 2013

7) Heetfeld M, Chougnet CN, Olsen IH et al：Characteristics and treatment of patients with G3 gastroenteropancreatic neuroendocrine neoplasms. Endocr Relat Cancer 22：657-664, 2015

8) Lloyd RV, Osamura R, Kloppel G et al：WHO Classification of Tumours of Endocrine Organs, 4th ed, IARC Press, Lyon, 2017

9) Sorbye H, Baudin E, Perren A：The Problem of High-Grade Gastroenteropancreatic Neuroendocrine Neoplasms：Well-Differentiated Neuroendocrine Tumors, Neuroendocrine Carcinomas, and Beyond. Endocrinol Metab Clin North Am 47：683-698, 2018

10) Tang LH, Untch BR, Reidy DL et al：Well-Differentiated Neuroendocrine Tumors with a Morphologically Apparent High-Grade Component：A Pathway Distinct from Poorly Differentiated Neuroendocrine Carcinomas. Clin Cancer Res 22：1011-1017, 2016

11) Konukiewitz B, Schlitter AM, Jesinghaus M et al：Somatostatin receptor expression related to TP53 and RB1 alterations in pancreatic and extrapancreatic neuroendocrine neoplasms with a Ki67-index above 20. Mod Pathol 30：587-598, 2017

12) Yachida S, Vakiani E, White CM et al：Small cell and large cell neuroendocrine carcinomas of the pancreas are genetically similar and distinct from well-differentiated pancreatic neuroendocrine tumors. Am J Surg Pathol 36：173-184, 2012

13) Hijioka S, Hosoda W, Matsuo K et al：Rb Loss and KRAS Mutation Are Predictors of the Response to Platinum-Based Chemotherapy in Pancreatic Neuroendocrine Neoplasm with Grade 3：A Japanese Multicenter Pancreatic NEN-G3 Study. Clin Cancer Res 23：4625-4632, 2017

14) Squires MH 3rd, Volkan Adsay N, Schuster DM et al：Octreoscan Versus FDG-PET for Neuroendocrine Tumor Staging：A Biological Approach. Ann Surg Oncol 22：2295-2301, 2015

15) Yao J, Phan AT：Optimising therapeutic options for patients with advanced pancreatic neuroendocrine tumours. European Oncology & Haematology 8：217-223, 2012

16) Ikeda M, Morizane C, Hijioka S et al：Optimal strategy of systemic treatment for unresectable pancreatic neuroendocrine tumors based upon opinion of Japanese experts. Pancreatology 20：944-950, 2020

17) Brangwynne CP, Marko JF：Cell division：A

sticky problem for chromosomes. Nature 535：234-235, 2016

18) Özaslan E, Karaca H, Koca S et al：Comparison of survival with somatostatin analog and chemotherapy and prognostic factors for treatment in 165 advanced neuroendocrine tumor patients with Ki-67 20% or less. Anticancer Drugs 28：222-229, 2017

各論 21

骨軟部肉腫

吉松有紀　野口　玲　近藤　格

Yuki Yoshimatsu　Rei Noguchi　Tadashi Kondo

要　旨

　肉腫に有効な抗がん剤は限られており，新しい治療法の開発が求められている。いくつかの肉腫においては遺伝子の変異と有効な分子標的薬の組み合わせが判明しており，ゲノム解析や細胞株を用いた大規模解析に期待が寄せられている。一方，細胞株やゼノグラフトなどの患者由来がんモデルは大半の肉腫について入手困難であり，そのことが治療法の開発や基礎研究の妨げとなっている。肉腫の臨床および研究の将来のためには，肉腫の全ての組織型について患者由来がんモデルを樹立することが急務である。

キーワード

　肉腫，バイオマーカー，ゲノム，患者由来がんモデル

はじめに：オミクス解析と肉腫の分子腫瘍マーカー

　肉腫において有効性が確認された治療法が限られており，臨床的に使用されている抗がん剤はわずかしかない。近年，次世代シークエンサーの技術が進歩し，ゲノム情報は研究だけでなく医療にも用いられるようになった。本邦では，特定の遺伝子を集中的に調べるターゲットシークエンス技術を用いてがんに関連する数十〜数百の遺伝子を調べる遺伝子パネル検査が，「がんゲノムプロファイリング検査」として保険収載されている。遺伝子パネル検査で観察される遺伝子変異の多くは治療選択に役立つ可能性があり，分子腫瘍マーカーとしての実用的な使い方が今後の課題である。肉腫でも，遺伝子パネル検査をきっかけとして治療法が開発されることが期待される。肉腫においては融合遺伝子が約3分の1の組織型で認められ，組織型と合わせて診断のための分子腫瘍マーカーとして用いられてきた。病理診断や既知の融合遺伝子の検出だけでは確定診断や鑑別診断が困難な症例のために，ゲノム情報などを活用した分子腫瘍マーカーの開発も求められている。

　肉腫のゲノムの特徴は，その遺伝子変異の頻度が他の固形腫瘍より少ないことである。たとえば，米国 TCGA（The Cancer Genome Atlas）における肉腫のゲノム解析では，肉腫206症例の全エクソンシークエンス解析から，1Mb あたり平均1.06個しか変異は見つかっていない[1]。この点だけを見ると，肉腫におけるゲノム医療の有用性は限定的なように考えられる。しかし一方で，治療標的として有用な遺伝子異常がいくつも肉腫において報告されていることにも注目するべきである。具体的には，消化管間質腫瘍においては KIT および PDGFR 遺伝子変異が治療標的として確立されている。また，炎症性筋線維芽細胞性腫瘍では ALK 遺伝子，隆起性皮膚線維肉腫では COL1A1-PDGFB 融合遺伝子，そして線維肉腫では NTRK3 が有望な治療標的として報告されている。全体として遺伝子変異は多くないことを前提としつつ，分子腫瘍マーカーや治療標的として有用なものを探索していくことがこれからの課題である。

　肉腫の分子腫瘍マーカーは，ゲノムの機能的翻訳産物であるプロテオームを調べることでも開発されてきた。蛋白質と mRNA の発現には意外にも相関性は低く，正に相関する遺伝子は約半数しかない。また，リン酸化など蛋白質の機能を調整する翻訳後修飾の異常，蛋白質複合体の異常，などを知るためには，ゲノム解析だけでは不十分である。プロテオーム解析を用いた分子腫瘍マーカー開発の例としては，消化管間質腫瘍の予後予測に有用な蛋白質として pfetin[2]，骨肉腫の術前化学療法の奏効性の分子腫瘍マーカー候補として PRDX2[3]，Ewing's 肉腫症例の予後に相関する蛋白質として NPM の報告がある[4]。このような分子腫瘍マーカーの臨床的な有用性を語るには多施設共同の検証実験を重ねる必要がある。

細胞株を用いた大規模な解析による肉腫の分子腫瘍マーカーの開発

　肉腫の症例は少なく臨床試験の実施が困難であることから，治療選択や症例の層別化に有用な情報をオミクス解析から引き出して分子腫瘍マーカーを開発することはとりわけ重要である。治療標的となる遺伝子の異常と分子標的薬の奏効性は一対一対応ではなく，直接の関係がなさそうに見える遺伝子の異常が奏効性に関与することもある。このような事象の背景には，特定の分子パスウェイの阻害を代償する機構が存在したり，分子特異性が高くない分子標的薬の場合にはオフターゲット効果が発揮されたりすることが考えられる。このような臨床的な観

察事実を背景として，遺伝子・蛋白質と薬剤の応答性の関係性を網羅的に確立し，分子腫瘍マーカーとセットで抗がん剤を開発する試みが行われている。たとえば，米国 Broad Institute で行われている Cancer Dependency Map と呼ばれるプロジェクトがある[5]。数千種類のがん細胞株を対象とし，CRISPER/Cas-9 を使って網羅的に遺伝子をノックアウトする実験と平行して低分子化合物のライブラリーを用いて抗腫瘍効果をスクリーニングし，両者のデータを統合するというプロジェクトである。Cancer Dependency Map では肉腫にも力を入れており，Rare Cancer Dependency Map という旗を挙げて多施設共同で肉腫の細胞株を調べようとしている。

　がん細胞株パネルを用いた抗がん剤や分子腫瘍マーカーの探索は，以前は細胞パネル NCI-60 を用いた研究が代表的だった。近年，NCI-60 の限界が指摘されるようになり，それに置き換わる細胞パネルが提唱されている。たとえば，TCGA のゲノム情報を基に生体内の悪性腫瘍に近いゲノム異常をもった細胞株を集めてパネル化して使用するという研究においては，元の腫瘍組織に近い分子背景をもつ TCGA-110-CL という細胞パネルが提案されている[6]。細胞株ライブラリーを用いた抗がん剤の開発は，抗がん剤，治療標的，そして分子腫瘍マーカーをセットで調べ，機能的な解釈をすることができるという強みがある。たとえば，多数の細胞株の薬効試験の結果とオミクス解析のデータを統合することで，PARP 阻害剤と EWS-FLI1 の関係性が報告された[7]。

肉腫の分子腫瘍マーカー研究のこれからの課題

　肉腫のような希少がんの場合，分子腫瘍マーカー候補を同定したあとに統計的に意味のある症例数で有用性を検証することは困難である。一般に分子腫瘍マーカーの開発において，候補となる遺伝子や蛋白質の機能的な意義を明らかにし，相関関係だけでなく因果関係を証明することは重要である。細胞株，スフェロイド，ゼノグラフトといった患者由来がんモデルを用いて分子腫瘍マーカーと腫瘍細胞の形質の因果関係を証明する実験が通常は行われる。また，遺伝子異常が治療標的になるかどうかは悪性腫瘍によって異なることから，それぞれの悪性腫瘍ごとに樹立された患者由来がんモデルが用いられている。残念ながら肉腫の場合，公的なバイオバンクから患者由来がんモデルが入手できるのは一部の組織型に限られている[8]。そのこともあってか，多数の細胞株を用いてがん種を横断的に進める大型プロジェクトでは，肉腫はあまり対象とされていない。たとえば，代表的な 4 つの大型プロジェクトではさまざまな悪性腫瘍を対象に 1,300 種類の細胞株が用いられているが，そのうち肉腫細胞株はわずか 28 株しか含まれていない[9]。肉腫に代表される希少がんにおいて患者由来がんモデルが入手しがたいことが，基礎から臨床まで様々な問題を引き起こしている可能性がある。

分子腫瘍マーカーから患者由来がんモデル

　がんの多様性を考えると，限られた数の蛋白質や遺伝子の異常を分子腫瘍マーカーとして用いて治療応答性といった複雑な事象を予測することは，一部のがん種あるいは症例においてのみ可能なのかもしれない。腫瘍細胞・組織を物質として捉えるのではなく生き物として考えて，「腫瘍細胞・組織の抗がん剤への応答性を *in vitro* あるいは *in vivo* で調べることで治療応答性

を予測する」というアイデアが昔からある。分子腫瘍マーカーに対するアンチテーゼとして，今の時代においても興味深い。患者由来ゼノグラフト（Patient-Derived Xenograft, PDX）や初代培養細胞を用いて抗がん剤の薬効を調べると果たして臨床的な治療応答性と一致していた，という研究結果は数十年前からあるのだが，今でも報告されている[10, 11]。Ewing 肉腫の治療応答性を PDX で調べる研究で，16 症例 13 症例において PDX を用いた実験の結果と臨床的な観察事象が一致したという報告もある[12]。一方で，in vitro の抗がん剤感受性試験や PDX を用いた治療効果予測については，実験手法の記述に漏れがあったり，統計的に意味のある症例数で実験が行われていなかったりなど，いろいろな問題が以前から指摘されている[13, 14]。少ない症例数ながらも多くのがん種において良好な結果が報告されていることから，腫瘍細胞ないし腫瘍組織の変化を分子腫瘍マーカーとして利用するというアイデアは，引き続き検討に値すると考えられる。

おわりに：患者由来がんモデルへの取り組み

　疾患概念が確立されて何十年にもなるにもかかわらず細胞株の報告がないか，たとえ報告があっても細胞バンクから細胞株を入手できない肉腫は少なくない。患者由来がんモデルが入手できない肉腫については基礎研究がほとんど行われておらず，前臨床試験の実施も困難であり，治療法の開発が進まないことの原因となっていると考えられる。われわれの研究室では肉腫症例の腫瘍組織から細胞株やゼノグラフトを樹立している[15]。一般的には肉腫の細胞株の樹立は難しいのだが，それぞれの肉腫の分子背景を参考にして培地の組成を最適化し，樹立の成功率を格段に高めることに成功した。今までに約 60 症例の腫瘍組織から肉腫細胞株を樹立し，国内外の研究者に無償で提供してきた。上述の Rare Cancer Dependency Map にも肉腫細胞株を提供している。肉腫のすべての組織型について複数の細胞株を樹立し，「あの時代に徹底的に細胞株が樹立され，研究基盤が改善され，その後の肉腫研究が飛躍的に進んだ」と後世に語られるようにしたいと考えている。

CQ 1　肉腫の発症に関わる環境要因はあるのか？

Answer

環境要因はあるとの報告がある。（推奨度なし）

解　説

　全肉腫の約 5%[16]，全骨肉腫の 2.7-5.5%[17] が放射線によって誘発されるとの報告がある。また，鼠経ヘルニアおよび臍ヘルニアの既往が Ewing ファミリー腫瘍発生の危険因子として報告されている[18]。環境中の化学物質としては，塩化ビニルモノマーの曝露が肝臓の血管肉腫に関連することが報告された[19]。

CQ 2　肉腫を発症しやすい疾患はあるのか？

Answer

いくつかの疾患で肉腫の罹患率が高いことが報告されている。（推奨度なし）

解　説

　遺伝子の異常を背景とする疾患において肉腫の高い発生率が報告されている[20]。たとえば，がん抑制遺伝子の異常である。具体的には，TP53 遺伝子の機能喪失型変異によって発生する Li-Fraumeni syndrome においては，小児期から若年成人期に極めて高い確率で骨肉腫，軟部肉腫（横紋筋肉腫，平滑筋肉腫，脂肪肉腫など）が発生する[21]。RB1 遺伝子の異常によって発生する家族性網膜芽細胞腫において，二次がんとして骨肉腫，軟部肉腫が好発する[22]。SMARCB1 または SMARCA4 遺伝子の異常を原因として遺伝性ラブドイド症候群が発生する[23]。NF1 遺伝子の異常で発生する神経線維腫症 1 型（Von Recklinghausen disease）においては 2-4％の症例において悪性末梢神経鞘腫瘍（MPNST）が発生し，MPNST 症例の約半数に NF-1 遺伝子の異常が存在する[24]。がん抑制遺伝子以外の遺伝子の異常で発生する疾患では，WRN 遺伝子（DNA ヘリカーゼ）の変異が原因で引き起こされるウェルナー症候群においては 7％の症例において骨肉腫が発生したとの報告がある[25]。また，EXT 遺伝子（ヘパラン硫酸合成酵素）の変異に伴って発生する多発性骨軟骨腫症では 1-5％において二次性末梢性軟骨肉腫が発生する[26]。

CQ 3　肉腫の診断に有用な分子腫瘍マーカーはあるのか？

Answer

肉腫ごとに診断に有用な分子腫瘍マーカーが使用されている。（推奨グレード A）

解　説

　肉腫診断については，さまざまな免疫染色マーカー，FISH プローブが存在する。肉腫の分子背景を基盤として開発されてきたものであるが，臨床像と HE 染色での組織形態の観察を元に用いられている。

CQ 4 肉腫の診療について相談できるところはあるのか？

Answer

国立がん研究センター「希少がんホットライン」（推奨度なし）

解説

　国立がん研究センターは，肉腫をはじめとした様々な希少がんの課題に取り組むことを目的として，2014 年，わが国で初めて希少がんセンターを開設した。同時に，希少がん患者がより適切な診療を受けられるよう，希少がん患者や家族，診療に関わる医療関係者などからの問い合わせに応じる電話相談「希少がんホットライン」を開設している。2014〜2020 年までの 7 年間の「希少がんホットライン」の相談者数は 48,000 名を超えている。相談を受けた疾患の内訳は，肉腫が全相談数の 30％と最も多くを占めている。「希少がんホットライン」では，それぞれの患者さんの病態，状況に応じた個別的な情報提供と，適切な受診・診療のための支援を行っている。「希少がんホットライン」は，平日の朝 8 時 30 分から夕方 16 時，専任の担当者（看護職）が中心となって対応している。電話番号は，患者・家族・一般の方：03-3543-5601，医師・医療関係者：03-3543-5602，電話料金はかかるが，相談は無料である。

■文献

1) Cancer Genome Atlas Research Network：Comprehensive and Integrated Genomic Characterization of Adult Soft Tissue Sarcomas. Cell 171：950-965, e28. 2017
2) Suehara Y, Kondo T, Seki K et al：Pfetin as a prognostic biomarker of gastrointestinal stromal tumors revealed by proteomics. Clin Cancer Res 14：1707-1717, 2008
3) Kikuta K, Tochigi N, Saito S et al：Peroxiredoxin 2 as a chemotherapy responsiveness biomarker candidate in osteosarcoma revealed by proteomics. Proteomics Clin Appl 4：560-567, 2010
4) Kikuta K, Tochigi N, Shimoda T et al：Nucleophosmin as a candidate prognostic biomarker of Ewing's sarcoma revealed by proteomics. Clin Cancer Res 15：2885-2894, 2009
5) Tseng YY, Boehm JS：From cell lines to living biosensors：new opportunities to prioritize cancer dependencies using ex vivo tumor cultures. Curr Opin Genet Dev 54：33-40, 2019
6) Yu K, Chen B, Aran D et al：Comprehensive transcriptomic analysis of cell lines as models of primary tumors across 22 tumor types. Nat Commun 10：3574, 2019
7) Garnett MJ, Edelman EJ, Heidorn SJ et al：Systematic identification of genomic markers of drug sensitivity in cancer cells. Nature 483：570-575, 2012
8) Hattori E, Oyama R, Kondo T：Systematic Review of the Current Status of Human Sarcoma Cell Lines. Cells 8：157, 2019
9) Goodspeed A, Heiser LM, Gray JW et al：Tumor-Derived Cell Lines as Molecular Models of Cancer Pharmacogenomics. Mol Cancer Res 14：3-13, 2016
10) Liu W, Ju L, Cheng S et al：Conditional reprogramming：Modeling urological cancer and translation to clinics. Clin Transl Med 10：e95, 2020
11) Gao H, Korn JM, Ferretti S et al：High-throughput screening using patient-derived tumor xenografts to predict clinical trial drug response. Nat Med 21：1318-1325, 2015
12) Stebbing J, Paz K, Schwartz GK et al：Patient-derived xenografts for individualized care in advanced sarcoma. Cancer 120：2006-2015, 2014
13) Schrag D, Garewal HS, Burstein HJ et al：American Society of Clinical Oncology Technology Assessment：chemotherapy sensitivity and resistance assays. J Clin Oncol 22：3631-3638, 2004
14) Collins AT, Lang SH：A systematic review of the validity of patient derived xenograft（PDX）mod-

els : the implications for translational research and personalised medicine. PeerJ 6 : e5981, 2018

15) Kondo T : Current status and perspectives of patient-derived rare cancer models. Hum Cell. 2020 : 33 : 919-929.

16) Brady MS, Gaynor JJ, Brennan MF : Radiation-associated sarcoma of bone and soft tissue. Arch Surg 127 : 1379-1385, 1992

17) Rosenberg AE et al : Conventional osteosarcoma. WHO Classification of Tumours of Soft Tissue and Bone. 4th ed. ed by Fletcher, C. D. M.et al, IARC Press, Lyon, p282-288, 2013

18) Valery PC, Holly EA, Sleigh AC et al : Hernias and Ewing's sarcoma family of tumours : a pooled analysis and meta-analysis. Lancet Oncol 6 : 485-490, 2005

19) Waxweiler RJ, Stringer W, Wagoner JK et al : Neoplastic risk among workers exposed to vinyl chloride. Ann N Y Acad Sci 271 : 40-48, 1976

20) Calvert GT, Randall RL, Jones KB et al : At-risk populations for osteosarcoma : the syndromes and beyond. Sarcoma 2012 : 152382, 2012

21) Ognjanovic S, Olivier M, Bergemann TL et al : Sarcomas in TP53 germline mutation carriers : a review of the IARC TP53 database. Cancer 118 : 1387-1396, 2012

22) Dimaras H, Corson TW, Cobrinik D et al : Retinoblastoma. Nat Rev Dis Primers 1 : 15021, 2015

23) Sredni ST, Tomita T : Rhabdoid tumor predisposition syndrome. Pediatr Dev Pathol 18 : 49-58, 2015

24) Luzar B, Falconieri G : Cutaneous Malignant Peripheral Nerve Sheath Tumor. Surg Pathol Clin 10 : 337-343, 2017

25) Goto M, Miller RW, Ishikawa Y, et al : Excess of rare cancers in Werner syndrome(adult progeria). Cancer Epidemiol Biomarkers Prev 5 : 239-246, 1996

26) Veraldi N, Parra A, Urso E et al : Structural Features of Heparan Sulfate from Multiple Osteochondromas and Chondrosarcomas. Molecules 23 : 3277, 2018

各論 22

急性白血病

宮地勇人
Hayato Miyachi

── 要　旨 ──

　急性骨髄性白血病におけるエピゲノムバイオマーカーとして，DNA メチル化制御因子をコードする遺伝子 DNMT3A，IDH1/IDH2 および TET1/2 の変異は，リスクの層別化，治療方針の決定と反応性予測に役立つ。本バイオマーカーには，DNA メチル化パターンの変化や非コード領域 RNA（miRNA）の発現プロファイルも含まれる。エピゲノムの異常は小分子化合物など治療によって可逆的で，治療成績を改善することが示されている。

── キーワード ──

　急性骨髄性白血病，エピゲノム異常，遺伝子変異，治療

はじめに

　急性骨髄性白血病（acute myeloid leukemia：AML）は，未熟な骨髄性前駆細胞（芽球）の増殖と造血分化の障害を来す表現型および遺伝的に多様な疾患である。造血幹細胞（hematopoietic stem cells：HSC）における染色体再構成と複数の遺伝子変異の付加を含む遺伝的異常の獲得による形質転換された造血器のクローン性増殖に起因する。AMLでは，HSCで様々な種類の遺伝子変異が互いに補完し，協働することで，白血病の発病に至る。後天的な遺伝子変異は，HSCの自己複製能と増殖を促進する。同時に，正常な細胞の分化の通常のメカニズムが損なわれ，最終的には異常な白血病芽球のクローン性増殖に至る。これらは骨髄に蓄積し，正常な造血組織に置き換わり，正常な造血および骨髄機能の障害をもたらす。異なるAMLのサブタイプはそれぞれ，異なる遺伝的および分子的異常に関連している。白血病の分子病態の多様性に基づき，患者治療の個別化のための新しい分子標的治療薬が考案され，開発と実用化が進められている。

　AMLについて，様々なサブグループに分類することが提案されている。世界保健機関（World Health Organization：WHO）による分類は，形態学的，免疫学的，細胞遺伝学的・分子生物学的な指標に基づき体系化されている。第3版が2001年に改訂されたのに続き，分子異常の解明と臨床的意義の解明を踏まえて，第4版が2008年と2017年に改訂された。European Leukemia Net（ELN）システムは，NPM1，CEBPαなどの細胞遺伝学的および分子的異常に関する知見に基づいてAML患者の治療予後を予測するために2010年に導入された。ELNは，RUNX1，ASXL1，TP53などの分子異常を取り入れて，治療予後リスクにアクセスするためにガイドラインを2017年に改訂した。AML患者を良好，中間，不良の3つのリスクグループに分類した。The United Kingdom Medical Research Council（MRC）の分類では，AML患者は，リスクグループとして良好，中間および不良の3つに分類される。AML患者のコホートは，16歳から59歳までの患者5,876人の予後転帰に基づいている。コホートサイズが大きいため，MRCのデータは，一般的な細胞遺伝学的異常のある患者に加えて，特にコホートサイズが小さいために従来は評価されなかった患者の予後を予測する上で信頼性があることが証明されている。

　Cancer Genome Atlas Research（TCGA）Networkによると，AMLの発症に関与する遺伝子は，生物学的機能に基づいて，次の9つのカテゴリーに分類できる。すなわち，活性化シグナル伝達遺伝子（FLT3など），DNAメチル化の関連遺伝子（DNMT3A，TET2，IDH2など），クロマチン修飾遺伝子（KMT2A（MLL）-X融合遺伝子，ASXL1，KDM6A，EZH2など），nucleophosminをコードする遺伝子（NPM1），骨髄性転写因子遺伝子（RUNX1，CEBPAなど），転写因子融合遺伝子（PML-RARA，RUNX1-RUNX1T1など），腫瘍抑制遺伝子（TP53，WT1など），スプライソソーム複合遺伝子（U2AF1など）およびコヒーシン複合遺伝子（SMC1A，SMC3，STAG2，RAD21など）である。AMLの疾患の複雑さと多様性は，これらの遺伝子変異が様々な組み合わせで同時に発生することに起因する。また，特定の遺伝子または遺伝子カテゴリー全体は相互に排他的であり，ドライバー変異間の複雑な生物学的関係を示唆している。

　AMLは，分子レベルで少なくとも3つのクラスの幅広い遺伝子変化の間の協働の結果として発病している（表1）。クラスI遺伝子の変化はシグナル伝達経路を活性化する異常と造血幹細胞の生存の利点で増殖を促進する。このクラスの遺伝子異常には，受容体型チロシンキナー

表1 急性骨髄性白血病の発生における遺伝子変異のカテゴリー

遺伝子クラス	クラスⅠ変異 (細胞増殖と生存)	クラスⅡ変異 (分化とアポトーシス)	クラス0/Ⅲ変異 (エピジェネティック変化)
遺伝子異常	FLT3 KIT NRAS BAALC ERG TEL-MN1 MDS-EVI1	PML-RARA NPM1 CEBPA RUNX1-RUNX1T1 CBFB-MYH11 WT1 P53	KMT2A (MLL) -PTD DNMT3A IDH 1 IDH 2 TET (αKG-DD) ASXL1

ゼ FLT3 と KIT または RAS 関連のシグナル伝達経路がある。クラスⅡ遺伝子の変化には，造血分化に関わる転写因子または関与する蛋白質に影響を与える。これらの変異は造血前駆細胞の分化の障害および異常な自己複製能の獲得により，悪性形質転換の可能性を高める。このクラスの代表例は，8；21 転座，16 逆位 /16；16 転座および 15；17 転座など染色体再構成の結果によって生じる反復性（再発性）の遺伝子融合 RUNX1-RUNX1T1，PML-RARA あるいは CEBPA および NPM1 の変異である。クラス 0/Ⅲ は，エピゲノムの変化を促進する異常で，広い領域でのクロマチンの修飾，転写因子または転写の共同活性化複合体の構成要素を通して，悪性形質転換と急性白血病化をもたらす。

　AML におけるバイオマーカーの意義は，臨床的に 2 つの側面を考慮する。第一に，白血病で発生する分子レベルの変化は重要な予後マーカーとなる。第二に，これらの分子レベルの変化を標的とする新しい治療法の選択の指標として利用可能である。バイオマーカーのパネルを見出すことは疾患分類のための重要な診断ステップであり，患者治療の個別化の前提条件となる。複数のバイオマーカーを使用することで，診断と治療のアルゴリズムを確立できる。クラスⅠ遺伝子とクラスⅡ遺伝子の変化は，分子病態の臨床的意義と臨床的エビデンスに基づくリスク分類に広く利用されてきた。しかしながら，エピゲノム異常のマーカーの検出意義は不明な点が多い。そこで，本項では，AML におけるエピゲノム異常のバイオマーカーに焦点を当てて，治療上の方針決定と予後推定に有用なマーカー，さらに治療標的マーカーとしての意義について述べる。

概　説

　エピゲノムの異常は，細胞分裂を通じて受け継がれるものの，DNA 配列の変化によって引き起こされない遺伝子機能の変化として定義される。AML で議論されるエピゲノムの変化は，DNA メチル化，DNA ヒドロキシメチル化，ヒストン（アセチル化，メチル化）あるいはマイクロ RNA（miRNA）による遺伝子発現の調節異常である。エピゲノムの修飾が遺伝子発現に及ぼす影響は，修飾の種類によって異なる。DNA メチル化は，DNA 結合因子とその標的 DNA 領域との結合を阻害し，同時に特定の抑制複合体の結合を可能にするため，主に抑制機能をもつ。ヒストン修飾は，クロマチンの収縮に影響を与え，様々なエフェクター蛋白質を動員することによって作用し，抑制と活性化の両者の機能を有し得る。エピゲノムの修飾因子の変異は，エピゲノムおよび転写プログラムの全体的な変化をもたらし，前白血病状態および白血病の発

病につながる可能性がある。

　AML において，エピゲノム修飾に関する遺伝子の変異は，HSC の最も早い段階で発生している可能性がある。DNA メチル化レギュレーター遺伝子（DNMT3A，IDH1/2，TET2 など）の変異は，多くの場合，発病の早期に発生し，NPM1 および CEBPA の変異における高い再発率と関連している。NPM1 変異 AML の73％において，DNA メチル化遺伝子（DNMT3A，IDH1，IDH2 および TET2）の変異が見られる。FLT3 変異において TET2 変異，NPM1 変異において IDH1 変異は，AML の発病において協働することが明らかとされている。さらに，エピゲノムの変化は小分子化合物などの治療によって可逆的で，エピゲノムにおいてサイレンシングされた遺伝子を再活性化することで，治療成績を改善することが示されている。

　DNA メチルトランスフェラーゼ3A をコードする DNMT3A 変異は，最も重要なエピゲノム関連異常の1つで，骨髄性腫瘍の異常として，最も初期の反復性（再発性）の変化として分類される。DNMT3A は，分子レベルでは，CpG ジヌクレオチドのシトシン残基へのメチル基の付加を *de novo* で触媒する DNMT3A をコードする。メチル基の付加は主に，CpG 部位の DNA 配列でシトシンの後にグアニンが続く状況で発生する。変異は主に酵素の触媒ドメインを障害し，酵素の機能喪失を引き起こす。DNMT3A 変異は DNA メチル化パターンに重要な影響をもたらし，結果として，造血細胞の自己複製能の亢進と正常な分化の障害をもたらす。

　DNMT3A の機能喪失型変異は一般的に AML で過剰発現される HSC 特異的遺伝子（RUNX1，ERG，MYC，SMAD3 など）の低メチル化を来す。結果として HSC の分化を障害する。特に，DNMT3A 機能は HSC の自己複製能と骨髄系分化に必要である。その変異は，白血病前段階の HSC で，AML の初期のイベントと見なされている。DNMT3A 変異は *in vivo* で骨髄系の形質転換を引き起こし，障害された HSC において骨髄性腫瘍の発生を促進する。

　がん抑制蛋白のイソクエン酸デヒドロゲナーゼ（IDH）1/2 をコードする IDH1/2 遺伝子の変異は特定の配列の DNA メチル化を誘発する。IDH1/2 変異で発生するエピゲノムの変化は，HPC の増殖を増強し，そのプールを増加させる。IDH1/2 障害はヒストンの脱メチル化を抑制し，DNA の高メチル化，HSC 分化に関連するプロセスの阻止とクローン性増殖をもたらす。生化学的には，IDH1/2 はそれぞれ細胞質とミトコンドリアにおける NADP 依存性デヒドロゲナーゼで，脱炭酸反応にてイソクエン酸塩を α-ケトグルタル酸（α-ketoglutarate：α-KG）へ変換する。生成された分子はヒストン脱メチル化酵素 Ten-ElevenTranslocation（TET）によって使用され，ヒストンの脱メチル化を触媒する。変異酵素にて新しい触媒活性を引き起こし，それによって α-KG をヒドロキシグルタル酸（2-hydroxyglutarate：2-HG）に変換する。オンコメタボライトの2-HG はヒストン脱メチル化酵素の TET2 の阻害因子となると推定されている。ヒストンの脱メチル化の阻害は DNA の高メチル化を伴う表現型をもたらす。

　α-ケトグルタル酸依存性ジオキシゲナーゼ TET 蛋白をコードする TET2 の変異は，生物学的に機能喪失型変異で，DNA メチル化を誘発する。HSC において初期のイベントとして発生する TET2 の不活化は前白血病段階の HSC にて，クローンの増大および白血病化をもたらす。TET2 変異は，IDH1/IDH2 と同じ経路で作用する可能性がある。生化学的に，TET の活性化は，以下の一連の連続変換によって，がん抑制遺伝子のエンハンサー領域で DNA 脱メチル化を引き起こす。5-メチルシトシン（5-methylcytosines：5mC）の5-ヒドロキシメチルシトシン（5-hydroxymethyl cytosine：5hmC）への変換に続いて，5-ホルミルシトシン（5-formylcytosine：5-fC）から5-カルボキシルシトシン（5-carboxylcytosine：5-caC）への変換，最終的に

DNA グリコシラーゼと塩基除去修復システムを伴う。具体的には，TET2 変異は 5hmC レベルの低下とがん抑制遺伝子の主にエンハンサー領域での DNA のメチル化を誘導する。TET2 の不活化はがん抑制遺伝子の高メチル化と相関している。

ヒストンメチル化酵素 MLL やヒストンアセチル化酵素 MOZ などのエピゲノム因子は，白血病の発病において染色体転座の対象となっている。染色体転座の結果，異常な融合タンパクが生じ，ヒストンのメチル化やアセチル化など様々なエピゲノムの変化を誘導することで，HOXA 遺伝子群や CSF1R 遺伝子の活性化が白血病の発病をもたらすことが知られている。

エピゲノムの変化は，methyltransferase 阻害剤（cytarabine, azacitidine と decitabine）などエピゲノム関連の低分子化合物の組み合わせ，あるいは他の臨床試験中で利用可能な histone deacetylase（HDAC）阻害剤（HDAC inhibitors：HDACi）との組み合わせに反応して比較的可逆的である。プリンおよびデオキシヌクレオシド代謝拮抗剤（例として，thioguanine/mercaptopurine と cytarabine/azacytidine）は，DNA methyltransferase（DNMTi）阻害剤であり，それらの基本的なメカニズムは非常に類似している。これら化合物は細胞内に入り，それぞれのヌクレオチド類似体に変換され，ゲノム DNA 鎖に組み込まれる。それらの DNA への組み込みは，DNA 合成，修復およびメチル化に重要な酵素を阻害し，hypomethylating agents（HMA）として機能する。HDAC 阻害剤の例として，vorinostat と valproic acid があり，sorafenib と組み合わせた臨床試験が進行性 / 転移性固形腫瘍および難治性 / 再発性の AML で実施されている。DNMT/HDAC 阻害剤は，DNA 損傷を誘発することによって DNA へのアクセスの可能性を高める。治療は数サイクルが必要であり，阻害剤の投与時間は AML 患者の生存期間を改善する上で重要とされる。

CQ 1　AML におけるエピゲノムバイオマーカー遺伝子変異には何があるか？

Answer

AML において，クラス 0/Ⅲ遺伝子変異として，DNA メチル化制御因子の DNMT3A, IDH1/IDH2 および TET1/2 の変異は，リスクの層別化，治療方針の決定と治療への反応性予測に役立つ。(推奨グレード C1)

解　説

DNMT3A 変異は，*de novo* AML の成人の 20-22％で見られる（小児では稀）。核型正常の AML 患者のほとんどは DNMT3A 対立遺伝子の 1 つに少なくとも 1 つの変異を有する。DNMT3A の約 30-37％の変異は機能喪失型変異である。この点で，核型正常の AML グループは 2 つのサブタイプに分類される。すなわち，DNMT3A 変異の有無で予後に重要な影響がある。臨床的に，DNMT3A 変異は，中間リスクの AML に高頻度に見られ，患者の不良な治療予後に関連する（野生型 DNMT3A と比較して，全生存期間（overall survival：OS）の大幅な短縮）。特に，DNMT3A 変異の影響は，寛解後も HPC および成熟細胞において持続する。

　Decitabine の治療は DNMT3A 変異を有する患者の治療反応性を改善する。さらに，患者は野生型 DNMT3A の保有の場合と比較してより高い臨床的寛解率と優れた OS を示すと報告されている（それぞれ, 75% vs 34%, 15.2 カ月 vs 11 カ月）。DNMT3A をターゲットとする miR-29b の高発現レベルは，decitabine 治療への反応性の良い指標となる。DNMT3A, IDH1/IDH2 変異を有する骨髄性腫瘍は, decitabine および azacitidine（特異的な DNMT 阻害剤および低メチル化薬 HMA）に対して良好な反応性を示す。

　IDH1/2 変異は，全 AML サブタイプの約 15-20％および核型正常 AML サブタイプの 25-30％にみられる。その頻度は大人と小児で同様である。IDH1/2 変異は NPM1 変異と共存する一方，FLT3-ITD 変異は伴わない。

　IDH1/2 変異はヘテロ接合で，重複する分子効果が原因で，TET2 変異に対して相互に排他的であると報告されている。IDH1/2 変異は，不良な臨床成績と関連している。特に NMP1 や FLT3-ITD など他の遺伝子変異を伴う場合，予後不良である。ただし，DNMT3A に比較すると，IDH1/2 変異はより良い予後を示す（無病生存期間（disease-free survival：DFS），OS が良好）。予後良好なリスクグループでは，IDH1/2 変異と他の異常との共存は，無再発生存期間（relapse-free survival：RFS）と 5 年間 OS の割合が低い。DNMT3A 変異と同様に，IDH1/2 変異は decitabine および azacitidine の抗白血病治療において有意に高い寛解率と良好な治療反応性を示す。AG-220 と AG-221（それぞれ IDH1 および IDH2 阻害剤）は，臨床的に治療反応性を示し，2-HG レベルが大幅に低下する（~50-90%）。IDH1/2 阻害剤は第Ⅲ相の臨床試験で評価され，AML の予後改善に対して顕著な影響がみられる。

　TET2 変異は，AML の約 10-20％にみられる（欠失，ナンセンスおよびミスセンス変異）。IDH1/2 変異と相互に排他的である。臨床的に TET2 変異は，中間リスクと関連し，短い OS を示す。TET2 変異は骨髄異形成症候群および骨髄増殖性疾患において多くみられ，慢性骨髄単球性白血病で高頻度にみられ，単球増加と悪い予後と関連している。

　エピゲノムバイオマーカーには，DNA メチル化制御因子の DNMT3A, IDH1/IDH2 および TET1/2 の変異に加えて，DNA メチル化パターンの変化や非コード領域の RNA（miRNA）の発現プロファイルも含まれる。これらエピゲノムでの変化は，白血化の分子病態に寄与するクラス 0/Ⅲ の変異の結果である可能性がある。

CQ 2 　DNA メチル化パターンの変化の検出意義は？

Answer

　遺伝子座の DNA メチル化シフトなどメチル化パターンの変化は AML の独立した分類指標となり得る。(推奨グレード C1)

解　説

　各細胞遺伝学的（または分子-）サブタイプは明確な DNA メチル化プロファイルを有する。例

として，8：21 転座，16 逆位または 16：16 転座，15：17 転座または 11q23 転座の症例では，特徴的な DNA メチル化シグネチャーを示し，それによって AML サブタイプを定義できる。AML のメチローム分析において，ゲノムの遺伝子本体や反復配列など特定の領域でのメチル化が正常と比較し低下している。反復配列の低メチル化，すなわちメチル化された CpG の含有量が高い配列 SINE（short interspersed nuclear elements）および LINE（long interspersed nuclear elements）などは転座と関連付けられている。さらに，核型正常 AML のメチローム分析において最も顕著な DNA メチル化はがん抑制プロモータに代表される CpG アイランドで検出される。反復性（再発性）の変異（NPM1，CEBPA，RUNX1 など）は，DNA メチル化パターンによって，個別に定義することもできる。例として，NPM1 変異は，4 つの異なる DNA メチル化クラスターによって定義できる。AML サブタイプは，予後と臨床成績に関係するメチル化パターンに分類できる。CEBPA の二重変異は 2 つの異なる DNA メチル化のシグネチャーを示し，2 つの異なる予後サブタイプに分類可能である。すなわち，一方は高メチル化，他方は低メチル化されている。そこで，白血病のイニシエーション，進展と表現型の維持において，DNA メチル化パターンが明確に関連している。これらの AML サブセットにおける異常な DNA メチル化の背景となるメカニズムは，DNMT の結合部位へ動員する際の融合遺伝子に起因し，または，二次的なエピゲノムによる調節不全に起因する。例として，PML-RARα が DNMT3A などエピゲノム修飾因子のゲノム領域へ結合および/または AMLT-ETO（RUNX1-RUNX1T1）ターゲット遺伝子の DNA メチル化阻害である。また，ゲノム安定性に関与する標的遺伝子のメチル化は，AML 患者の診断時に変化がみられ，CBFB-MYH11 融合遺伝子，CEBPA プロモータおよび MN1 調節領域でみられる低メチル化表現型につながる。メチル化アッセイは，AML 患者の治療中に発生した包括的な DNA 低メチル化の状態を知ることで，治療奏功（完全寛解率 CR 率上昇と OS の改善）に関連するマーカーとなり得る。メチローム分析での LINE-1 の低メチル化は，少ない芽球数（＜45％），azacitidine による最初の治療サイクルでの高い完全寛解率および血液学的改善と関連している可能性がある。AML で観察された遺伝子座の DNA メチル化シフトによって，患者検体は次の 3 つのカテゴリーに定義できる。診断に特徴的，再発に特徴的，診断と再発の両者で見られる遺伝子座である。このような分類によると，これらのカテゴリーの AML 検体は年齢，白血球数または FAB 分類と関連していない。すなわち，遺伝子座の DNA メチル化シフトは，AML の独立した分類指標であることが期待される。したがって，DNA メチル化に関連する変異の同定とメチル化パターンに生じた変化の評価は，AML 患者個別の診断と治療に貢献し得る。

CQ 3 非コード領域 RNA（miRNA）発現プロファイルの変化の検査意義は？

Answer

miR-17-92，miR-196，miR-29，miR-125，miR-142，miR-146，miR-155，miR-181，miR-191，miR-196 発現などは，白血病の予後リスクと治療反応性の指標となり得る。（推奨グレード C1）

解 説

　非コード領域から転写され発現する RNA（miRNA）は，20 塩基前後の短鎖 RNA で，標的遺伝子の mRNA に結合し遺伝子発現を調節することで細胞の生命活動に関与している。miRNA の遺伝子発現プロファイリングは，異なる細胞遺伝学的サブタイプを識別でき，また予後因子として役立つ。これらの低分子 RNA による統合パネルは，白血病の予後とリスク層別化のための潜在的なバイオマーカーとして提案されている。例として，12 個の miRNA のパネルが正常核型の AML を分類できることが提案され，FLT-ITD とは独立して，予後不良および中間リスクのカテゴリーに分類できる。特に，miR-17-92，miR-196，miR-29，miR-125，miR-142，miR-146 および miR-155 発現の上昇は AML の特徴的な病因マーカーとなる。一般的に，正常な骨髄系造血では，miRNA の発現レベルが低い一方，白血病状態では高くなる。たとえば，19/21/11 番の染色体にマッピングされた 3 つの保存されたクラスターによってコードされた miR-125 ファミリーは，白血病 HSC で過剰発現している。miR-21/10/196 の過剰発現は，正常の HSC 分化の遮断と PDCD4（Programmed Cell Death 4）の低発現を伴う NMP1 変異体で報告されている。さらに，KMT2A（MLL）の再構成では miR-17-92 クラスターおよび miR-196b（HOXA9 と HOXA9 の間の 7p15 に局在する）の高発現が特徴的である。また，FLT3-ITD は miR-155/miR-181 ファミリーの発現増加に関連付けられ，白血病の芽球の増加につながる。さらに，miR-181a/b 過剰発現は，特に CEBPA＋/FLT3-ITD＋/NPM1- の核型正常 AML にて予後不良のマーカーとなる。さらに，miRNA の発現は cytarabine 療法において，治療成績および OS と相関する。例として，miR-191 および miR-199a の高発現は OS の悪化に関連し，miR29b（DNMT3A および DNMT3B をターゲットとする）の低下は，治療に対するより良好な反応と相関する。

■文献

1) Pourrajab F, Zare-Khormizi MR, Hashemi AS et al：Genetic Characterization and Risk Stratification of Acute Myeloid Leukemia. Cancer Manag Res 22：2231-2253, 2020. doi：10.2147/CMAR.S242479. eCollection 2020.

2) Zjablovskaja P, Florian MC：Acute Myeloid Leukemia：Aging and Epigenetics. Cancers（Basel）12：103, 2019. doi：10.3390/cancers12010103.

3) Kirtonia A, Pandya G, Sethi G et al：A comprehensive review of genetic alterations and molecular targeted therapies for the implementation of personalized medicine in acute myeloid leukemia. J Mol Med（Berl）98：1069-1091, 2020. doi：10.1007/s00109-020-01944-5. Epub 2020 Jul 3. PMID：32620999.

4) Liu XL, Liu HQ, Li J et al：Role of epigenetic in leukemia：From mechanism to therapy. Chem Biol Interact 317：108963, 2020. doi：10.1016/j.cbi.2020.108963. Epub 2020 Jan 21. PMID：31978391.

各論

22

急性白血病

各論 23

悪性リンパ腫

名取一彦
Kazuhiko Natori

要旨

　悪性リンパ腫の腫瘍マーカーである sIL2r は治療前の数値より有用な予後予測因子として報告されている。完全寛解後の経過観察に sIL2r の上昇幅，カットオフ値は示されていないが実臨床では使用されている。CD20 陽性 B 細胞性悪性リンパ腫には一定の割合で再発時 CD20 陰性化の症例を認めている。早期再発，予後不良であることが多く，再発時に再生検は症例ごとに検討する必要があるが CD20 発現確認が望ましい。

キーワード

　sIL2r，予後予測因子，CD20 陰性化，再生検

悪性リンパ腫治療後の再発モニタリングに sIL2r 検査を推奨するか？

Answer

　悪性リンパ腫の治療後のモニタリングでは，sIL2r を定期的モニタリングすることを弱く推奨する。(推奨グレード C1)

解 説

　Tsujioka らは，異常なリンパ節腫大が悪性リンパ腫である確率について検討しており，sIL2rのカットオフ値を 500 U/mL とするとオッズ比が 1.714 に対し，カットオフ値を 5,000 U/mL とすると 11.195 となり，正診率が上昇すると報告している[1]。Murakami らはカットオフ値を1,104 U/mL に設定した場合，悪性リンパ腫の特異度は 80%，2,000 U/mL では 93% に上昇すると報告している[2]。

　また，sIL2r は治療前の予後因子として有用性が報告されている。Umino らは高齢者のDLBCL（びまん性大型細胞性リンパ腫：diffuse large B-cell lymphoma）において sIL2r のカットオフ値を 1,280 U/mL として高 sIL2r 群と低 sIL2r 群とを比較し，無増悪生存割合は高 sIL2r群 36.2% vs 低 sIL2r 群 86.1%（p<0.01），5 年全生存割合は高 sIL2r 群 49.7% vs 低 sIL2r 群83.8%（p<0.01）と，高 sIL2r 群が有意に予後不良であったと報告している[3]。Oki らはカットオフ値を 1,000 U/mL に設定し，CHOP 療法，RCHOP 療法双方において，無増悪生存，全生存のいずれにおいても有意な予後因子と報告し[4]，Ennishi らはカットオフ値を中央値に設定し同様の報告をしている[5]。

　再発診断における sIL2r の有用性に関して若尾は少数例の検討ではあるが，治療完了後から継続的に測定すべきであり，1 カ月間で 600 U/mL 以上の増加を認めた場合は再発を疑うべきと報告している[6]。しかし sIL2r が完全寛解後の再発を予測するカットオフ値に関しての検討はない。現在の完全寛解の判定は画像診断によりなされ，FDG-avid のリンパ腫の場合，PET/CT が CT より正確であるとされており[7]，sIL2r が基準値まで低下することは完全寛解の必要条件ではない。しかし，sIL2r は LDH や CRP に先行してリンパ腫増殖に反応するとされることから，sIL2r がサロゲートマーカーとして有用であるという報告もある[8]。現在は再発診断の契機は患者自身の自覚症状による発見が約 8 割，定期的画像検査，他疾患での検査で偶然発見，sIL2r の異常値が約 2 割であり，患者への再発関連症状の情報提供が早期再発発見に寄与すると思われる。実臨床では，正診率は十分ではないが客観的指標として sIL2r を定期的に計測していることが多い。完全寛解後の経過観察は予後不良とされる 6 カ月以内では 1 カ月間隔で，また再発の頻度の高い 3 年以内では 2 カ月間隔で外来通院時の測定が一般的とされている。

　現状では，完全寛解後の定期的な画像診断・血液検査については，再発の早期発見が予後改善に寄与するという明確な根拠が乏しいため[9]，必ずしも推奨されていない。完全寛解後の外来診療の意義は患者との情報共有，理学所見で再発関連の異常所見を把握すること，そして再発関連の自覚症状に関して情報提供することが目的であり，通院や検査間隔に関して明確な根拠を示した報告はない。しかしながら，治療後の sIL2r が一定の上昇を示した場合には画像検

査にて再発の有無を確認することが望ましいと思われる。

CQ 2 初発治療前 CD20 陽性症例では，再発時の CD20 再検査を推奨するか？

Answer

再発巣での CD20 発現は初発巣における CD20 発現と異なる可能性があることから再検査することを弱く推奨する。(推奨グレード C1)

解 説

　B 細胞性リンパ腫の約 90％以上は CD20 を発現している[10]。初発 DLBCL 1,456 例を対象とした Li ら[11]は免疫染色で CD20 陰性例は 1.9％（28 例）と報告している。一次治療として rituximab を投与した後の再発症例における CD20 発現については，一定の頻度で CD20 発現が陰性となるとの報告がある。再発時に再検査された症例での CD20 陰性例の割合は，Hiraga ら[12]は 26.3％，DLBCL を対象とした Johnson ら[13]は 16.7％，aggressive B cell lymphoma を対象とした Kennedy ら[14]は 50％と報告している。これらの CD20 陰性化症例に対しては，rituximab 耐性のみならず化学療法に対する耐性も獲得していることが推測される。一般的に rituximab 投与後の CD20 陰性 NHL（非ホジキンリンパ腫：non Hodgkin lymphoma）再発は 1 年以内の比較的早期の再発が多いと報告されている[14-17]。

　B 細胞性リンパ腫の中で，MALT リンパ腫，濾胞性リンパ腫のような BDLBCL へ形質転化する病理型がある。濾胞性リンパ腫における形質転化のリスクは 2-3％／年で，診断後約 10 年以降の形質転換は少ないと報告されている[18]。B 細胞性リンパ腫再発症例に関しては CD20 発現の有無を再確認することは，重要であるが，表在リンパ節などの比較的安全にアプローチ可能な部位の生検に関しては推奨できるが大動脈周囲リンパ節等の体内深部の生検の適応に関しては個々の症例で検討する必要がある。

■文献

1) Tsujioka T, Kishimoto M, Kondo T et al：The impact of serum soluble interleukin-2 receptor levels on the diagnosis of malignant lymphoma. Kawasaki Med J 37：19-27, 2011

2) Murakami J, Arita K, Wada A et al：Serum soluble interleukin-2 receptor levels for screening for malignant lymphomas and differential diagnosis from other conditions. Mol Clin Oncol 11：474-482, 2019

3) Umino K, Fujiwara S, Minakata D et al：Prognostic impact of serum soluble interleukin-2 receptor level at diagnosis in elderly patients with diffuse large B-cell lymphoma treated with R-CHOP. Leuk Lymphoma 60：734-741, 2019

4) Oki Y, Kato H, Matuso K et al：Prognostic value of serum soluble interleukein-2 receptor level in patients with diffuse large B cell lymphoma, treated CHOP or RCHOP-based therapy. Leuk Lymphoma 49：1345-1351, 2008

5) Ennishi D, Yokoyama M, Terui Y et al：Soluble interleukin-2 receptor retains prognostic value in patients with diffuse large B-cell lymphoma receiving rituximab plus CHOP（RCHOP）therapy. Ann Oncol 20：526-533, 2009

6) 若尾大輔：血清チミジンキナーゼおよび可溶性インターロイキン -2 受容体の測定値は悪性リンパ腫再発の早期予測に有用な腫瘍マーカーである．埼玉医

科大学雑誌 31：T35-T43, 2003

7) Cheson BD, Fisher RI, Barrington SF et al：Recommendations for initial evaluation, staging, and response assessment of Hodgkin and non-Hodgkin lymphoma：the Lugano classification. J Clin Oncol 32：3059-3068, 2014

8) Wakao D, Murihashi I, Tomonaga K et al：Serum thymidine kinase and soluble interleukin-2 receptor predict recurrence of malignant lymphoma. Ann Hematol 81：140-146, 2002

9) Liedtke M, Hamlin PA, Moskobitz CH et al：Surveillance imaging during remission identifies a group of patients with more favorable aggressive NHL, at time of relapse：a retrospective analysis of a uniformly-treated patient population. Ann Oncol 17, 909-913, 2006

10) Swerdlow SH, Campo E, Harris NL et al：WHO Classification of Tumours of Haematolopoietic and Lymphoid Tissues, Revised Fourth Edition, Vol.2, Lyon, IARC Press, 2017

11) Li YJ, Li ZM, Rao HL et al：CD20-negative de novo diffuse large B-cell lymphoma in HIV-negative patients：a matched case-control analysis in a single institution. J Transl Med 10：84, 2012

12) Hiraga J, Tomita A, Sugimoto T et al：Down-regulation of CD20 expression in B-cell lymphoma cells after treatment with rituximab-containing combination chemotherapies：its precalence and clinical significance. Blood 113：4885-4893, 2009

13) Johnson NA, Boyle M, Bashashati A et al：Diffuse large B-cell lymphoma：reduced CD20 expression is associated with an inferior survival. Blood 113：3773-3780, 2009

14) Kennedy GA, Tey SK, Cobcroft R et al：Incidence and nature of CD20-negative relapses following rituximab therapy in aggressive B-cell non-Hodgkin's lymphoma：retrospective review. Br J Haematol 119：412-416, 2002

15) Haidar JH, Shamseddine A, Salem Z et al：Loss of CD20 expression in relapsed lymphomas after rituximab therapy. Eur J Haematol 70：330-332, 2003

16) Fierro MT, Savoia P, Quaglino P et al：Systemic therapy with cyclophosphamide and anti-CD20 antibody（rituximab）in relapsed primary cutaneous B-cell lymphoma：a report of 7 cases. J Am Acad Dermatol 49：281-287, 2003

17) Shmitz K, Brugger W, Weiss B et al：Clonal selection of CD20-negative non-Hodgkin's lymphoma cells after treatment with anti-CD20 antibody Rituximab. Br J Haematol 106：571-572, 1999

18) Link BK, Maurer MJ, Nowakowski GS et al：Rates and outcomes of follicular lymphoma transformation in the immunochemotherapy era：a report from the University of Iowa/MayoClinic Specialized Program of Research Excellence Molecular Epidemiology Resource. J Clin Oncol 31：3272-3278, 2013

各論 23 悪性リンパ腫

各論 **24**

多発性骨髄腫

花村一朗
Ichiro Hanamura

要 旨

多発性骨髄腫は，高齢者に多い形質細胞性の難治性血液がんである。2000 年以降，多くの新薬が臨床導入され 5 年生存率は 7 割以上に改善したが，根治しない。次世代シークエンスにより，遺伝子変異や染色体異常の全貌が明らかとなり，ゲノム異常ごとの治療反応性が検討・報告されている。現在，治療選択に直結する分子腫瘍マーカーはないが，FISH による染色体検査は国内保険診療で実施され，おもに予後予測に利用されている。

キーワード

骨髄腫，染色体転座，分子腫瘍マーカー，FISH

はじめに

　多発性骨髄腫は，形質細胞性の腫瘍で，高齢者に多い難治性血液がんである[1]。国内における罹患率は約8,000人／年，診断年齢中央値73歳，5年生存率は約70%である。2000年以降，サリドマイドやレナリドミド，ポマリドミドといった免疫調節薬（immunomodulatory drugs：IMiDs），ボルテゾミブやカルフィルゾミブ，イキサゾミブといったプロテアソーム阻害剤（proteasome inhibitors：PIs），エロツズマブやダラツムマブ，イサツキシマブといった抗体薬など続々と新薬が臨床導入され，治療成績は，現在なお改善中である[1]。しかしながら，骨髄腫は完治することなく，また患者間の治療経過の差が大きい。染色体異常は骨髄腫の発症・進展に関与し（図1），国内保険診療でも検索可能で，予後指標に利用されている。また次世代シークエンスによる大規模患者解析により，60個以上の反復ドライバー遺伝子変異が同定されているが[2]（図2），国内保険診療では検索できない。N-RAS変異とK-RAS変異を約20%の患者に認めるが，多くの遺伝子変異の出現頻度は10%未満である[2]。

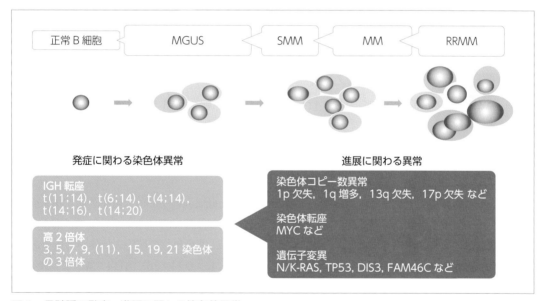

図1　骨髄腫の発症，進展に関わる染色体異常

骨髄腫は，プロB細胞〜胚中心後B-cellを起源とし，IGH転座または高2倍体変化により発症する。発生した骨髄腫細胞に染色体コピー数異常や染色体転座，遺伝子変異などが続発し，進展，難治化する。

MGUS, monoclonal gammopathy of undetermined significance；SMM, smoldering multiple myeloma；MM, multiple myeloma；RRMM, refractory/relapsed multiple myeloma；IGH, immunoglobulin heavy chain

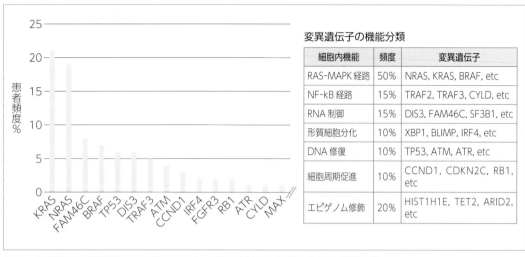

図2 骨髄腫患者診断時の反復ドライバー遺伝子変異の種類と頻度，機能別分類

| CQ 1 | 診断時に調べるべき染色体異常はどれか？ |

Answer

t(4；14)，t(11；14)，t(14；16)，t(14：20)，1p 欠失，1q21 増多，13q 欠失，17p 欠失である。（推奨度なし）

解　説

　骨髄腫の発症には高2倍体またはIGH(immunoglobulin heavy chain：免疫グロブリン重鎖)転座が，進展には染色体コピー数異常や遺伝子変異が関与すると考えられている[3,4]（図1）。骨髄腫において高2倍体は，3, 5, 7, 9,（11），15, 17, 19, 21番染色体の同時3倍体が特徴である。発症に関わるIGH転座はt(4；14)，t(6；14)，t(11；14)，t(14；16)，t(14；20)で，それぞれの転座でMMSETおよびFGFR3，CCND3，CCND1，MAF，MAFBの過剰発現が生じる[5-11]（表1）。染色体領域コピー数変化は，骨髄腫サブクローンに生じ，進展に関わるとされ，1q21増多，1p欠失，6p欠失，13q欠失，14q欠失，17p欠失が高頻度である[2,12]（表1）。この内，t(4；14)，t(14；16)，t(14；20)，1p欠失，1q21増多，17p欠失は予後不良因子である[13-16]。NCCN2020のガイドラインでは，診断時にt(4；14)，t(11；14)，t(14；16)，t(14；20)，1p欠失，1q21増多，13q欠失，17p欠失の測定が推奨されている[17]。国内の日常診療においてはこれら全てを診断に検索することは困難であるので，染色体異常の出現頻度や，予後価値を考慮し，t(4；14)，t(14；16)，1q21増多，17p欠失の検索が望ましい。米国メイヨクリニックの骨髄腫専門家が提唱している治療アルゴリズムであるmSMARTでは，染色体リスク別の治療が推奨されている[18]。

表1 骨髄腫のドライバー染色体異常と候補遺伝子，頻度

染色体・遺伝子異常，機序			頻度%	予後
発症に関わる異常				
高2倍体	染色体 3, 5, 7, 9, (11), 15, 17, 19, 21 番の3倍体		50	良好
IGH転座				
t(4;14)	FGFR3	細胞増殖促進	15	不良
	MMSET	遺伝子発現制御異常		
t(6;14)	CCND3	細胞周期促進	1	良好
t(11;14)	CCND1		20	
t(14;16)	MAF	細胞増殖促進，APOBEC型の遺伝子変異など	3	不良
t(14;20)	MAFB		1.5	
進展に関わる染色体異常				
染色体コピー数増多	1q21	MCL1, CKS1B など	40	不良
	8q24	MYC	10-20	
染色体コピー数欠失	1p	CDKN2C, FAM46C, FAF1	30	不良
	13q	DIS3, RB1	50	
	14q	TRAF3	10	
	16q	CYLD, WWOX	30	
	17p	TP53	10	不良

CQ 2　再発時に調べるべき染色体異常はどれか？

Answer

1q21 増多，17p 欠失である。（推奨度なし）

解説

　染色体コピー数異常は，病状進展に伴い，クローン拡大し，新規出現するため，診断時に検出されない異常でも，再発・再燃時に出現し得る[13]（図3）。1q21 増多の出現頻度は，診断時 40％，再発時 70％である。1q21 増多や 17p 欠失は再発再燃時の予後不良因子である。また発症に関わる IGH 転座は，再発時に変化しないため，通常，再発時に再検する必要はない[15, 18, 19]。

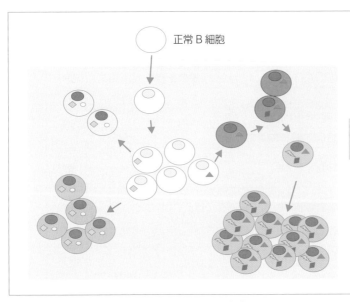

図3　患者個体内での骨髄腫細胞のクローン変化
骨髄腫では，腫瘍細胞に新たな異常が続発し"枝分かれ的"に進展するため，患者腫瘍内では微妙に形質が異なるサブクローンが混在している（＝intra-clonal heterogeneity）。サブクローン毎に薬剤感受性が異なるため再発・再燃の一因となる。

CQ 3　患者骨髄液の G-band 正常核型の患者では，追加の FISH 検査を行う必要があるか？

Answer

追加の FISH 検査を行う必要がある。（推奨度なし）

解説

　G-band 法は，分裂期核の染色体の解析である。骨髄腫では，ほぼ全例で染色体レベルの異常が認められるが，G-band 異常像は，診断時に約3割の患者にしか認められない。これは，患者骨髄腫細胞は，増殖速度が遅く分裂細胞が得られにくいためである[13,20,21]。患者の骨髄細胞のG-band が正常核型の場合は，骨髄腫細胞以外の骨髄細胞の分裂像を見ている。反対に，患者検査で，G-band 異常がある場合は，その骨髄腫細胞が体外の通常培養において増殖しやすいことを示唆している。

　骨髄腫細胞の既知染色体異常の有無の検出には，間期核 FISH（fluorescence in situ hybridization）が用いられる。国内の日常臨床では，患者骨髄液でそのまま間期核 FISH を行うが，欧米の臨床試験などでは，CD138 マイクロビーズで純化した骨髄腫細胞で間期核 FISH を行う方法（CD138-FISH 法）と，細胞質免疫グロブリン軽鎖（cytoplasmic immunoglobulin light chain：cIg）を AMCA（amino-methylcoumarin）で染色しながら間期核 FISH を行う方法（cIg-FISH）が用いられる[20,21]。CD138-FISH 法や cIg-FISH 法は，骨髄腫細胞割合が低い場合や，染色体

コピー数異常など腫瘍のサブクローンに起こる異常の検出に有用である。染色体コピー数異常は，異常クローン割合が低い場合，初回治療の PFS（progression free survival）に影響が少ないことが多く，1q21 増多は 20％以上のサブクローンに，17p13 欠失は 50％以上のサブクローンに出現すると予後相関が出やすい[22,23]。

■文献

1) Rajkumar SV, Kumar S：Multiple myeloma current treatment algorithms. Blood Cancer J 10：94, 2020

2) Walker BA, Mavrommatis K, Wardell CP et al：Identification of novel mutational drivers reveals oncogene dependencies in multiple myeloma. Blood 132：587-597, 2018

3) Fonseca R, Debes-Marun CS, Picken EB et al：The recurrent IgH translocations are highly associated with nonhyperdiploid variant multiple myeloma. Blood 102：2562-2567, 2003

4) Manier S, Salem KZ, Park J et al：Genomic complexity of multiple myeloma and its clinical implications. Nature Reviews Clinical Oncology 14：100-113, 2016

5) Chesi M, Bergsagel PL, Brents LA et al：Dysregulation of cyclin D1 by translocation into an IgH gamma switch region in two multiple myeloma cell lines. Blood 88：674-681, 1996

6) Chesi M, Nardini E, Lim RS et al：The t（4；14）translocation in myeloma dysregulates both FGFR3 and a novel gene, MMSET, resulting in IgH/MMSET hybrid transcripts. Blood 92：3025-3034, 1998

7) Santra M, Zhan F, Tian E et al：A subset of multiple myeloma harboring the t（4；14）（p16；q32）translocation lacks FGFR3 expression but maintains an IGH/MMSET fusion transcript. Blood 101：2374-2376, 2003

8) Shaughnessy J Jr, Gabrea A, Qi Y et al：Cyclin D3 at 6p21 is dysregulated by recurrent chromosomal translocations to immunoglobulin loci in multiple myeloma. Blood 98：217-223, 2001

9) Chesi M, Bergsagel PL, Shonukan OO et al：Frequent dysregulation of the c-maf proto-oncogene at 16q23 by translocation to an Ig locus in multiple myeloma. Blood 91：4457-4463, 1998

10) Hanamura I, Iida S, Akano Y et al：Ectopic expression of MAFB gene in human myeloma cells carrying（14；20）（q32；q11）chromosomal translocations. Jpn J Cancer Res 92：638-644, 2001

11) Kuehl WM, Bergsagel PL：Multiple myeloma：evolving genetic events and host interactions. Nature Reviews Cancer 2：175-187, 2002

12) Carrasco DR, Tonon G, Huang Y et al：High-resolution genomic profiles define distinct clinico-pathogenetic subgroups of multiple myeloma patients. Cancer Cell 9：313-325, 2006

13) Rajan AM, Rajkumar SV：Interpretation of cytogenetic results in multiple myeloma for clinical practice. Blood Cancer J 5：e365, 2015

14) Shah V, Sherborne AL, Walker BA et al：Prediction of outcome in newly diagnosed myeloma：a meta-analysis of the molecular profiles of 1905 trial patients. Leukemia 32：102-110, 2017

15) Moreau P, San Miguel J, Sonneveld P et al：Multiple myeloma：ESMO Clinical Practice Guidelines for diagnosis, treatment and follow-up. Ann Oncol 28（suppl_4）：iv52-iv61, 2017

16) Sonneveld P, Avet-Loiseau H, Lonial S et al：Treatment of multiple myeloma with high-risk cytogenetics：a consensus of the International Myeloma Working Group. Blood 127：2955-2962, 2016

17) NCCN Guidelines Version 3.2021 Multiple Myeloma

18) Rajkumar SV：Multiple myeloma：2020 update on diagnosis, risk-stratification and management. Am J Hematol 95：548-567, 2020

19) Rajkumar SV, Dimopoulos MA, Palumbo A et al：International Myeloma Working Group updated criteria for the diagnosis of multiple myeloma. Lancet Oncol 15：e538-e548, 2014

20) Avet-Loiseau H, Li JY, Facon T et al：High incidence of translocations t（11；14）（q13；q32）and t（4；14）（p16；q32）in patients with plasma cell malignancies. Cancer Res 58：5640-5645, 1998

21) Ahmann GJ, Jalal SM, Juneau AL et al：A novel three-color, clone-specific fluorescence in situ hybridization procedure for monoclonal gammopathies. Cancer Genet Cytogenet 101：7-11, 1998

22) Hanamura I, Stewart JP, Huang Y et al：Frequent gain of chromosome band 1q21 in plasma-cell dyscrasias detected by fluorescence in situ hybridization：incidence increases from MGUS to relapsed myeloma and is related to prognosis and disease progression following tandem stem-cell transplantation. Blood 108：1724-1732, 2006

23) An G, Li Z, Tai YT et al：The impact of clone size on the prognostic value of chromosome aberrations by fluorescence in situ hybridization in multiple myeloma. Clin Cancer Res 21：2148-2156, 2015

各論 25

小児がん
（造血器腫瘍・固形癌）

高橋浩之
Hiroyuki Takahashi

要旨

　小児がんの発生数は年間 2,000〜2,500 例で，半数を白血病や悪性リンパ腫などの造血器腫瘍が，残りの半数を非造血器腫瘍（固形腫瘍）が占める。本項では小児がんの染色体・遺伝子異常について，特に予後との関連を中心に述べる。予後因子を十分に評価して適切な強度の治療（層別化治療）を行うことは，小児患者の長期にわたる quality of life を考える上で極めて重要である。

キーワード

　小児がん，小児急性白血病，染色体・遺伝子異常，微小残存病変

はじめに

　小児がんは，わが国での全体の発生数が年間 2,000〜2,500 例の稀な疾患である。小児がんの治療上の特性として，単にがんを治せばよいというだけではなく，子どもの生涯にわたる quality of life をふまえて最小限の侵襲で最大限の効果をもたらす治療の必要性が挙げられる。その意味で，がん細胞の持つ生物学的特性を適確に見極めて治療強度に反映させることには，きわめて重要な意味がある。すなわち，予後良好な群では治療の有害事象や晩期合併症の少ない治療を，予後不良の群では造血細胞移植を含む強力な治療を選択することが必要である。

　現在わが国では日本小児がん研究グループ（JCCG）が組織され，多くの小児がんにおいて全国統一の臨床試験が行われている。臨床試験では病理診断や遺伝子診断も含めた幅広い中央診断体制のもとで詳細な病型診断を受けることができるため，臨床試験に登録した上で治療を遂行するのが望ましい。

CQ 1　小児の急性白血病のリスク分類に用いられる染色体・遺伝子異常は何か？

Answer

　白血病細胞の持つ染色体・遺伝子異常は重要な予後因子であり，層別化治療のリスク分類に用いる。（推奨グレード A）

解説

　急性白血病は小児がん全体の約 40％を占め，このうち 30％が急性リンパ性白血病（ALL），10％が急性骨髄性白血病（AML）である。小児 ALL の治療成績はここ数十年で向上し，5 年全生存率（OS）は 90％に到達しつつある[1]。一方 AML の 5 年 OS はいまだ 70％程度であり[2]，新たな治療開発が望まれている。1960 年代からの Philadelphia 染色体と BCR-ABL1 融合遺伝子の発見に始まり，現在まで多くの染色体・遺伝子異常が発見され，多数例の解析により予後との関連についても明らかになってきている。白血病細胞の持つ染色体・遺伝子異常は小児においても重要な予後因子であり，層別化治療のリスク分類に広く用いられている。これらには t(9；22)（BCR-ABL1）のように商業ベースで判定可能なものもあるが，稀な異常については研究室レベルで行われることも多く，一般診療の中では判定できないものも多い。小児白血病の遺伝子検査は臨床試験に登録して中央診断の一環として行うのが望ましい。

　以下，ALL，AML ごとに予後に関連する染色体・遺伝子異常について述べる（表 1，表 2）。

1）ALL の予後良好群

　高 2 倍体（high hyperdiploidy）は小児 ALL の 20-30％を占め，年少児に多い。増加する染色体には一定の傾向があり，＋21，＋4，＋X，＋10，＋6 の順に多い。染色体数 51-65 本を high hyperdiploidy と定義するが，DNA 指数 1.16 以上や特定の複数の染色体の増加（＋4，＋10，＋17 など）を用いることもある。t(12；21)（ETV6-RUNX1）は小児 ALL の 15-20％を占

表1 ALL の染色体・遺伝子異常

染色体	遺伝子	予後	商業ベースでの測定	標的とする薬剤
t(9;22) (q34.1;q11.2)	BCR-ABL1	Adverse	Yes	チロシンキナーゼ阻害薬
t(v;11q23.3)	KMT2A rearranged	Adverse	Yes	
t(12;21) (p13.2;q22.1)	ETV6-RUNX1	Favorable	Yes	
hyperdiploidy		Favorable	染色体検査	
hypodiploidy		Adverse	染色体検査	
t(1;19) (q23;p13.3)	TCF3-PBX1	Intermediate	Yes	
	BCR-ABL1-like	Adverse		チロシンキナーゼ阻害薬, JAK 阻害薬
iAMP21		Intermediate		
t(4;21) (q35;q22)	DUX4-ERG	Intermediate		
	ZNF384 rearranged	Intermediate		
	MEF2D rearranged	Adverse		
t(17;19) (q22;p13)	TCF3-HLF	Adverse		
	IKZF1 deletion	Adverse		
t(1;14) (p32;q11)	STIL-TAL1		Yes	
t(2;8) (p12;q24) or t(8;14) (q24;q32) or t(8;22) (q24;q11)	MYC rearranged		Yes	

める。染色体分染法（G-banding）では検出できないことが多く，確定診断には FISH 法や RQ-PCR 法で ETV6-RUNX1 を検出する必要がある。t(1：19)（TCF3-PBX1）は以前は予後不良と考えられていたが，適切な治療強化により予後は改善している。これらの予後良好群では標準的な化学療法により 90% 以上の 5 年 OS が見込める[3]。

2) ALL の予後不良群

　低 2 倍体（hypodiploidy，染色体数 44 本以下）は小児 ALL の 1% 程度のまれな病型である。このうち low hypodiploidy（染色体本数 30-39 本，DNA 指数 0.65-0.82）では，TP53 遺伝子の germline 変異（Li-Fraumeni 症候群）が見られることがある。t(9：22)（BCR-ABL1）は成人 ALL では最も高頻度の異常であるが，小児での頻度は 3-5% である。チロシンキナーゼ阻害薬（TKI）の導入以前は造血細胞移植を行っても 5 年 OS が 50% 以下と予後不良であったが，TKI の導入で予後は改善し，治療反応性良好群では移植なしに長期生存が期待できるようになっている。KMT2A（旧称，MLL）は染色体 11q23 に位置し，現在 70 以上の転座相手が同定されている。乳児の ALL では 80% を占める。最も頻度の高いのは t(4：11)（KMT2A-AFF1）で，ほかに t(11：19)（KMT2A-MLLT1），t(9：11)（KMT2A-MLLT3）などが多い。BCR-ABL1-like ALL（Ph-like ALL）は，遺伝子発現パターンが BCR-ABL1 陽性 ALL に類似しているものの，t(9：22)（BCR-ABL1）がみられない一群で，小児 ALL の 10-15% と比較的頻度が高い。多くの症例で ABL1（BCR 以外の転座相手），ABL2，CSF1R，PDGFRB，CRLF2，EPOR，JAK2 などのチロシンキナーゼに関連する遺伝子異常を認め，チロシンキナーゼ阻害薬や JAK 阻害薬が有効である可能性がある。BCR-ABL1-like ALL は一般的なスクリーニング検査では

表2 AML の染色体・遺伝子異常

染色体	遺伝子	予後	商業ベースでの測定	標的とする薬剤
t(8;21) (q22;q22.1)	RUNX1-RUNX1T1	Favorable	Yes	
inv (16) (p13.1q22) or t(16;16) (p13.1;q22)	CBFB-MYH11	Favorable	Yes	
t(15;17) (q22;q21)	PML-RARA	Favorable	Yes	トレチノイン，三酸化ヒ素
t(9;11) (p21.3;q23.3)	MLLT3-KMT2A	Intermediate	Yes	
t(6;9) (p23;q34.1)	DEK-NUP214	Adverse	Yes	
inv (3) (q21.3q26.2) or t(3;3) (q21.3;q26.2)	RPN1-MECOM	Adverse	Yes	
t(1;22) (p13.3;q13.3)	RBM15-MKL1	Intermediate		
t(9;22) (q34.1;q11.2)	BCR-ABL1	Adverse	Yes	チロシンキナーゼ阻害薬
	mutated NPM1	Favorable	Yes	
	biallelic mutations of CEBPA	Favorable		
	mutated RUNX1			
	FLT3-ITD	Adverse	Yes	FLT3 阻害薬
t(7;12) (q36;p13) or t(7;12) (q32;p13)	MNX1 (HLXB9) -ETV6	Adverse		
t(5;11) (q35;p15)	NUP98-NSD1	Adverse		
t(7;11) (p15;p15)	NUP98-HOXA9	Adverse	Yes	
t(16;21) (p11;q22)	FUS-ERG	Adverse		
−7		Adverse	Yes	
−5 or del(5q)		Adverse	染色体検査	
t(v;11q23)	KMT2A rearranged	Variable	Yes	
complex karyotype		Adverse	染色体検査	
	GATA1s	Favorable		

検出困難であり，研究室レベルでの解析が必要となる。t(17：19)（TCF3-HLF）は頻度1%以下のまれな病型で，高Ca血症や播種性血管内凝固症候群を伴うことが多く，きわめて予後不良である。IKZF1 deletion は小児 ALL の15%程度で見られ，BCR-ABL1 や BCR-ABL1-like ALL の症例で見られることが多い。これらの予後不良群は以前は造血細胞移植の絶対適応であったが，後述する微小残存病変検出法を用いた初期治療反応性の良好な群では，化学療法のみで長期寛解が期待できることが判明している[3]。

3）AML の予後良好群

t(8：21)（RUNX1-RUNX1T1）と inv (16) or t(16：16)（CBFB-MYH11）は core binding factor（CBF）に関連する遺伝子異常であり，まとめて CBF-AML といわれる。小児での頻度はそれぞれ 20-25%，7-10%程度で，形態学的には前者は FAB 分類の M2 に，後者は M4，特に M4Eo に分類されることが多い。我が国を含めて世界的に予後良好群として治療され，初期治療反応性不良など他の予後不良因子がない場合には，標準的な化学療法で 80-90%の5年 OS が見込める。t(15：17)（PML-RARA）は急性前骨髄球性白血病（APL，FAB 分類 M3）に特

異的にみられる異常で，小児での発生頻度は年間 10 例前後である。PML-RARA 蛋白を標的とする分化誘導剤 ATRA および ATO が有効であるため，他の AML とは異なったレジメンで治療し，5 年 OS は 80-90％である。GATA1s はダウン症候群に合併した AML にみられる異常で，FAB 分類では M7 になる。年間 30 例前後が発生する。通常の化学療法では治療関連毒性が高率に発生するため，減弱した治療を行う。5 年 OS は 80-90％である[4]。

4）AML の予後不良群

FLT3-ITD は AML の 10-15％を占め，t(6；9)(DEK-NUP214)や t(5；11)(NUP98-NSD1)，正常核型 AML に伴うことが多い。寛解導入不能となることも多く，造血細胞移植の適応である。FLT3 阻害薬の併用効果について現在世界的に臨床研究が行われている。KMT2A は ALL と同様 AML でも異常がみられる。AML の 15-20％を占め FAB 分類の M4，M5 に分類されることが多い。転座相手により予後が異なり，特に t(4；11) (KMT2A-AFF1)，t(6；11) (KMT2A-AFDN)，t(10；11)(KMT2A-MLLT10)などは予後不良で[5]，t(9；11)(KMT2A-MLLT3)は比較的良好とされている[4]。

CQ 2 小児の固形腫瘍のリスク分類に用いられる染色体・遺伝子異常は何か？

Answer

神経芽腫など一部の腫瘍で染色体・遺伝子異常をリスク分類に用いる。（推奨グレード B）

解 説

小児の固形腫瘍は，単一の病型として最も多い神経芽腫でも年間 100 例程度の，いずれも稀ながんである。古典的な腫瘍マーカーとして血清 AFP（肝芽腫，卵黄嚢腫瘍），血清 NSE（神経芽腫），血清 βHCG（絨毛がん），尿中カテコラミン（神経芽腫）があるが，現在まで新たに確立された腫瘍マーカーはない。また，成人がんでよく用いられる腫瘍マーカーが小児がんで上昇することは少なく，一部の胚細胞腫瘍で CA19-9 や CA125 の上昇がみられる程度である。一方，分子遺伝学的解析の進歩により多くの小児がんで多彩な染色体・遺伝子異常が発見されている（表3）。これらの中には，胞巣型横紋筋肉腫の t(2；13) (PAX3-FOXO1)のように特異性が高く同時に予後因子でもある異常もあるが，必ずしも疾患特異性が高くない異常も多い。

MYCN の増幅は神経芽腫の 20％にみられる強力な予後因子で，年齢や病期など他の因子にかかわらず予後不良である[6]。造血細胞移植に加え今後は抗 GD2 抗体製剤など新規治療が期待されている[7]。横紋筋肉腫は胎児型と胞巣型に分類するが，予後不良である胞巣型のうち PAX3/7-FOXO1 融合遺伝子を持たない fusion-negative 症例の予後は胎児型と同等であることが判明し，今後はこの融合遺伝子の有無により層別化される可能性がある[8]。

近年，循環血液中に存在する腫瘍細胞由来の DNA を PCR や次世代シークエンサーにより検出するリキッドバイオプシーが注目されている。今後は，小児がん領域でも神経芽腫や横紋筋肉腫などで遺伝子診断や治療効果判定に応用される可能性がある[9,10]。

表3　固形腫瘍の腫瘍マーカーと染色体・遺伝子異常

小児がん	腫瘍マーカー，染色体・遺伝子異常	予後	商業ベースでの測定
肝芽腫	AFP	<100 ng/mL → Adverse[23]	Yes
神経芽腫	NSE	Not related	Yes
	VMA，HVA	Not related	Yes
	MYCN amplification	Adverse	Yes
	Diploidy	Adverse	
	del（11q）	Adverse	
	del（1p）	Adverse	Yes
卵黄嚢がん	AFP	Not related	Yes
絨毛がん	βHCG	Not related	Yes
横紋筋肉腫	t(1;13) (p36;q14) (PAX7-FOXO1)	Not related or Adverse	
	t(2;13) (q35;q14) (PAX3-FOXO1)	Adverse	
Ewing 肉腫	t(11;22) (q24;q12) (EWSR1-FLI1)	Not related	Yes
	t(21;22) (q22;q12) (EWSR1-ERG)	Not related	Yes

CQ 3　小児白血病の微小残存病変検出の意義は何か？

Answer

微小残存病変が陽性の場合は再発のリスクが高く，治療強化が必要である。（推奨グレード B）

解　説

　微小残存病変（minimal residual disease，MRD）は，形態学的寛解後に体内に残存する微量の白血病細胞を意味し，分子遺伝学的手法により測定する。顕微鏡による観察では 10^{-2} レベルでの残存しか判定し得なかったが，MRD の解析により 10^{-3}-10^{-5} レベルのより深い寛解状態の判定が可能となり，抗がん剤に対する治療反応性評価や再発の早期発見の重要なバイオマーカーとなる[11-13]。MRD の検出法には，融合遺伝子由来 mRNA あるいは免疫グロブリン（Ig）/T 細胞受容体（TCR）DNA の単クローン性再構成を標的として定量 PCR で測定する方法と，白血病細胞表面抗原の異常な発現パターンをフローサイトメトリー（FCM）で検出する方法があり，それぞれ一長一短がある（表4）。現在はより多くの症例で適応可能なことから Ig/TCR-PCR 法と FCM 法が広く利用されており，融合遺伝子 PCR 法は慢性骨髄性白血病（CML）や APL など一部の白血病に限られる。

　Ig/TCR-PCR 法は小児 ALL（B 前駆細胞性および T 細胞性）の初期治療反応性の評価に用いられ[14]，寛解導入療法後あるいは早期強化療法後の 10^{-3} 以上の MRD 残存は独立した予後不良因子であり，治療強化が必要となる[12,15]。特に T 細胞性 ALL は予後に関連する染色体・遺伝子異常が確立されていないため，プレドニゾロン反応性や完全寛解到達とともに，MRD の有

表 4 白血病の微小残存病変（MRD）検出法

	融合遺伝子	遺伝子再構成	表面抗原
検出対象	mRNA	DNA（Ig/TCR）	細胞表面抗原
方法	定量 RT-PCR	定量 PCR	フローサイトメトリー
検出レベル	$10^{-4}-10^{-6}$	$10^{-4}-10^{-6}$	$10^{-3}-10^{-4}$
利用可能割合 　B 前駆細胞性 ALL 　T 細胞性 ALL 　AML 　CML	 30-40%[*1] 20-30%[*2] 30-40%[*3] 100%[*4]	 90%[*5] 90%[*6] <10% （−）	 95% 95% 90% （−）
長所	検出レベルが高い クローン変化がない 比較的安価，簡便	検出レベルが高い 多くの ALL で使用可能 症例特異的（偽陽性が少ない）	多くの ALL，AML で使用可能 比較的安価，簡便 結果判明が早い
短所	利用可能症例が限られる コンタミによる偽陽性 mRNA の不安定性	プライマー設計が煩雑，高価 クローン変化の可能性あり	新鮮細胞が必要 検出レベルがやや低い 治療による発現量の低下

*1：BCR-ABL1, ETV6-RUNX1, KMT2A-AFF1 など
*2：STIL-TAL1, PICALM-MLLT10 など
*3：PML-RARA, RUNX1-RUNX1T1, CBFB-MYH11 など
*4：BCR-ABL1
*5：IGH, IGK-Kde, TCRG, TCRD など
*6：TCRG, TCRD, TCRB など

無が重要な予後因子である[16,17]。Ig/TCR-PCR 法では，症例ごとに特異的な PCR プライマーを設計する煩雑さがあり，より簡便な FCM 法による MRD 解析も広く行われている[11,18]。

　AML の MRD 検出には FCM 法が用いられる。ALL と同様に寛解導入療法 1 コースあるいは 2 コース後の 10^{-3} 以上の残存は再発と強く相関する[19,20]。APL では PML-RARA を標的とした融合遺伝子 PCR 法を用いる。強化療法終了時の MRD 残存は再発と相関し，この時点での追加治療が予後を改善する[21]。CML では末梢血中の BCR-ABL1 融合 mRNA をコントロール mRNA との比（International Scale：IS）で厳密に定義し，チロシンキナーゼ阻害薬（TKI）投与期間ごとの MRD 量をマイルストーンとして，治療変更の必要性を判定する[22]。

　Ig/TCR-PCR 法と FCM 法はいずれも研究室レベルの手法である。標準化された測定法によってはじめて正確な評価が可能であり，臨床試験に登録して中央診断の一環として行うのが望ましい。また，MRD による予後予測はあくまで治療レジメンに依存したものであり，治療レジメンが違えば MRD の意義も異なることを考慮すべきである。

■ 文献

1) Pui CH, Yang JJ, Hunger SP et al：Childhood acute lymphoblastic leukemia：Progress through collaboration. J Clin Oncol 33：2938-2948, 2015

2) Zwaan CM, Kolb EA, Reinhardt D et al：Collaborative efforts driving progress in pediatric acute myeloid leukemia. J Clin Oncol 33：2949-2962, 2015

3) Brown P, Inaba H, Annesley C et al：Pediatric acute lymphoblastic leukemia, version 2.2020,

NCCN clinical practice guidelines in oncology. J Natl Compr Canc Netw 18：81-112, 2020

4) Creutzig U, van den Heuvel-Eibrink MM, Gibson B et al：Diagnosis and management of acute myeloid leukemia in children and adolescents：recommendations from an international expert panel. Blood 120：3187-3205, 2012

5) Balgobind BV, Raimondi SC, Harbott J et al：Novel prognostic subgroups in childhood 11q23/MLL-re-

arranged acute myeloid leukemia : results of an international retrospective study. Blood 114 : 2489-2496, 2009

6) Cohn SL, Pearson ADJ, London WB et al : The International Neuroblastoma Risk Group（INRG）Classification System : An INRG task force report. J Clin Oncol 27 : 289-297, 2008

7) Cheung NKV, Dyer MA : Neuroblastoma : developmental biology, cancer genomics and immunotherapy. Nat Rev Cancer 13 : 397-411, 2013

8) Borinstein SC, Steppan D, Hayashi M et al : Consensus and controversies regarding the treatment of rhabdomyosarcoma. Pediatr Blood Cancer 65 : e26809, 2018

9) Abbou SD, Shulman DS, DuBois SG et al : Assessment of circulating tumor DNA in pediatric solid tumors : The promise of liquid biopsies. Pediatr Blood Cancer 66 : e27595, 2019

10) Klega K, Imamovic-Tuco A, Ha G et al : Detection of somatic structural variants enables quantification and characterization of circulating tumor DNA in children with solid tumors. JCO Precision Oncology 2 : PO.17.00285, 2018

11) Borowitz MJ, Devidas M, Hunger Sp et al : Clinical significance of minimal residual disease in childhood acute lymphoblastic leukemia and its relationship to other prognostic factors : a Children's Oncology Group study. Blood 111 : 5477-5485, 2008

12) Conter V, Bartram CR, Valsecchi MG et al : Molecular response to treatment redefines all prognostic factors in children and adolescents with B-cell precursor acute lymphoblastic leukemia : results in 3184 patients of the AIEOP-BFM ALL 2000 study. Blood 115 : 3206-3214, 2010

13) Berry DA, Zhou S, Higley H et al : Association of minimal residual disease with clinical outcome in pediatric and adult acute lymphoblastic leukemia. A meta-analysis. JAMA Oncol 3 : e170580, 2017

14) van der Velden VHJ, Cazzaniga G, Schrauder A et al : Analysis of minimal residual disease by Ig/TCR gene rearrangements : guidelines for interpretation of real-time quantitative PCR data. Leu-

kemia 21 : 604-611, 2007

15) Vora A, Goulden N, Mitchell C et al : Augmented post-remission therapy for a minimal residual disease-defined high-risk subgroup of children and young people with clinical standard-risk and intermediate-risk acute lymphoblastic leukaemia（UKALL 2003）: a randomized controlled trial. Lancet Oncol 15 : 809-818, 2014

16) Schrappe M, Valsecchi MG, Bartram CR et al : Late MRD response determines relapse risk overall and in subsets of childhood T-cell ALL : results of the AIEOP-BFM-ALL 2000 study. Blood 118 : 2077-2084, 2011

17) Teachey DT, Pui CH : Comparative features and outcomes between paediatric T-cell and B-cell acute lymphoblastic leukaemia. Lancet Oncol 20 : e142-e154, 2019

18) Theunissen P, Mejstrikova E, Sedek L et al : Standardized flow cytometry for highly sensitive MRD measurements in B-cell acute lymphoblastic leukemia. Blood 129 : 347-357, 2017

19) Coustan‐Smith E, Ribeiro RC, Rubnitz JE et al : Clinical significance of residual disease during treatment in childhood acute myeloid leukaemia. Br J Haematol 123 : 243-252, 2003

20) Rubnitz JE, Inaba H, Dahl G et al : Minimal residual disease-directed therapy for childhood acute myeloid leukaemia : results of the AML02 multicentre trial. Lancet Oncol 11 : 543-552, 2010

21) Sanz MA, Fenaux P, Tallman MS et al : Management of acute promyelocytic leukemia : updated recommendations from an expert panel of the European LeukemiaNet. Blood 133 : 1630-1643, 2019

22) Hochhaus A, Baccarani M, Silver RT et al : European LeukemiaNet 2020 recommendations for treating chronic myeloid leukemia. Leukemia 34 : 966-984, 2020

23) Meyers RL, Maibach R, Hiyama E et al : Risk-stratified staging in paediatric hepatoblastoma : a unified analysis from the Children's Hepatic tumors International Collaboration. Lancet Oncol 18 : 122-131, 2017

原発不明癌

菊池由宣

Yoshinori Kikuchi

要 旨

　原発不明癌は転移性病変として発見され，病理学的および画像検索を行っても原発巣が同定できないものを指す。原発巣を同定する方法として免疫組織学的検索と分子遺伝学的検査がある。免疫組織学的には一般的にはサイトケラチンの CK7 および CK20 のペアが頻用され，その組み合わせにより 90％以上の高い確率で原発巣を推定することができる。分子遺伝学的検査では RT-PCR 法，マイクロアレイによる原発巣同定などが報告されている。

キーワード

　原発不明癌，免疫組織学的検索，サイトケラチン，分子遺伝学的検査

はじめに

　原発不明癌（cancer of unknown primary：CUP）は種々の転移性病変で発見され，原発を検索しても明らかな病変が発見できない悪性腫瘍を指す。定義としては，①病理学的に確定された転移性癌，②詳細な病歴・理学所見，血液・生化学・尿・便検査，生検標本の詳細な病理学的検索（免疫染色を含む），画像検索（胸部 X 線，CT，乳腺撮影など）などの検索で原発が明らかでないものを指すようになっている[1]。

　最終的に原発不明癌で重要なのは治療方針の決定である。現在，「原発不明がん診療ガイドライン改訂第 2 版」[2] では予後良好群と予後不良群とに分類され，予後良好群は「原発不明がん診療ガイドライン改訂第 2 版」34 頁（https://minds.jcqhc.or.jp/n/med/4/med0158/G0001078）に記載されているように治療方針が決まっている。一方，予後不良群に関しては全身化学療法が予後を改善し，患者のベネフィットにつながるかについて Best supportive care との比較試験が行われていないため，いまだに明確ではないが経験的治療としてプラチナ製剤併用（タキサン系，ゲムシタビンなど）を施行することが許容される治療として考えられている。本稿では原発不明癌の原発同定に対して組織学的，分子遺伝子学的に有用か科学的根拠を示す。

CQ 1　原発不明癌の原発同定に免疫組織学的化学的検索は有用か？

Answer

免疫組織学的検索は原発不明癌の同定に有用である。（推奨グレード A）

解　説

　転移巣の原発病変を組織形態のみから推定することは必ずしも容易ではなく，特に原発不明癌の場合は診断に苦慮することが少なからず経験される。そうした場合に免疫組織化学染色は有用な情報を得ることのできる方法のひとつである。

　腫瘍は一般的に上皮性由来の癌と非上皮性由来の軟部肉腫となる。通常の H & E 染色でこれらを鑑別することはできるが未分化な腫瘍であれば免疫組織学的染色が必要となってくる。サイトケラチン（cytokeratin：CK）は，上皮細胞の細胞骨格を形成する中間フィラメントの 1 つで，その種類は約 20 種類に及ぶ[3]。上皮細胞由来かどうかを見極めるために通常，AE1/AE3 のカクテル抗体が用いられる。AE1 は CK10/12/14/15/16/19 を，AE3 は CK1/3/4/5/6/7/8 を認識し，ほぼすべての上皮細胞と癌で陽性となる上皮マーカーである。そのため上皮性腫瘍なのか，非上皮性の腫瘍なのかの鑑別には頻用される。ただし肉腫でも陽性のときがあり，また肝細胞癌では約 20％しか陽性とならないので注意が必要である[4,5]。次に上皮性腫瘍と判断された場合，CK7 と CK20 はともに正常組織における染色性が癌になってもよく保持され，さらに転移先でも保たれることから原発不明癌の原発巣の同定には CK7 および CK20 のペアが頻用される。このため，原発不明癌では臨床情報に CK7 と CK 20 の染色性を加味することにより，90

表 1　各癌における CK7 と CK20 の発現性

	CK7 (+)		CK7 (−)
CK20 (+)	胃腸腺癌及び移行上皮癌 • 膵癌および胆管癌（1/3） • 胃癌（1/4） • 移行上皮癌（2/3）（膀胱がん・尿路上皮癌） • 卵巣癌（粘液性）		胃腸腺癌 • 大腸癌 • 胃癌（1/3） • メルケル細胞癌
CK20 (−)	多くの腺癌 • 乳癌 • 肺腺癌 • 卵巣癌（漿液性・類内膜性） • 膵癌および胆管癌（1/3） • 胃癌（1/6） • 子宮内膜癌 • 唾液腺腫瘍 • 甲状腺癌 • 移行上皮癌（1/3） • 悪性中皮種（2/3） • 神経内分泌癌（1/4）：肺小細胞癌		前立腺癌，固形臓器，扁平上皮癌および ほとんどの神経内分泌癌 • 前立腺癌 • 胃癌（1/6） • 扁平上皮癌 • 胚細胞性腫瘍 • 肝細胞癌 • 腎明細胞 • 副腎皮質癌 • 神経内分泌癌（3/4）：肺小細胞癌 • 悪性中皮種（1/3）

％以上の高い確率で原発巣を推定することができる（表 1）[3,5-8]。

　さらに次のステップとして臓器特異性の高いマーカーを追加することで原発巣を絞り込んでいく（表 2）。甲状腺では濾胞癌や乳頭癌では thyroglobulin がほぼ 100％近い確率で陽性となり，thyroid transcription factor-1（TTF-1）も有用である。またこの TTF-1 は肺腺癌の 80％に陽性である。前立腺癌では prostate specific antigen（PSA）が有用である。乳癌では BRS-2（gross cystic disease fluid protein-15：GCDFP-15）が約半数の症例で陽性となる。肝癌では HEP-PAR1 が 90％程度の陽性率を示す。消化管癌は CDX-2 がほぼ全例で強いびまん性の陽性像を示す。膀胱癌では約半数の症例で uroplakin-II が陽性となる。女性の生殖器の癌では CA125 が陽性となる。これらの臓器特性の抗体を用いることでおおよその原発巣が同定できる。

表 2　臓器特異性マーカー

原発癌	抗体名	原発癌	抗体名
甲状腺癌	Thyroglobulin, Thyroid transcription factor-1 (TTF-1)	肺癌	Surfactant apoprotein, TTF-1
前立腺癌	Prostate specific antigen (PSA)	中皮腫	calretinin, D2-40, mesotheline, WT-1
胚細胞性腫瘍	Placental alkaline phosphatase (PLAP)		
女性生殖器	CA125		
腎細胞癌	RCC, PAX-2, PAX-8	乳癌	BRST-2/GCDFP15
		肝細胞癌	HEP-PAR1, AFP
神経内分泌腫瘍	Chromogranin A, Synaptophisysin, CD56 (NCAM)	消化管癌	CDX-2
		膀胱癌	Uroplakin II
GIST	c-kit (CD117), CD34	平滑筋腫	desmin, α-SMA

CQ 2　原発不明癌の原発同定に分子遺伝子学的検査は有用か？

Answer

分子遺伝子学的検査は原発不明癌の原発同定に有用である。(推奨グレード B)

解　説

　近年，分子遺伝学的検査方法の進歩により MSI-H（microsatellite instability high）な固形癌に対する Pembrolizumab や神経栄養因子受容体チロシンキナーゼ（NTRK）融合遺伝子を有する固形癌に対する Entrectinib が保険承認された。また TTF-1 が陽性で肺癌が示唆される場合，EGFR，ALK，ROS1 などのドライバー遺伝子に変異があれば非小細胞肺癌に準じて分子標的治療薬の選択をすることが「原発不明がん診療ガイドライン改訂第 2 版」[2] に弱い推奨度として追記されるようになった。

　Human papilloma virus（HPV）の検出は子宮頸癌，外陰癌，陰茎癌，肛門癌，および頭頸部扁平上皮癌の原因となることが知られ[9]，Epstein Barr virus（EBV）は鼻咽頭癌，胃癌，悪性リンパ腫などの原因となることが知られている[10]。2017 年 UICC 新分類（第 8 版）では原発不明頭頸部癌では HPV 陽性あるいは p16 免疫染色陽性の場合は HPV 関連中咽頭癌として，また EBV 陽性の場合には上咽頭癌として分類され p16 免疫染色，EBER-ISH は必須の検査となっている[11]。それゆえ「原発不明がん診療ガイドライン改訂第 2 版」においても原発不明癌の原発同定に遺伝子検査は有用とされている。

　また近年では RT-PCR 法で 92 個の遺伝子発現を分子遺伝子学的検査ができる CancerTYPE ID（Biotheranostics）を用いることで 98％に原発不明癌の原発巣が確定されたと報告された[12]。そのため Tissue Of Origin（Pathwork）と CancerTYPE ID を用いて原発巣を同定して行われた

欧州4カ国のGEFCAPI 04試験では遠隔転移を有する未治療原発不明癌患者に対し遺伝子検査後に推定される原発腫瘍に応じた個別化治療群と経験的治療であるゲムシタビンとシスプラチンの併用群（n＝120）とで比較した結果，無増悪生存期間（progression free survival：PFS）では個別化治療群で4.6カ月，ゲムシタビンとシスプラチン併用群で5.3カ月と有意差を認めなかった（P＝0.7）。このことから分子遺伝子学的検査とそれによって選択された個別化治療を施行しても，原発不明癌による患者の転帰は改善されないと結論した[13]。同様にマイクロアレイを使用した遺伝子プロファイリングに基づいて原発巣を同定した個別化治療とパクリタキセルとカルボプラチンの併用群との比較では全生存期間（overall survival：OS）は9.8カ月と12.5カ月（P＝0.896），PFSは5.1カ月と4.8カ月（P＝0.550）とこの試験においても改善をもたらさなかったと報告された[14]。このことから現段階では分子遺伝学的検索を行い個別化治療の選択をする段階ではない。しかしながら近年，癌の診断率やがん独自の遺伝子をターゲットにした個別化治療も目覚ましい進歩を遂げていることから，今後もこれらの臨床試験が必要である。現在，次世代シークエンサー（NGS）を使用した遺伝子発現と遺伝子プロファイリングによる原発不明癌未治療患者に対する個別化治療の有効性を評価した結果，1年生存率は53.1％，OS 13.7カ月，およびPFS 5.2カ月（95％CI：3.3-7.1カ月）であった[15]。また，組織およびリキッドバイオプシーを用いて検討したCUPISCO試験も行われている[16]。

■ 文献

1) Pavlidis N, Briasoulis E, Hainsworth J et al：Diagnostic and therapeutic management of cancer of an unknown primary. Eur J Cancer 39：1990-2005, 2003

2) 日本臨床腫瘍学会 編：原発不明がん診療ガイドライン，改訂第2版，南江堂，2018

3) David JD：Immunohistology of metastatic carcinomas of unknown primary. Diagnostic Immunohistochemistry 2nd Edition, Churchill Livingstone, 2006

4) 伊藤智雄：病理組織診断における免疫染色．顕微鏡 48：33-38, 2013

5) 泉美貴：サイトケラチンのタイプについて．病理と臨床 25：310-319, 2007

6) 泉美貴：各種腫瘍における cytokeratin の発現と鑑別診断への応用．病理と臨床 20：673-678, 2002

7) 泉美貴：知っておきたい検査とその読み方―酵素抗体法1：上皮系腫瘍―．皮膚臨床 48：1417-1423, 2006

8) Chu P, Wu E, Weiss LM：Cytokeratin 7 and cytokeratin 20 expression in epithelial neoplasms：a survey of 435 cases. Mod Pathol 13：962-972, 2000

9) Bussu F, Sali M, Gallus R et al：HPV and EBV Infections in Neck Metastases from Occult Primary Squamous Cell Carcinoma：Another Virus-Related Neoplastic Disease in the Head and Neck Region. Ann Surg Oncol 22：S979-S984, 2015

10) Sivars L, Tani E, Näsman A et al：Human Papillomavirus as a Diagnostic and Prognostic Tool in Cancer of Unknown Primary in the Head and Neck Region. Anticancer Res 36：487-494, 2016

11) 日本頭頸部癌学会 編：頭頸部癌診療ガイドライン 2018年版．金原出版，2018

12) Hainsworth JD, Rubin MS, Spigel DR et al：Molecular Gene Expression Profiling to Predict the Tissue of Origin and Direct Site-Specific Therapy in Patients with Carcinoma of Unknown Primary Site：A Prospective Trial of the Sarah Cannon Research Institute. J Clin Oncol 31：217-223, 2013

13) Fizazi K, Maillard A, Penel N et al：A phase III trial of empiric chemotherapy with cisplatin and gemcitabine or systemic treatment tailored by molecular gene expression analysis in patients with carcinomas of an unknown primary（CUP）site（GEFCAPI 04）. Annals of Oncology 30（Supplement 5）：v851-v934, 2019

14) Hayashi H, Kurata T, Takiguchi Y et al：Randomized Phase II Trial Comparing Site-Specific Treatment Based on Gene Expression Profiling with Carboplatin and Paclitaxel for Patients with Cancer of Unknown Primary Site. J Clin Oncol 37：570-579, 2019

15) Hayashi H, Takiguchi Y, Minami H et al：Site-Specific and Targeted Therapy Based on Molecular Profiling by Next-Generation Sequencing for Cancer of Unknown Primary Site：A Nonrandomized Phase 2 Clinical Trial. JAMA Oncol e204643, 2020 doi：10.1001/jamaoncol.2020.4643

16) CUPISCO STUDY　https://cup-syndrome.com/en/home/cupisco-study.html

資料

資料 1　がん関連のコンパニオン診断およびその他の体外診断

標的分子	対象医薬品（一般名）	検査方法
KRAS/NRAS	Cetuximab ／ Panitumumab	MEBGEN RASKET-B キット
		OncoBEAM RAS CRC キット
		FoundationOne CDx がんゲノムプロファイル
EGFR	Gefitinib ／ Erlotinib ／ Afatinib	コバス EGFR 変異検出キット v2.0（組織）
		オンコマイン Dx Target Test マルチ CDx システム
		therascreen EGFR 変異検出キット RGQ「キアゲン」
		FoundationOne CDx がんゲノムプロファイル
		EGFR リキッド遺伝子解析ソフトウェア（組織，血漿）
	Osimertinib	コバス EGFR 変異検出キット v2.0（組織，血漿）
		オンコマイン Dx Target Test マルチ CDx システム
		FoundationOne CDx がんゲノムプロファイル
	Dacomitinib	コバス EGFR 変異検出キット v2.0（組織）
		therascreen EGFR 変異検出キット RGQ「キアゲン」
HER2 遺伝子増幅	Trastuzumab	FoundationOne CDx がんゲノムプロファイル
BRAF	Vemurafenib	コバス BRAF V600 変異検出キット
		FoundationOne CDx がんゲノムプロファイル
	Dabrafenib ／ Trametinib	THxID BRAF キット
		FoundationOne CDx がんゲノムプロファイル
		オンコマイン Dx Target Test マルチ CDx システム
	Encorafenib ／ Binimetinib	MEBGEN RASKET-B キット
		therascreen BRAF V600E 変異検出キット RGQ「キアゲン」
		THxID BRAF キット
	Encorafenib	MEBGEN RASKET-B キット
		therascreen BRAF V600E 変異検出キット RGQ「キアゲン」
ALK 融合遺伝子	Alectinib ／ Crizotinib	ヒストファイン ALK iAEP キット
		ベンタナ OptiView ALK（D5F3）
		Vysis ALK Break Apart FISH プローブキット
		オンコマイン Dx Target Test マルチ CDx システム
		FoundationOne CDx がんゲノムプロファイル
	Ceritinib	ベンタナ OptiView ALK（D5F3）
		FoundationOne CDx がんゲノムプロファイル
ROS1 融合遺伝子	Crizotinib	OncoGuide AmoyDx ROS1 融合遺伝子検出キット
		オンコマイン Dx Target Test マルチ CDx システム
	Entrectinib	FoundationOne CDx がんゲノムプロファイル
		オンコマイン Dx Target Test マルチ CDx システム
NTRK1/2/3 融合遺伝子		FoundationOne CDx がんゲノムプロファイル
	Larotrectinib	FoundationOne CDx がんゲノムプロファイル
MET 遺伝子エクソン 14 スキッピング変異	Capmatinib	FoundationOne CDx がんゲノムプロファイル
	Tepotinib	ArcherMET コンパニオン診断システム
FLT3 遺伝子変異	Gilteritinib ／ Quizartinib	リューコストラット CDx FLT3 変異検査
Bcr-Abl/Kit	Imatinib ／ Nilotinib	FISH＋分染法
		リアルタイム RT-PCR 法
CCR4	Mogamulizumab	ポテリジオテスト FCM
		ポテリジオテスト IHC
マイクロサテライト不安定性	Nivolumab	MSI 検査キット（FALCO）
PD-1	Pembrolizumab	PD-L1 IHC 22C3 pharmDx「ダコ」
PD-L1	Atezolizumab	ベンタナ OptiView PD-L1（SP142）
BRCA1/2	Olaparib	BRACAnalysis 診断システム
		FoundationOne CDx がんゲノムプロファイル
相同組換え修復欠損	Niraparib tosilate hydrate	myChoice 診断システム

注意）FoundationOne は「包括的ゲノムプロファイリング（CGP）」として実施する場合は 56,000 点

保険点数	保険適用疾患
2,500 点（BRFA も同時に測定した場合は 4,000 点）	大腸癌
7,500 点	
2,500 点（NTRK と同時に測定した場合は 7,500 点）	
2,500 点	非小細胞肺癌
2,500 点（EGFR, ALK, ROS1, BRAF も同時に測定した場合は 11,000 点）	
2,500 点	
2,500 点（ALK, ROS1, MET, NTRK も同時に測定した場合は合わせて 14,000 点）	
保険点数未設定	
組織 2,500 点，血漿 2,100 点	
2,500 点（EGFR, ALK, ROS1, BRAF も同時に測定した場合は 11,000 点）	
2,500 点（ALK, ROS1, MET, NTRK も同時に測定した場合は 14,000 点）	
2,500 点	
2,500 点	
2,500 点（NTRK も同時に測定した場合は 8,000 点）	乳癌
5,000 点	悪性黒色腫
5,000 点	
5,000 点	
5,000 点（NTRK も同時に測定した場合は 8,000 点）	
5,000 点（EGFR, ALK, ROS1, BRAF も同時に測定した場合は 11,000 点）	非小細胞肺癌
2,100 点（RAS も同時に測定した場合は 4,000 点）	結腸・直腸癌，悪性黒色腫
2,100 点（RAS も同時に測定した場合は 4,000 点）	
5,000 点	悪性黒色腫
2,100 点（RAS も同時に測定した場合は 4,000 点）	大腸癌
2,100 点（RAS も同時に測定した場合は 4,000 点）	
2,700 点	非小細胞肺癌
2,700 点	
6,520 点	
6,520 点（EGFR, ALK, ROS1, BRAF も同時に測定した場合は 11,000 点）	
2,500 点（EGFR, ALK, ROS1, MET も同時に測定した場合は合わせて 14,000 点）	
2,500 点	
2,500 点（EGFR, ALK, ROS1, MET も同時に測定した場合は合わせて 14,000 点）	
2,500 点	
2,500 点（EGFR, ALK, ROS1, BRAF も同時に測定した場合は 11,000 点）	
2,500 点（EGFR, ALK, ROS1, MET も同時に測定した場合は合わせて 14,000 点）	
2,500 点（EGFR, ALK, ROS1, BRAF も同時に測定した場合は 11,000 点）	
5,000 点	固形癌
5,000 点	
5,000 点（EGFR, ALK, ROS1, MET も同時に測定した場合は合わせて 14,000 点）	非小細胞肺癌
5,000 点	
4,200 点	急性骨髄性白血病
2,631＋397 点	慢性骨髄性白血病
2,520 点	
1,0000 点	成人 T 細胞白血病リンパ腫，末梢性 T 細胞リンパ腫
1,0000 点	
2,500 点	結腸・直腸癌
2,500 点	各固形癌
2,700 点	非小細胞肺癌，食道癌
2,700 点	乳癌，非小細胞肺癌
20,200 点	乳癌，卵巣癌，前立腺癌，膵癌
20,200 点	卵巣癌，前立腺癌
32,200 点	卵巣癌

2021 年 4 月 20 日現在
（文責：菊池由宣）

資料2 保険適用腫瘍マーカー

腫瘍マーカー	保険点数	甲状腺癌	肺癌	悪性中皮腫・胸膜腫瘍	食道癌	胃癌	十二指腸癌	乳頭部癌
AFP	104点							
AFP-L3%	190点							
BCA225	162点							
BTA（尿中）	80点							
CA125	144点		●			●		
CA15-3	118点							
CA19-9	127点		●		●	●		
CA54/61	184点							
CA602	190点							
CA72-4	146点					●		
CEA	102点	●	●		●	●		
CEA（乳頭分泌液）	305点							
CSLEX	164点							
CYFRA	162点		○ （非小細胞肺癌）					
cytokeratin 8・18（尿）	160点							
DUPAN-2	118点							
elastase 1	126点						●	●
GAT	184点							
HE4	200点							
HER2	320点					●		
ICTP	170点		○ （転移性骨腫瘍）					
NCC-ST-439	118点		●			●		
NMP22（尿）	147点							
NSE	146点	○ （髄様癌）	○ （小細胞肺癌）					
p53	163点				●			
PIVKA-II	139点							
ProGRP	175点		○ （小細胞肺癌） （肺大細胞神経内分泌癌）					
PSA	127点							
SCC	107点		●		●			
sIL-2R	438点							
SMRP	220点			●				
Span-1	146点							
STN	146点		●			●		
SLX	148点		●					
TPA	110点		●		●	●		
γ-Sm	194点							

注意）尿中 BTA 以外で患者から 1 回の採血で 2 項目の場合は 230 点，3 項目の場合は 290 点，4 項目以上は 408 点の保険点数となる。

資料

腫瘍マーカー	保険点数	大腸癌	家族性大腸腺腫症	大腸腺腫症	腹膜腫瘍	肝細胞癌	転移性肝癌	肝芽腫	胆嚢・胆管癌	膵癌	グルカゴノーマ	インスリノーマ
AFP	104点					●	●	●				
AFP-L3%	190点					●						
BCA225	162点											
BTA（尿中）	80点											
CA125	144点	●								●		
CA15-3	118点											
CA19-9	127点	●				●			●	●		
CA54/61	184点											
CA602	190点											
CA72-4	146点	●								●		
CEA	102点	●	●	●		●			●	●		
CEA（乳頭分泌液）	305点											
CSLEX	164点											
CYFRA	162点											
cytokeratin 8・18（尿）	160点											
DUPAN-2	118点					●			●	●		
elastase 1	126点									●		
GAT	184点											
HE4	200点											
HER2	320点											
ICTP	170点											
NCC-ST-439	118点	●				●			●	●		
NMP22（尿）	147点											
NSE	146点										●	●
p53	163点	●										
PIVKA-II	139点					●						
ProGRP	175点											
PSA	127点											
SCC	107点											
sIL-2R	438点											
SMRP	220点				●							
Span-1	146点					●			●	●		
STN	146点	●							●	●		
SLX	148点									●		
TPA	110点	●				●			●	●		
γ-Sm	194点											

腫瘍マーカー	保険点数	乳癌	子宮頸癌	子宮体癌	子宮内膜症	卵巣癌	卵巣のう胞腺腫	ヨークサック腫瘍	腎臓癌	前立腺癌	尿管癌
AFP	104点					●		●			
AFP-L3%	190点										
BCA225	162点	●									
BTA (尿中)	80点										
CA125	144点	●	●		●	●					
CA15-3	118点	●				●					
CA19-9	127点	●				●				●	
CA54/61	184点					●					
CA602	190点				●	●	●				
CA72-4	146点	●				●					
CEA	102点	●	●								
CEA (乳頭分泌液)	305点	●									
CSLEX	164点	●									
CYFRA	162点										
cytokeratin 8・18 (尿)	160点										●
DUPAN-2	118点										●
elastase 1	126点										
GAT	184点					●					
HE4	200点					●					
HER2	320点	●									
ICTP	170点	●								○ (転移性骨腫瘍)	
NCC-ST-439	118点	●									
NMP22 (尿)	147点										●
NSE	146点								●		
p53	163点	●									
PIVKA-II	139点										
ProGRP	175点										
PSA	127点									●	
SCC	107点		●								
sIL-2R	438点										
SMRP	220点										
Span-1	146点										
STN	146点		●			●					
SLX	148点					●					
TPA	110点	●				●			●		
γ-Sm	194点									●	

腫瘍マーカー	保険点数	膀胱癌	胎児性癌	精巣腫瘍	生殖器癌	褐色細胞腫	神経芽腫	転移性腫瘍	非ホジキンリンパ腫
AFP	104 点		●	●					
AFP-L3%	190 点								
BCA225	162 点								
BTA（尿中）	80 点	●							
CA125	144 点								
CA15-3	118 点								
CA19-9	127 点				●				
CA54/61	184 点								
CA602	190 点								
CA72-4	146 点								
CEA	102 点							●	
CEA（乳頭分泌液）	305 点								
CSLEX	164 点								
CYFRA	162 点								
cytokeratin 8・18（尿）	160 点	●							
DUPAN-2	118 点								
elastase 1	126 点								
GAT	184 点								
HE4	200 点								
HER2	320 点								
ICTP	170 点								
NCC-ST-439	118 点								
NMP22（尿）	147 点	●							
NSE	146 点					●	●		
p53	163 点								
PIVKA-II	139 点								
ProGRP	175 点								
PSA	127 点								
SCC	107 点								
sIL-2R	438 点								●
SMRP	220 点								
Span-1	146 点								
STN	146 点								
SLX	148 点								
TPA	110 点	●							
γ-Sm	194 点								

腫瘍マーカー	保険点数	成人T細胞性白血病	その他腺癌	その他扁平上皮癌	その他神経内分泌腫瘍	膿胸関連リンパ腫	甲状腺機能亢進症	副甲状腺機能亢進症
AFP	104 点							
AFP-L3%	190 点							
BCA225	162 点							
BTA（尿中）	80 点							
CA125	144 点							
CA15-3	118 点							
CA19-9	127 点							
CA54/61	184 点							
CA602	190 点							
CA72-4	146 点							
CEA	102 点		●					
CEA（乳頭分泌液）	305 点							
CSLEX	164 点							
CYFRA	162 点							
cytokeratin 8・18（尿）	160 点							
DUPAN-2	118 点							
elastase 1	126 点							
GAT	184 点							
HE4	200 点							
HER2	320 点							
ICTP	170 点						●	●
NCC-ST-439	118 点		●					
NMP22（尿）	147 点							
NSE	146 点				●	●		
p53	163 点							
PIVKA-II	139 点							
ProGRP	175 点							
PSA	127 点							
SCC	107 点			●				
sIL-2R	438 点	●						
SMRP	220 点							
Span-1	146 点							
STN	146 点		●					
SLX	148 点							
TPA	110 点							
γ-Sm	194 点							

腫瘍マーカー	保険点数	感染・悪性疾患以外の胸水貯留	骨パジェット病	肝硬変	B型慢性肝炎	C型慢性肝炎	急性膵炎	慢性膵炎
AFP	104点				●	●		
AFP-L3%	190点							
BCA225	162点							
BTA（尿中）	80点							
CA125	144点							
CA15-3	118点							
CA19-9	127点							
CA54/61	184点							
CA602	190点							
CA72-4	146点							
CEA	102点							
CEA（乳頭分泌液）	305点							
CSLEX	164点							
CYFRA	162点							
cytokeratin 8・18（尿）	160点							
DUPAN-2	118点							
elastase 1	126点						●	●
GAT	184点							
HE4	200点							
HER2	320点							
ICTP	170点		●					
NCC-ST-439	118点							
NMP22（尿）	147点							
NSE	146点							
p53	163点							
PIVKA-II	139点			●	●	●		
ProGRP	175点							
PSA	127点							
SCC	107点							
sIL-2R	438点							
SMRP	220点	●						
Span-1	146点							
STN	146点							
SLX	148点							
TPA	110点							
γ-Sm	194点							

資料

索引

分子腫瘍マーカー診療ガイドライン 第2版

2016 年 10 月 5 日	第 1 版発行
2021 年 9 月 29 日	第 2 版第 1 刷発行

編　集　　日本分子腫瘍マーカー研究会

発行者　　福村　直樹

発行所　　金原出版株式会社

〒 113-0034 東京都文京区湯島 2-31-14

電話　編集 (03) 3811-7162
　　　営業 (03) 3811-7184

FAX　　　(03) 3813-0288

振替口座　00120-4-151494

http://www.kanehara-shuppan.co.jp/

ISBN 978-4-307-20438-5

Ⓒ日本分子腫瘍マーカー研究会, 2016, 2021

検印省略

Printed in Japan

印刷・製本／教文堂

定評ある 金原出版の診療ガイドライン

2021.8

食道癌診療ガイドライン
日本食道学会／編　**2017年版**
◆B5判 148頁 3図 カラー26図 ◆定価 (本体2,800円+税)

胃癌治療ガイドライン
日本胃癌学会／編　医師用 2021年7月改訂【第6版】
◆B5判 164頁 カラー8図 ◆定価 (本体1,500円+税)

大腸癌治療ガイドライン
大腸癌研究会／編　**医師用 2019年版**
◆B5判 152頁 カラー5図 ◆定価 (本体1,700円+税)

遺伝性大腸癌診療ガイドライン
大腸癌研究会／編　**2020年版**
◆B5判 152頁 20図 カラー19図 ◆定価 (本体1,800円+税)

十二指腸癌診療ガイドライン
十二指腸癌診療ガイドライン作成委員会／編　2021年版
◆B5判 120頁 2図 カラー7図 ◆定価 (本体3,000円+税)

肝癌診療ガイドライン
日本肝臓学会／編　**2017年版補訂版**
◆B5判 272頁 2図 ◆定価 (本体3,600円+税)

肝内胆管癌診療ガイドライン
日本肝癌研究会／編　**2021年版**
◆B5判 88頁 ◆定価 (本体3,000円+税)

膵癌診療ガイドライン
日本膵臓学会
膵癌診療ガイドライン改訂委員会／編　**2019年版**
◆B5判 328頁 18図 カラー3図 ◆定価 (本体3,400円+税)

頭頸部癌診療ガイドライン
日本頭頸部癌学会／編　**2018年版**
◆B5判 192頁 11図 ◆定価 (本体3,200円+税)

肺癌診療ガイドライン
悪性胸膜中皮腫・胸腺腫瘍含む
日本肺癌学会／編　**2020年版**
◆B5判 496頁 30図 ◆定価 (本体4,500円+税)

乳癌診療ガイドライン
日本乳癌学会／編　**2018年版**
① 治療編　◆B5判 400頁
◆定価 (本体5,000円+税)
② 疫学・診断編　◆B5判 320頁
◆定価 (本体4,000円+税)

子宮頸癌治療ガイドライン
日本婦人科腫瘍学会／編　**2017年版**
◆B5判 224頁 2図 ◆定価 (本体3,200円+税)

子宮体がん治療ガイドライン
日本婦人科腫瘍学会／編　**2018年版**
◆B5判 264頁 3図 ◆定価 (本体3,400円+税)

卵巣がん・卵管癌・腹膜癌治療ガイドライン
日本婦人科腫瘍学会／編　**2020年版**
◆B5判 224頁 3図 ◆定価 (本体3,400円+税)

腹膜播種診療ガイドライン
日本腹膜播種研究会／編　**2021年版**
◆B5判 212頁 3図 ◆定価 (本体3,000円+税)

脳腫瘍診療ガイドライン
① 成人脳腫瘍編　② 小児脳腫瘍編
日本脳腫瘍学会／編　**2019年版**
◆B5判 208頁 6図 カラー6図 ◆定価 (本体3,800円+税)

がん免疫療法ガイドライン
日本臨床腫瘍学会／編　**第2版**
◆B5判 162頁 21図 ◆定価 (本体2,200円+税)

造血器腫瘍診療ガイドライン
日本血液学会／編　**2018年版補訂版**
◆B5判 428頁 ◆定価 (本体5,000円+税)

WHOガイドライン
成人・青年における薬物療法・放射線治療によるがん疼痛マネジメント
木澤 義之・塩川 満・鈴木 勉／監訳
◆B5判 132頁 5図 ◆定価 (本体2,400円+税)

がん疼痛の薬物療法に関するガイドライン
日本緩和医療学会／編　**2020年版**
◆B5判 200頁 ◆定価 (本体2,600円+税)

がん薬物療法における職業性曝露対策ガイドライン
2019年版
日本がん看護学会・日本臨床腫瘍学会・日本臨床腫瘍薬学会／編
◆B5判 180頁 ◆定価 (本体2,200円+税)

Ⓚ 金原出版　〒113-0034 東京都文京区湯島2-31-14　TEL03-3811-7184(営業部直通) FAX03-3813-0288
本の詳細、ご注文等はこちらから　https://www.kanehara-shuppan.co.jp/